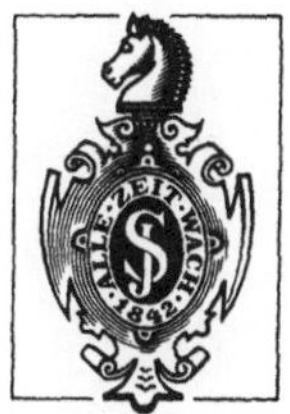

F. Christmann (Hrsg.)

Heterosexualität

Ein Leitfaden für Therapeuten

Unter Mitarbeit von
B. Apfelbaum S. Hoyndorf B. Keßler
C. Lechmann G. Rau M. Reinhold W. Weig

Springer-Verlag
Berlin Heidelberg New York
London Paris Tokyo

Dr. Fred Christmann
Zentrum für Selbsthilfe und Therapie
Christophstraße 8, 7000 Stuttgart 1

ISBN-13:978-3-540-19155-1   e-ISBN-13:978-3-642-73590-5
DOI: 10.1007/978-3-642-73590-5

CIP-Titelaufnahme der Deutschen Bibliothek. Heterosexualität : e. Leitf. für Therapeuten / F. Christmann (Hrsg.). Unter Mitarb. von B. Apfelbaum ... – Berlin; Heidelberg; New York; London; Paris; Tokyo: Springer, 1988.
ISBN-13:978-3-540-19155-1

NE: Christmann, Fred [Hrsg.]; Apfelbaum, Bernard [Mitverf.]

Dieses Werk ist urheberrechtlich geschützt. Die dadurch begründeten Rechte, insbesondere die der Übersetzung, des Nachdrucks, des Vortrags, der Entnahme von Abbildungen und Tabellen, der Funksendung, der Mikroverfilmung oder der Vervielfältigung auf anderen Wegen und der Speicherung in Datenverarbeitungsanlagen, bleiben, auch bei nur auszugsweiser Verwertung, vorbehalten. Eine Vervielfältigung dieses Werkes oder von Teilen dieses Werkes ist auch im Einzelfall nur in den Grenzen der gesetzlichen Bestimmungen des Urheberrechtsgesetzes der Bundesrepublik Deutschland vom 9. September 1965 in der Fassung vom 24. Juni 1985 zulässig. Sie ist grundsätzlich vergütungspflichtig. Zuwiderhandlungen unterliegen den Strafbestimmungen des Urheberrechtsgesetzes.

© Springer-Verlag Berlin Heidelberg 1988

Die Wiedergabe von Gebrauchsnamen, Handelsnamen, Warenbezeichnungen usw. in diesem Werk berechtigt auch ohne besondere Kennzeichnung nicht zu der Annahme, daß solche Namen im Sinne der Warenzeichen- und Markenschutz-Gesetzgebung als frei zu betrachten wären und daher von jedermann benutzt werden dürften.

2119/3140-543210

Vorwort

1985, also 15 Jahre nach der Veröffentlichung von *Human sexual inadequacy* von Masters u. Johnson, erschien es mir an der Zeit, die Entwicklungen im Bereich der Sexualtherapie zusammenzutragen und zu diskutieren. So organisierten wir eine einwöchige Fortbildungsveranstaltung mit dem Thema "Fortschritte der Sexualtherapie".

Von den deutschsprachigen Sexualwissenschaftlern zeigten sich nur die verhaltensorientierten bereit, über sexualtherapeutische Weiterentwicklungen zu referieren. Deren Angebote während dieser Tagung kamen bei den damals anwesenden Therapeutinnen und Therapeuten so gut an, daß wir weitere Fortbildungsveranstaltungen (zu anderen als funktionellen Sexualstörungen) organisierten.

Je mehr wir mit Kollegen diskutierten, desto mehr mußten wir aber auch erkennen, daß die Grundlagen der Sexualtherapie keineswegs vorausgesetzt werden können: die oben erwähnte Veröffentlichung von Masters u. Johnson hat im deutschsprachigen Raum nicht ausreichend das ihr zugrundeliegende Verständnis für befriedigende sexuelle Interaktion vermittelt.

So haben wir einen Workshop mit B. Apfelbaum durchgeführt, der nicht nur im Mittelpunkt fachinterner Diskussionen in den USA steht, sondern der auch von Masters und Johnson autorisiert ist, daß deren Konzept hier vertreten wird.

Die positiven Rückmeldungen auf unseren Fortbildungsveranstaltungen und die Lücke in der deutschsprachigen Literatur ermutigten mich, diese breiten Erfahrungen im Umgang mit sexuellen Problemen schriftlich zu fixieren. Diese Idee in die Tat umzusetzen, war mit viel Mühe verbunden, doch ich denke, die Anstrengungen aller beteiligten Autoren haben sich gelohnt.

So hoffe ich, einen Leitfaden für die therapeutische Praxis vorzulegen, der dazu beiträgt, daß Berater und Therapeuten beiderlei Geschlechts kompetent spezifische Hilfen bei Problemen im Bereich der Sexualität anbieten können.

Allen Referenten/innen und Teilnehmern/innen dieser dem Buch zugrundeliegenden Tagungen danke ich für ihre Anregungen und ihre Unterstützung.

Stuttgart, im Juni 1988   F. Christmann

Inhaltsverzeichnis

Mitarbeiterverzeichnis

Apfelbaum, Bernhard, Ph.D.
Berkeley Sex Therapy Group
2714 Telegraph Avenue, Berkeley, CA 94705, USA

Christmann, Fred, Dr.
Zentrum für Selbsthilfe und Therapie
Christophstraße 8, 7000 Stuttgart 1

Hoyndorf, Stephan, Dipl.-Psych., MA
Arbeitsgruppe Sexualität
Christophstraße 8, 7000 Stuttgart 1

Keßler, Bernd, Dr.
Fachrichtung Psychology, Universität des Saarlandes, Bau 1
6600 Saarbrücken

Lechmann, Claus, Dipl.-Psych.
Abteilung für Psychiatrie, Kreiskrankenhaus Lüdenscheid
Paulmannshöher Straße, 5880 Lüdenscheid

Rau, Gisela, Dr. med.
Sozialpsychiatrische Beratungsstelle des Gesundheitsamtes
Wolframstraße 60, 7000 Stuttgart 1

Reinhold, Marion
Arbeitsgruppe Sexualität
Christophstraße 8, 7000 Stuttgart 1

Weig, Wolfgang, Dr. med.
Niedersächsisches Landeskrankenhaus
Knollstraße 15, 4500 Osnabrück

1 Einführung

F. Christmann und W. Weig

Der Mensch ist ein sexuelles Wesen, und Sexualität beeinflußt die verschiedensten menschlichen Lebensbereiche, körperliches und psychisches Befinden, soziale Kontakte und Beziehungen, Kunst und Literatur, Mode, Freizeit, um nur einige Beispiele zu nennen.

Auch in den Massenmedien ist Sexualität, wenn auch oft indirekt, das "Thema Nr. 1". Trotz einer gewissen sexuellen Überflutung lebt aber auch die Vermarktung der Sexualität von deren Tabuisierung. Die Berichterstattung orientiert sich in der Regel weniger an inhaltlichen Aussagen der Sexualwissenschaft, als an altbekannten Vorurteilen, die immer wieder neu verbreitet werden. Sexualität wird so oft auf "Schlüpfriges" reduziert. Sachlich und wissenschaftlich begründete Darstellungen von Sexualität haben bei Presse, Rundfunk und Fernsehen kaum eine Chance. Im Jahre 1986 wurde beispielsweise die ZDF-Serie "Sexualität heute" nach der ersten Folge abgesetzt. Es erscheint paradox, aber solche von politischer Seite inszenierten Schutzmaßnahmen fördern die kommerzielle, und d.h. heute eine vorurteilsbeladene, wirklichkeitsfremde und einseitige Darstellung der Sexualität.

In Wissenschaft und Forschung spielt Sexualität nur eine untergeordnete Rolle. Die wissenschaftliche Produktivität ist von politischer Förderung abhängig — Sexualwissenschaft ist bisher jedoch kein wesentliches Anliegen der politischen Institutionen und ihrer Vertreter. Auch damit kann es zusammenhängen, daß die Sexualwissenschaft nur begrenzt empirisch fundierte Erkenntnisse für das Verständnis des Alltags und für die Bewältigung sexueller Probleme anbieten kann.

Die Sexualforschung begann ihre Entwicklung in der klinischen Medizin, besonders der Psychiatrie, zu Beginn des 20. Jahrhunderts, v.a. in den großstädtischen Zentren Berlin und Wien. Bis zur Machtergreifung durch die Nationalsozialisten hatte sich in Deutschland ein bis heute nicht wieder erreichter Standard sexualwissenschaftlicher Angebote entwickelt, u.a. existierten für die Stadt Wien ein flächendeckendes Beratungsangebot, eine monatlich erscheinende Fachzeitschrift und in Berlin ein staatliches Institut für Sexualwissenschaft mit einem spezifisch gerichtsmedizinischen Dienst.

Im Dritten Reich mußten viele Pioniere der Sexualwissenschaft emigrieren, allen voran Freud, Hirschfeld und Reich. In der Folgezeit wurde die Sexualforschung wesentlich durch die pragmatischen Untersuchungen amerikanischer Wissenschaftler vorangetrieben. Und in den USA liegt auch die Geburtsstätte der "direkten Sexualtherapie". Von Sexualtherapie kann nämlich erst seit der Veröffentlichung von Masters und Johnson im Jahre 1970 gesprochen werden.

In den 60er und 70er Jahren verbreiteten sich Verhaltenstherapie als gezielte psychotherapeutische Intervention, direkte Sexualtherapie und eine allgemeine sexuelle Liberalisierung auch im deutschsprachigen Raum und trugen dazu bei, daß hier wieder vermehrt sexualwissenschaftliche und zusätzlich sexualtherapeutische Aktivitäten stattfinden konnten. Inzwischen ist die anfängliche Euphorie bezüglich vieler aus den USA importierten, einfach erscheinenden Patentrezepte allerdings abgeklungen.

In der angewandten Sexualforschung müssen heute die Erkenntnisse vieler unterschiedlicher Disziplinen berücksichtigt werden. Innerhalb der Medizin wurden Kenntnisse zur Anatomie, Physiologie und Endokrinologie sexueller Vorgänge erarbeitet und Hinweise auf die Auswirkungen allgemeiner Erkrankungen und medikamentöser Behandlung auf die Sexualfunktion.

Ethnologie und Soziologie wiesen die gesellschaftliche Bedingtheit sexueller Verhaltensweisen von Frauen und Männern nach und zeigten, daß sexuelle Einstellungen, Wünsche und Verhaltensweisen beim Menschen nur aufgrund gerade gültiger sozialer Normen als natürlich oder widernatürlich empfunden werden.

Von der empirisch fundierten Psychologie wissen wir um die Ausformung sexuellen Verhaltens in einem Entwicklungprozeß und um die kognitiven und emotionalen Bedingungen des menschlichen Sexualverhaltens. Die klinische Psychologie erarbeitete Methoden zur Veränderung von Einstellungen und Verhaltensweisen, die sich auf gestörte Sexualität anwenden lassen, und zeigte Möglichkeiten zur persönlichen und partnerschaftlichen Entwicklung befriedigender Sexualität auf.

Für viele Menschen wäre die Eingrenzung der Sexualität auf objektivierbare physiologische Abläufe und Reiz-Reaktions-Muster eine unerträgliche Verkürzung und Verarmung. Die kulturelle Einbettung und Verarbeitung der Sexualität führt zu den schier unerschöpflichen Spielarten in der Erotik, die den Reiz des Sujets auch für den anspruchsvolleren Menschen erhöhen, die Sexualität zu einer wirklich menschlichen, d.h. auch spielerischen Leistung machen.

Die Kulturgeschichte der Sexualität, transkulturelle Forschung, geisteswisssenschaftliche Untersuchungen von Sexualität, Erotik und Pornographie in Kunst, Literatur und Religion verschaffen uns einen Zugang zur Thematik außerhalb aktueller Trends und Erscheinungsformen.

Wer Religion, im europäischen Kulturkreis konkret Christentum mit seiner ausgeprägt patriarchalischen Tradition, nur in der Form der römischen Macht- und Gesetzeskirche oder eines puritanisch-pietistischen Protestantismus kennt, noch dazu vielfältig vermengt mit der Rolle der Hüterin einer bürgerlichen, primär nichtreligiösen Moral, dem wird zur Beziehung Glaube—Sexualität vorwiegend Negatives einfallen: Leib- und Sexualfeindlichkeit der Kirche, Angst und Abwehr, die "ekklesiogene Neurose". Die Vermutung liegt nicht fern, daß die dramatische Abkehr weiter Bevölkerungskreise in Westeuropa von der offiziellen Religion seit etwa 1960 nicht zuletzt mit dieser Fehlentwicklung zu tun hat.

Dabei weist die Kulturgeschichte und vergleichende Religionswissenschaft viele Beispiele positiver Bezüge von Eros und Gottesglaube auf.

Das Hexenwesen ist uns v.a. durch die grausame Verfolgung als Hexen apostrophierter Frauen in Erinnerung geblieben. Dahinter versteckte sich viel an neurotischer Angst vor der Frau und ihrer Sinnlichkeit, an sexueller Demütigung des weiblichen Geschlechts. In den Akten der Hexenprozesse schimmert auch die Erinnerung durch an ältere, sinnenfreundliche matriachalische Kulte und an das angstfreie Sexualität ermöglichende Wissen der "weisen Frauen" um zuverlässige Empfängnisverhütung. Erst die feministische Bewegung unserer Tage hat an diese Wurzeln wieder angeknüpft.

Reiche erotische Symbolik findet sich auch in der mittelalterlichen christlichen Mystik.

Umfangreicher sind erotische Funde in der Religion anderer Kulturkreise. Frühe hinduistische Tempel wie in Kajurano sind Dokumente der alten südasiatischen Sinnenfreude auch im Kult. Die Verfolgung und Vernichtung dieser Tradition durch die britische Kolonialmacht, die Indien bis heute zu einem besonders prüden Land werden ließen, ist ein trauriges Beispiel für die Erfolge überheblicher europäischer Zivilisationssegnungen.

Die stärkste Ausfaltung einer religiösen Erotik findet sich in der hinduistisch-buddhistischen Sonderströmung des shaktistischen Tantrismus. Eine bemerkenswert ausgewogene und tendenziell positive Auseinandersetzung mit dieser Spiritualität hat der katholische Theologe Hans Küng vorgelegt (Küng et al. 1984).

In den modernen Darstellungen, die das Tantra in den letzten Jahren in der westlichen Welt gefunden hat, droht freilich die erotische Philosophie und Spiritualität Indiens und des Himalayaraumes hinter Sexakrobatik und Vereinnahmung für die Lehren teilweise obskurer und auch psychohygienisch bedenklicher „neuer Religionen" zu verschwinden. Erotik und Sexualität als Elemente des Religiösen zu erkennen und in der vollendeten geschlechtlichen Vereinigung die treffendste irdische Annäherung an das Göttliche zu sehen, scheint jedoch naheliegend.

Die Sexualwissenschaft bietet wie kaum ein anderes Fachgebiet die Chance zu einer umfassenden Integration der verschiedenen wissenschaftlichen Disziplinen. Nur im interdisziplinären Dialog können sich die verschiedenen Ebenen befruchten und mag eine übergreifende Theorie entstehen, die paradigmatisch für eine allgemeine Anthropologie werden könnte.

Ebenso vielfältig wie die Wurzeln sind die denkbaren Anwendungsgebiete der Sexualforschung. Das Bestreben, sexuelle Bedürfnisse der Menschen von unangemessenen Zwängen zu befreien und der befriedigenden humanen Verwirklichung Raum zu geben, erfordert zunächst die engagierte, sachlich begründete Information der Öffentlichkeit.

Besondere Relevanz bezüglich Psychohygiene und Prophylaxe sexueller Störungen kommt der Sexualerziehung in und außerhalb der Schule zu. Dabei ist wichtig, daß Erziehung nicht einengt, sondern die große Spannbreite des Möglichen aufzeigt und die Toleranz gegenüber dem anderen Menschen und dem andersartigen Verhalten fördert. Adäquate Aufklärung sollte bei Jugendlichen die Möglichkeiten befriedigender Partnerbeziehungen, der Empfängnisverhütung, der Infektionsprophylaxe usw. darstellen. Darüberhinaus sollte sie ihnen Hilfen zur Persönlichkeitsentwicklung und zum Erwerb der sozialen Kompetenz anbieten, damit sich der junge Mensch tatsächlich so verhalten kann, wie er es aufgrund überlegter Entscheidung tun möchte.

Die Gesetzgebung — Sexualstrafrecht, Eherecht, Sozialrecht — wird sich vermehrt der gesellschaftlichen Bedeutung sexualler Handlungsweisen stellen müssen: Gleichberechtigung von Mann und Frau, Objektivität gegenüber Tätern und Opfern gleichermaßen sind noch immer zu erfüllen.

Psychiatrie, Gynäkologie, Urologie und Allgemeinmedizin haben in der täglichen Praxis mit vielfältigen sexuellen Problemen zu tun. Aber auch die Krankheiten, mit denen sich die anderen medizinischen Disziplinen befassen, wirken sich auf das sexuelle Erleben aus. Sexuelle Probleme treten häufig im Rahmen vegetativer Störungen auf und können sich auch als Nebenwirkungen von Medikamenten und anderen medizinischen Maßnahmen ergeben.

Schon im Vorfeld ernsthafter Erkrankungen können sich sexuelle Schwierigkeiten als Ursache oder Folge problematischer Persönlichkeitsentwicklung, unbefriedigender Partnerbeziehungen oder negativer Einstellungen zur Sexualität zeigen, wie sie den Mitarbeitern von psychosozialen Beratungsstellen und bei Pro Familia begegnen.

Die Sexualtherapie selbst bedient sich der Methode der Psychotherapie; Sexualtherapie ist Psychotherapie, die in aller Regel eine umfassende Berücksichtigung von Persönlichkeit und Beziehung erfordert. Für die Behandlung sexueller Funktionsstörungen und sexueller Devianz stehen inzwischen einige empirisch begründete Strategien zur Verfügung. Die geringe Zahl kompetenter Therapeuten und die Tendenz zur Selektion der Patienten bzw. Klienten führen bedauerlicherweise dazu, daß diese Angebote keineswegs allen zugute kommen, die ihrer bedürfen. Problemgruppen, wie Delinquenten, sind besonders benachteiligt.

Eine verantwortliche Sexualtherapie muß u.E. mehrdimensional sein. Die Abklärung und Berücksichtigung körperlich-medizinischer und im engeren Sinne psychiatrischer Faktoren ist unverzichtbar. Ebenso ist die Klärung sozialer Einflußgrößen aus Umwelt, Familie und Partnerschaft notwendig. Neben dem problematischen Verhalten selbst und seiner funktionalen Beziehungen sind die Lebensgeschichte, die Persönlichkeit und die emotionale Verfassung des Patienten bzw. der Patientin zu berücksichtigen.

Die Psychosexualtherapie ist weniger zu kennzeichnen durch die Beschreibung spezifischer therapeutischer Methoden, sondern sie hat die in anderen klinischen Anwendungsbereichen entwickelten Ansätze nach und nach übernommen. Grundlage unserer therapeutischen Arbeit ist die Verhaltenstherapie, die sich als besonders integrationsfähig erwiesen hat. Die therapeutischen Methoden umfassen dabei nur zu einem kleinen Teil die Techniken des klassischen und operanten Konditionierens und vermehrt spezifische Formen der Gesprächsführung, Induktion imaginativer Prozesse, körperbezogene Übungen, kognitive Restrukturierung und Problemanalyse, Anleitung zur Selbstreflexion und Lebensplanung, systematische und Bedeutungsanalysen. Damit können auch Erfahrungen und methodische Zugänge, die primär aus anderen therapeutischen Schulen als der Verhaltenstherapie stammen, zur Anwendung kommen.

Wichtig ist, daß eine Integration dieser Verfahren gelingt und nicht nur eine Aneinanderreihung erfolgt. Für die Auswahl und Anwendung der Therapieverfahren sind Kompetenzen, Vorlieben und Erfahrungen von Therapeuten, Persönlichkeitsvariablen von Patienten bzw. Klienten und die Art der Symptomatik entscheidend. Es handelt sich um ein sehr komplexes Geschehen, dem nur in entsprechend gestalteten Ausbildungsgängen Rechnung getragen werden kann.

In neuerer Zeit zeigt sich eine Tendenz zu ganzheitlicher Betrachtung von Krankheit und Gesundheit. Wir möchten zu einem wissenschaftlich orientierten, ganzheitlichen, biopsychosozialen Behandlungsansatz auch ausdrücklich ermuntern. Dies setzt ein systemisches wissenschaftliches Modell des Menschen voraus, das unvereinbar ist mit linear-kausalem Denken und strikter Körper-Seele-Dichotomie. Dadurch wird auch interdisziplinäres und schulenübergreifendes Arbeiten ermöglicht.

Sexualität ist mehr als andere Lebensbereiche ein psychosomatisches Geschehen, das nur in einer derart systemischen Betrachtungsweise adäquat berücksichtigt wird. Um so verwunderlicher ist es, daß vorliegende Entwürfe einer ganzheitlichen Auffassung von Gesundheit und Krankheit, z.B. Verhaltensmedizin, gerade diesen Bereich ignorieren.

Die systemische Betrachtung darf nicht dazu verführen, wissenschaftlich unbegründete und nicht überprüfbare sog. Therapieverfahren unreflektiert zu akzeptieren. Ein mißverstandenes systemisches Denken kann zu unhaltbaren Transfererwartungen führen, wie bei manchen körpertherapeutischen Ansätzen, z.B. Bioenergetik als Allheilmittel auch bei sexuellen Störungen. Auffällig ist dabei, daß anstelle wissenschaftlicher Begründung die persönliche Ausstrahlung eines Guru tritt.

Die Berücksichtigung der Sexualität kann eine integrative Funktion haben und zu ganzheitlichen Betrachtungen beitragen. Ohne Zweifel ist gelungene Sexualität etwas sehr Angenehmes und trägt zu einer gesunden Lebensführung bei. Was macht dann überhaupt die Schwierigkeiten sowohl für Patienten wie für Therapeuten aus? Ganz pauschal gesehen, liegt es an der Tabuisierung der Sexualität in unserer Gesellschaft und einer tiefsitzenden "verklemmten" Grundhaltung, die alle Emanzipationsbemühungen überdauert hat. Ohne auf empirische Forschungsergebnisse verweisen zu können, wollen wir einige — wie wir meinen, nicht fernliegende — Vermutungen äußern, um die heutigen Schwierigkeiten im Umgang mit der Sexualität zu beschreiben.

These 1: Der Stellenwert der Sexualität, das tatsächliche Bedürfnis nach sexuellen Aktivitäten in Konkurrenz zu möglichen anderen Betätigungen ist für viele Menschen geringer als sie angeben und sich selbst zugestehen.

Zu dieser Vermutung geben Äußerungen von Klienten in der Sexualtherapie ebenso Anlaß, wie ihr beobachtbares Verhalten, z.B. häufige Schwierigkeiten, Übungen in der Paartherapie durchzuführen, weil andere Freizeitaktivitäten wichtiger erscheinen. Dies mag manchmal eine Rationalisierung von Ängsten und Vermeidungsverhalten sein, der Eindruck bleibt aber bestehen, daß "Sex" für viele eben doch nicht "so wichtig" ist, wie sie zuerst vorgeben oder selbst annehmen.

Gründe dafür können in intraindividuellen Ansprüchen und Bewertungen liegen, aber auch in Umgebungsfaktoren. Vor allem die großstädtische Mittelschichtbevölkerung, die in der Klientel von Sexualberatung und Sexualtherapie überrepräsentiert ist, sieht sich einem Überangebot von Freizeitveranstaltungen und einem erheblichen Konsumdruck ausgesetzt. Da bleibt für sexuelle Aktivität kein Raum, allenfalls für einen "schnellen Konsumsex" nach Terminkalender, der freilich kaum gelingen kann und die Störung programmiert.

Andererseits ist gerade die angesprochene Gruppe heute stark von einer Erwartungshaltung geprägt, daß funktionierende und beglückende Sexualität unbedingt dazugehört. Dieser Druck führt zur Deklaration als Störung bei einer Abweichung vom Ideal auch dann, wenn ein unmittelbares Bedürfnis nach verändertem Ausleben der Sexualität gar nicht besteht.

Immer wieder resultieren Enttäuschungen und vermindertes Interesse aus einem Mangel an sexueller Kompetenz und an Phantasie, sich adäquate Verbesserungen vorstellen zu können.

Auch triviale, oft zumindest zeitweise kaum abänderliche Behinderungen der sexuellen Aktivität sind nicht zu vernachlässigen: Zeitmangel bei beruflicher Anstrengung, Inanspruchnahme durch Kleinkinder etwa.

Die Sexualtherapie kann zwar helfen, negative Einstellungen zur Sexualität zu überwinden und sexuell kompetenter zu werden, aber an den oft hinderlichen *Rand*bedingungen kann sie nichts ändern. In der konkreten Therapiesituation wird es auch darum gehen, realistische, wünschenswerte und vom Klienten auch wirklich gewollte Therapieziele zu formulieren.

These 2: Trotz aller Aufklärung bestehen sexuelle Mythen und unrealistische Erwartungen, die zur Entwicklung sexueller Störungen beitragen.

Sexualität wurde im Zeichen der (sexuellen) Liberalisierung zunehmend als Bereich entdeckt, der Sinnenfreude, Selbstbestätigung und Emanzipation versprach. Ein Mangel an Befriedigung und subjektiver Qualität wurde teilweise durch Quantität kompensiert und sexuelle Aktivität wurde zur kulturellen Norm. Sexualität ohne Einbettung in intime Beziehungen begünstigte die Distanz zu traditionellen Modellen der langlebigen Zweierbeziehung und das Aufkommen der Singles. Trotz Singletreffs, von Lokalen, die "in" sind, bis Fitneßcenters, scheint das Ausmaß der Vereinsamung zuzunehmen, worauf u.a. die Hochkonjunktur von Heirats- und Bekanntschaftanzeigen hinweist.

Die Abnahme der Frequenz und Intensität sexueller Erlebnisse nach einer Phase der Verliebtheit und Leidenschaft wird immer wieder als Störung fehlgedeutet, führt zu Unzufriedenheit mit der Beziehung und zum Verzicht auf eine Weiterentwicklung; häufig folgt dann rasch ein Partnerwechsel mit einem weiteren Wechselbad von kurzer Leidenschaft und nachfolgender Ernüchterung.

Der Mythos der immerwährenden Leidenschaft trägt zu Erhöhung sexuellen Leistungsdrucks bei. Er kann Möglichkeiten, die gerade in der Vertrautheit oder in der Integration einer sexuellen Beziehung in den Alltag liegen, behindern. Dabei wäre eine lebenslange Leidenschaft schon psychoökonomisch nicht auszuhalten, würde alle Energie binden und jegliche außersexuelle Entwicklung abschneiden.

Weitere Fehlerwartungen ergeben sich aus Medien (Fernsehserien, Trivialromane) geschürten Vorstellungen vom idealen Partner und von Lebensumständen, die dann immer mit der Realität kollidieren und zu Frustrationen führen müssen. Besonders leidfördernd kann der Jugendlichkeitsmythos werden. Unausweichliche Veränderungen des eigenen Körpers und seiner Funktionen führen zu Verzweiflung und Desaktivierung; der Körper des älter werdenden Partners wird, weil sich vom gängigen Schöheitsideal entfernend, als nicht mehr attraktiv erlebt.

Das moderne Attraktivitätsideal stellt immer höhere und kaum zu erfüllende Ansprüche: so reicht es kaum noch jung und "schön" zu sein, denn zunehmend wird "schlanke Fitneß" gefordert. Leidtragende sind hier in erster Linie Frauen. Das Ausmaß des kulturellen Drucks für Frauen illustriert der Vergleich mit dem langlebigen früheren Ideal der femininen Mütterlichkeit.

Für die Sexualtherapie bedeutet dies die Notwendigkeit, intensiv nach verdeckten Vorstellungen und Mythen zu fahnden und sich mit ihnen auseinanderzusetzen. Dies ist ein individueller Ansatz, die entscheidenden gesellschaftlichen Hintergründe sind dadurch nicht beeinflußbar.

These 3: Die Krise der Sexualität ist Teil einer allgemeinen kulturellen Entwicklung, die durch Zurückdrängen und Entfremden primärer Bedürfnisse charakterisiert ist.

Unmittelbare vitale Bedürfnisse und elementarer Lebensgenuß treten zurück gegenüber dem Konsum von Waren, Dienstleistungen und Unterhaltungsangeboten. In großem Umfang werden Zeit und Geld für Bedürfnisse aufgewendet, die erst künstlich geschaffen wurden.

Die Massenmedien, allen voran das Fernsehen, haben an dieser Entwicklung erheblichen Anteil. Der Fernsehkonsum zieht viele Menschen in den Bann, füllt einen beträchtlichen Teil der Freizeit und lehrt, die aufbereitete oder fiktive Welt ernster zu nehmen und spannender zu finden als die Realität. Die Bereitschaft und die Fähigkeit zu einem "einfachen", "natürlichen" Leben leiden darunter, und das hat auch Auswirkungen auf die Sexualität: passive Konsumhaltung, Orientierung an fiktiven Leitbildern, der Wunsch, unterhalten zu werden und die wenig entwickelte Fähigkeit zu primärem Erleben sind schlechte Voraussetzungen für eine persönliche erotische Kultur und eine aktiv gestaltete und befriedigende sexuelle Begegnung.

Diese kulturellen Voraussetzungen zu sehen und zu reflektieren ist eine Anforderung an den Therapeuten. In der Sexualtherapie wird es auch darum gehen, den Klienten für solche Betrachtungen aufzuschließen und ihm Möglichkeiten der freieren, weniger durch Medien und Zeitgeist vermittelten Entfaltung zu erschließen.

These 4: Immer noch existieren sexuelle Zwänge, die u.a. von einer unreflektierten Subsumierung festgelegter Verhaltensmuster unter Geschlechtsstereotypen herrühren, und fehlt es an positiven Modellen.

Die Kritik der Geschlechtsstereotypen im Zeichen der sexuellen Liberalisierung und der Emanzipationsbewegung führte häufig zu Verunsicherung. Es entstand ein

Freiraum ohne adäquate Modelle, dessen Umfang mit den Schlagworten Frauchen und Emanze bzw. Macho und Softie beschrieben werden kann.

Viele Rollenzuweisungen sind noch starr, mit der Geschlechtsrolle werden auch Erwartungen verbunden, die keineswegs objektiv geschlechtsspezifisch sind (z.B. sachlich vs. emotional), ein spielerisch-distanzierter Umgang mit den Geschlechtsrollen ist vielen Menschen aufgrund der rigiden Erwartungen und Reaktionen der Umwelt nicht möglich.

Solche Probleme zeigen sich bei Frauen und Männern gleichermaßen, letztere tun sich u.E. mit der Umdefinition und Flexibilisierung ihrer Rolle sogar besonders schwer.

Sexuelle Beziehungen sind nach wie vor geprägt von männlicher Dominanz. Die meisten Frauen haben Erfahrung mit mehr oder minder aggressiven sexuellen Avancen. Das Drängen des männlichen Partners nach Sexualverkehr ungeachtet der Wünsche der Partnerin sind Alltag und die Fähigkeit zur sexuellen Kommunikation die Ausnahme.

Die persönliche Rollenverunsicherung erschwert eine emanzipierte und partnerschaftliche Sexualität. Die Implikationen, die sich daraus für die Sexualtherapie ergeben, sind ungünstig und erklären vielleicht manche therapeutischen Erschwernisse im Vergleich zu den Anfängen der Sexualtherapie.

Zusammenfassend sind wir trotz vieler Vorbehalte der Meinung, daß sich in den westlichen Ländern seit den 60er Jahren tatsächlich eine sexuelle Liberalisierung ergeben hat. Und so genießen viele, nicht nur priviligierte Menschen heute größere sexuelle Freiheiten und können besser ihre persönlichen sexuellen Vorlieben ausleben.

Diese Liberalisierung fällt zusammen mit der Entkoppelung der Sexualität von der Fortpflanzung und mit mehr Freizeit für die berufstätigen Menschen.

Teilweise handelt es sich jedoch nur um vordergründige Veränderungen; die Sexualität ist nach wie vor tabuisiert, und deshalb darf es nicht verwundern, daß auch negative, die Menschenwürde verletzende Erscheinungen zu beobachten waren.

In den letzten Jahren mehren sich allerdings schon wieder Anzeichen dafür, daß manches, was Ende der 60er Jahre in Bewegung geriet, nun wieder rückgängig gemacht werden und sich eine neue (alte) Prüderie breitmachen könnte. Hinweise darauf sind die Beschränkung der Sexualerziehung an den Schulen Baden-Württembergs, die Vernichtung von Aufklärungsmaterial der Bundeszentrale für gesundheitliche Aufklärung durch den ihr vorgeschalteten Bundesminister, die Verschärfung bei der Filmförderung durch die Bundesregierung usw. Diese Unsicherheit über die gesellschaftliche Entwicklung verstärkt auch die persönliche Rollenverunsicherung.

Die Fortsetzung einer Sexualität bejahenden Entwicklung ist nun plötzlich zusätzlich gefährdet durch die Aids-Gefahr und die darauf erfolgenden, teilweise überschießenden gesellschaftlichen Reaktionen. Das Risiko der HIV-Infektion wird auf absehbare Zeit das Sexualverhalten vieler, besonders der jungen Menschen beeinflussen (müssen).

Die Reflexion sexueller Werte ist unumgänglich und bietet vielleicht auch die Möglichkeit zur Aufarbeitung der sexuellen Entwicklung in unserer Gesellschaft und zur Veränderung fragwürdiger sexueller Praktiken. Aids sollte jedoch nicht überbewertet werden, es besteht kein Grund zur Panik, wenn auch eine große Verunsicherung in Risikogruppen und bei Jugendlichen verständlich ist. Eine nüchterne, realistische Wahrnehmung und Einschätzung ist für eine Verhaltensänderung wohl auch notwendig. Für die Sexualforschung stellt die Aids-Problematik eine besondere Herausforderung dar, der bisher nur unzureichend Rechnung getragen wurde.

Neben diesem aktuellen Thema sieht sich die angewandte Sexualforschung vor vielen bisher noch nicht befriedigend gelösten Aufgaben. Einige Aspekte davon werden in den einzelnen Kapiteln dieses Buches vorgestellt.

In der sexualwissenschaftlichen Diskussion wird fast ausschließlich die deutsche und angelsächsische (vorwiegend amerikanische) Literatur berücksichtigt, die Entwicklung in anderen Ländern und Kulturen vernachlässigt. Viele Querverbindungen harren noch der Entdeckung.

Die Lektüre dieses Buches soll zum theoretischen Verständnis der Sexualität und zur Erweiterung methodischer Grundlagen der Sexualtherapie beitragen. Das Studium der Theorie ist zwar eine notwendige Voraussetzung für adäquates, empirisch begründetes Handeln von Therapeuten, kann aber niemals ausreichen: Reflexion von Lebensgeschichte, persönlichen Einstellungen und den eigenen emotionalen Reaktionen ergänzen zusammen mit ausreichender Erfahrung unter Supervision den therapeutischen Lern- und Entwicklungsprozeß.

Literatur

Beham M (1987) Die mißglückte Wiedergeburt der Hexe. Süddeutsche Zeitung Nr. 179 v. 7.8.1987 (dort ausführliche Bibliographie)
Douglas N, Slinger P (1985) Das große Buch des Tantra, 2. Aufl. Sphinx, Basel
Freud S (1982) Sexualleben (Gesammelte Werke, Bad 5. Fischer, Frankfurt am Main)
Fricke S, Klotz M, Paulich P (1980) Sexualerziehung in der Praxis. Bund, Köln
Fromm E (1980) Die Kunst des Liebens. Ullstein, Berlin
Gay P (1986) Erziehung der Sinne. Sexualität im bürgerlichen Zeitalter. Beck, München
Gindorf R, Haeberle EJ (Hrsg) (1986) Sexualität als sozialer Tatbestand. De Gruyter, Berlin
Haeberle EJ (1983a) Die Sexualität des Menschen. De Gruyter, Berlin
Haeberle EJ (1983b) Anfänge der Sexualwissenschaft. De Gruyter, Berlin
Hirschfeld M (1984) Die Homosexualität des Mannes und des Weibes. De Gruyter, Berlin
Hirschfeld M (1986) Geschlechtsverirrungen. Stephenson, Flensburg
Hite S (1987) Hite Report: Das sexuelle Erleben der Frau, 5. Aufl. Goldmann, München
Hunger H (1984) Die heilige Hochzeit. Medical Tribune, Wiesbaden
Kentler H (Hrsg) (1984) Sexualwesen Mensch. Hoffmann & Campe, Hamburg
Kinsey AC et al. (1970a) Das sexuelle Verhalten des Mannes. Fischer, Frankfurt am Main
Kinsey AC et al. (1970b) Das sexuelle Verhalten der Frau. Fischer, Frankfurt am Main

Küng H, Ess J van, Stietencron H von, Bechert H (1984) Christentum und Weltreligionen. Piper, München Zürich

Leibbrand A, Leibbrand W (1972) Formen des Eros, Kultur und Geistesgeschichte der Liebe, 2 Bde. Alber, Freiburg München

Millett K (1982) Sexus und Herrschaft. Kiepenheuer & Witsch, Köln

Pro Familia (Hrsg) (1983) Sexualerziehung. Pro Familia Magazin 5

Pro Familia (Hrsg) (1984) Sexualforschung. Pro Familia Magazin 6

Pro Familia (Hrsg) (1985) Geschäfte mit der Sexualität. Pro Familia Magazin 1

Pro Familia (Hrsg) (1987a) Sexualität und Medien. Pro Familia Magazin 1

Pro Familia (Hrsg) (1987b) Verbotene Sexualität. Pro Familia Magazin 5

Reich W (1972) Die Entstehung des Orgons. Die Funktion des Orgasmus. Fischer, Frankfurt am Main

Reich W (1975) Der Einbruch der sexuellen Zwangsmoral. Fischer, Frankfurt am Main

Sigusch V (1984a) Die Mystifikation des Sexuellen. Campus, Frankfurt am Main

Sigusch V (1984b) Vom Trieb und von der Liebe. Campus, Frankfurt am Main

Thirleby A (1981) Das Tantra der Liebe, 4. Aufl. Scherz, München

2 Hinweise auf somatische Grundlagen der Sexualtherapie

W. Weig

Sexualität ist wie kaum ein anderer Lebensbereich nur in engster Verzahnung von psychischem Erleben und physischer Reaktion, also im eigentlichen Sinn "psychosomatisch" zu verstehen. Auch der nichtärztliche Therapeut wird, wenn er nicht wesentliches übersehen will, somatische Aspekte in seine Überlegungen einbeziehen müssen. Dazu sind einige Basisinformationen notwendig, die der vorliegende Beitrag liefern will. Er kann und will nicht eine gründliche Darstellung der Sexualmedizin ersetzen, deren Studium für den Arzt unverzichtbar ist. Übersichtliche Einführungen finden sich beispielsweise in den von Eichler (1980) und Kaden (1980) herausgegebenen Bänden.

Vor Einseitigkeit in jeder Richtung ist zu warnen: Fixierung auf das Organische kann ebenso verhängnisvoll werden, wie das Übersehen eines körperlichen Befundes bei ausschließlich psychologischer Betrachtungsweise. Auch um ein Entweder–Oder mit exklusiver Zuweisung an die jeweils andere Fakultät nach Ausschlußdiagnostik kann es nicht gehen. Eine ganzheitliche Sicht, die aber — will sie wissenschaftlich und verantwortbar sein — auf sorgfältiger Analyse *aller* relevanten Aspekte gründen muß, ist anzustreben. So gilt es etwa bei der körperlichen Untersuchung von vornherein den Patienten in seinen körperlich erlebten Problemen anzunehmen, aber vor einer Fixierung an somatische Befunde zu bewahren. Die Möglichkeit psychischer Störungsbedingungen ist als gleichwertig in Betracht zu ziehen, die Bedeutung der psychischen Verarbeitung auch bei primär körperlichen Störungen zu bedenken.

Die sexuelle Funktion sollte beim ärztlichen Handeln noch stärker beachtet werden. So sind mögliche Auswirkungen von Medikamenten auf die Sexualität zu bedenken (s. unten). Schonendes Operieren im Genitalbereich zur Erhaltung der Funktion sollte selbstverständlich sein.

Der nicht biologisch vorgebildete Sexualtherapeut benötigt solide Vorinformationen über die Anatomie der Genitalien und die Physiologie der sexuellen Reaktion einschließlich biochemischer und endokriner Voraussetzungen bei Mann und Frau in verschiedenen Lebensabschnitten unter Berücksichtigung der erheblichen interindividuellen Variationsbreite. Einen ersten Überblick gibt die Darstellung von Haeberle (1983), gründliche empirisch gesicherte Einzelinformationen sind dem Buch von Bancroft (1985) zu entnehmen.

Kaum zu überschätzen ist die Bedeutung der *Empfängnisverhütung* für die Sexualberatung und -therapie. Erst eine zuverlässige und akzeptable Antikonzeption ermöglicht angstfreie und lustvolle Sexualität. Nach wie vor wird die hormonelle Antikonzeption, meist in Form der "Antibabypille" für viele Frauen das Mittel der

Wahl sein. Kontraindikationen und mögliche Nebenwirkungen (auch auf die Sexualität) sind zu beachten, werden allerdings in der öffentlichen Diskussion gelegentlich auch überbewertet. Die Möglichkeit der "morning-after pill" sollte ggf. bekannt sein. Die Depotgabe von Hormonen (Dreimonatsspritze) kommt nur dann in Frage, wenn die tägliche Pilleneinnahme nicht gewährleistet ist und die Nebenwirkungen (Amenorrhö, mögliche Irreversibilität) vertretbar scheinen. Eine Alternative zu den Hormonen kann das Intrauterinpessar sein, bei zuverlässiger Anwendung auch das Diaphragma (Portiokappe). Entscheidet sich die Frau antikonzeptionelle Methoden anzuwenden, ist sie in der Regel auf die Beratung des Gynäkologen ihres Vertrauens angewiesen. Gerade hinsichtlich der hormonellen Empfängnisverhütung überblickt auch nur der erfahrene Frauenarzt die Vielfalt der angebotenen Präparate und kann das geeignete empfehlen.

Leider stehen brauchbare reversible antikonzeptionelle Methoden, die der Mann anwenden kann, außer dem Kondom bisher nicht zur Verfügung. Gerade im Hinblick auf das Aids-Risiko ist das lange vernachlässigte Kondom wieder in Mode gekommen. In Kombination mit spermiziden Vaginalzäpfchen bietet es eine vertretbare Sicherheit sowohl hinsichtlich der Antikonzeption als auch zur Infektprophylaxe.

Andere reversible Methoden sind nicht sehr sicher. Sogenannte "natürliche" Empfängnisverhütungsmethoden (zur Problematik des Begriffes vergleiche z.B. Haeberle 1983), v.a. nach der Basaltemperaturkurve, haben neben der fraglichen Zuverlässigkeit auch den Nachteil, daß koitale sexuelle Aktivität vom Kalender abhängig wird.[1]

Detaillierte Informationen finden sich in Lehrbüchern der Gynäkologie (z.B. Schmidt-Matthiesen 1979), für den Laien verständliches Material ist in den Beratungsstellen der Pro Familia erhältlich.

Bei erfülltem Kinderwunsch ist an eine definitive Lösung zu denken. Die Vasektomie (Samenleiterdurchtrennung, "Sterilisation des Mannes") ist mit geringem Aufwand und Risiko durchführbar und die zuverlässigste antikonzeptive Methode überhaupt. In der Bundesrepublik Deutschland ist sie noch immer weit weniger verbreitet als in vielen vergleichbaren Ländern. Mit mehr Risiko ist die Tubenligatur ("Sterilisation der Frau") behaftet.

Nicht zu vergessen ist, daß für manche Paare auch Probleme mit der Fruchtbarkeit in der anderen Richtung, also unerfüllter Kinderwunsch, eine erhebliche Belastung der Partnerschaft und auch der sexuellen Beziehung darstellen. Wegen der Ursachen (die beim Mann, bei der Frau und auch im biologischen Zusammenspiel liegen können) einschließlich psychologischer Faktoren, der notwendigen Untersuchungen, möglicher Behandlung bis zur Insemination und In-vitro-Zeugung und Alternativen (Adoption, positive Bewältigung des Verzichts auf Kinder) muß auf die einschlägige Literatur verwiesen werden.

---

[1] Die Zuverlässigkeit von Empfängnisverhütungsmethoden wird üblicherweise als Rate unerwünschter Schwangerschaften je 100 Anwendungsjahre (Pearl-Index) angegeben.

Schwangerschaft, Geburt und Wochenbett sind für die weitere sexuelle Entwicklung des Paares eine entscheidende Zeit. Gerade in dieser Phase können durch unbewältigte Ängste und ungerechtfertigte Verbote falsche Weichen gestellt werden. Information und Beratung zur Sexualität in angemessener Weise sollten zur Geburtsvorbereitung gehören. Bei der Geburtsleitung ist auf die Vermeidung aller, die sexuelle Funktion störender Veränderungen zu achten.

Jede sexuelle *Funktionsstörung* erfordert die Abklärung möglicher körperlicher Ursachen, obwohl die Häufigkeit psychischer Ursachen überwiegt (Angaben in der Literatur bis zu 80%). Die Abklärung erfolgt durch den Arzt über sorgfältige Anamneseerhebung und gründliche klinische Untersuchung hinsichtlich Allgemeinbefund, lokal-genitaler Verhältnisse sowie neurologischer und endokriner Veränderungen, ggf. unter Einschluß von Zusatzuntersuchungen wie Labor, Gefäßuntersuchungen etc.

Viele körperliche Störungen kommen als (Teil)ursachen sexueller Probleme, auch über psychische Verarbeitung in Frage: Genitale Lokalerkrankungen aller Art, Gefäßleiden, Stoffwechselkrankheiten, Störungen des Endokriniums oder des Nervensystems auf allen Ebenen (Hirn, Rückenmark, periphere Nerven), schwere Allgemeinerkrankungen, Hautkrankheiten (Juckreiz, psychische Folgen der Entstellung!), wie folgender Überblick zeigt:

1) Lokale Erkrankungen des Genitale:
   a) bei der Frau ("Dyspareunie", "Algopareunie"):
      Craurosis vulvae,
      Narben nach Operationen und Geburten
      Entzündungen im Genitalbereich und an Nachbarorganen (Blase, Rektum),
      u.a. durch Infektionen mit Bakterien, Viren, Pilzen,
      Protozoen,
      Varikozelen im kleinen Becken,
      Tumoren;
   b) beim Mann:
      Mißbildungen, u.a. Phimose, Frenulumsklerose,
      Induratio penis plastica,
      Zustand nach urologischen Operationen, u.a. an der Prostata.
      Entzündungen im Urogenitalbereich, u.a. durch Infektionen mit Bakterien,
      Viren, Pilzen,
      Tumoren;
2) Gefäßerkrankungen:
   arterielle Durchblutungsstörungen im Beckenbereich,
   Mikroangiopathien,
   beim Mann: Erkrankungen und Verletzungen des Schwellkörpers, z.B.
   Zustand nach Priapismen;
3) endokrine Störungen:
   erheblicher Androgenmangel,
   Östrogenmangel,
   Hyper-, Hypothyreosen;

4) Erkrankungen und Verletzungen des Nervensystems:
   Gehirn,
   Rückenmark (Sakralbereich),
   periphere Nerven;
5) schwere Allgemeinerkrankungen:
   Herz-Kreislauf-System,
   Leber,
   konsumierende Krankheiten;
6) Hautkrankheiten
   (durch Juckreiz und psychische Folgen);
7) Krankheiten, die schmerzhafte Bewegungsstörungen hervorrufen, z.B. Rheuma.

Die Konsultation eines auf dem jeweiligen Gebiet erfahrenen Arztes, vermittelt durch den Allgemein- oder Hausarzt, ist erforderlich.

Eine besondere Bedeutung haben die sexuell übertragbaren Krankheiten, darunter die klassischen Geschlechtskrankheiten und die neue Seuche Aids, aber auch einige weniger spektakuläre nichtsdestoweniger recht unangenehme Infektionen:

1) Geschlechtskrankheiten im Sinne des Gesetzes zur Bekämpfung der Geschlechts-
   krankheiten:
   Syphilis (Lues),
   Gonorrhö (Tripper);
2) durch HIV-Infektionen hervorgerufene Krankheiten:
   Aids,
   "Aids-related complex";
3) Entzündungen an Vulva/Vagina bzw. Penis:
   aufgrund anderer Infektionen,
   durch Pilze (u.a. Candida albicans),
   Trichomonaden,
   Bakterien,
   Viren:
   Herpes simplex genitalis (rezidivierende Bläschenbildung),
   Condylomata acuminata (Feigwarzen);
4) Parasitenbefall durch:
   Filzlaus,
   Skabies (Krätze).

Eine vernünftige, offene, aber nicht übertreibende und zur Angst und Aversion führende Aufklärung tut not.

Sinnvolle Hygiene, die aber nicht in übertriebenen Waschzwang ausartet, und die Benutzung von Kondomen, wo dies erforderlich scheint, wirkten prophylaktisch. Bei Verdacht auf Infektion ist zur Vermeidung von Komplikationen konsequente Behandlung erforderlich. Die rechtlichen Vorschriften des "Gesetzes zur Bekämpfung der Geschlechtskrankheiten" und des Bundesseuchengesetzes sind zu beachten. Näheres findet sich in den Lehrbüchern der Haut- und Geschlechtskrankheiten (z.B. Steigleder 1972) und in dem neuen Band von Krause u. Weidner (1987).

Eine wichtige Frage zur Anamnese ist die nach Medikamenteneinnahme und Umgang mit Genußmitteln und Rauschdrogen. Alkohol- und Drogenmißbrauch gehören zu den häufigsten Ursachen körperlich begründeter sexueller Störungen.

Auch zahlreiche *Medikamente* können als unerwünschte Nebenwirkung sexuelle Störungen hervorrufen. Zu denken ist an Substanzen, die das zentrale oder das periphere vegetative Nervensystem, das Endokrinium oder die periphere Durchblutung beeinflussen:

Substanzen, die
1) endokrin wirksam sind,
2) zentralnervös wirksam sind,
3) mit Dopamin und Serotonin interferieren,
4) die Prolaktinsekretion beeinflussen,
5) die periphere Durchblutung beeinflussen,
6) auf das periphere vegatative Nervensystem wirken.

Dazu gehören zahlreiche, teilweise viel verordnete Substanzen. Für den pharmakologischen Laien wird es schwer sein, eine Übersicht zu gewinnen. Eine unvollständige Auswahl zeigt Tabelle 1. Hinsichtlich der Auswirkungen von Psychopharmaka s. in diesem Buch S. 56ff.

Kommt der Verdacht auf eine medikamentös induzierte Störung auf, ist dem im Kontakt mit dem behandelnden Arzt nachzugehen und ggf. die Nebenwirkung gegen die erwünschte Hauptwirkung abzuwägen. Dosisreduzierung, Wechsel des Präparates und Gegensteuern mit Partialantagonisten können manchmal Abhilfe schaffen. Wichtig ist nach praktischer Erfahrung folgender Hinweis: bei vielen Präparaten ist das Ausmaß von Nebenwirkungen individuell in einer kaum vorhersagbaren Weise unterschiedlich. Wird nun (z.B. in der Präparatinformation des "Waschzettels" oder durch Äußerungen des behandelnden Arztes oder anderer relevanter Personen) auf die Möglichkeit sexueller Funktionsstörungen als Nebenwirkung hingewiesen, kann es nicht so selten im Sinne einer Placebowirkung zu Störungen kommen, die gar keine organische Begründung haben. Die Erwartungshaltung hat dann als "self-fulfilling prophecy" gerade die befürchtete Funktionseinbuße bewirkt. Daher ist mit entsprechenden Äußerungen Zurückhaltung geboten — oft eine Gratwanderung gegenüber dem Vorsatz einer sachlichen Aufklärung. Umgekehrt können auch positive Placeboeffekte erwartet werden, in vielen Fällen wohl eine Erklärung für Erfolge der (pharmakologisch zum großen Teil unwirksamen) Aphrodisiaka.

Werden faßbare körperliche Ursachen nicht gefunden, ist auch an funktionelle Störungen des vegetativen Nervensystems zu denken. Zu den theoretischen Grundlagen findet sich eine gute Einführung bei Schiffter (1985). Psychovegetative Allgemeinsymptome wie Schweißneigung, Tremor, funktionelle Störungen von Stuhlgang und Miktion, "Nervosität" und fahrige Psychomotorik können Hinweise geben. Andere funktionelle Syndrome, v.a. Schlafstörungen, Appetit- und Eß-störungen, Störungen der Schmerzwahrnehmung, werden nicht selten zusammen

Tabelle 1. Medikamente mit nachgewiesenen Auswirkungen auf die Sexualität. (Auswahl nach Mattern, s.S. 57)
Phasen: *I* Lust-, Appetenzphase, *II* Erregungsphase (Erektion/Lubrikation), *III* Orgasmusphase, ↓ gestörte bzw. herabgesetzt, (↓) fraglich gestört bzw. herabgesetzt, [1] positive Wirkung in der Perimenopause, [2] Wirkung verstärkt bei Rauchern

Wirkstoffgruppe	Beispiel	Wirkung auf die Sexualität bei Mann in Phase			Frau in Phase		
		I	II	III	I	II	III
Hormone:							
– Östrogene	in hormonellen	↓	↓	Ejaculatio praecox	↑↓ (?) ↑[1]		
– Gestagene	Antikonzeptiva ("Pille")	↓	↓	↓	↓		
– Androgene/ Anabolika		↓	↓		↑		
– Antiandrogene	Cyproteronacetat (Androcur)	↓	↓	↓	?		
– Kortikoide	Kortisonpräparate	(↓)	(↓)		Menstruations- störungen		
Antihypertensiva (Medikamente gegen Blut- hochdruck)	Guanethidin (Ismelin)	(↓)	(↓)	↓			
	Reserpin (Serpasil)						
	Methyldopa (Presinol, Sembrina)	↓	↓	↓			
	Clonidin (Catapresan)	↓	↓	↓			
	β-Rezeptoren- Blocker (z.B. Dociton, Beloc, Lopresor, Prent, Visken u.v.a.)	↓	↓	(↓)	↓	↓	(↓)[2]
	α-Rezeptoren-Blocker (z.B. Ebrantil, Prazosin)			Ejaculatio retrograda			
Andere "inter- nistische" Medikamente	Digoxin (z.B. Lanicor)	↓	↓				
	Lipidsenker (z.B. Cedur, Clofibrat)	↓	↓				
	Isoniazid (z.B. Neoteben, Isozid)	(↓)	(↓)				
	H2-Blocker (z.B. Tagamet, Sostril)	↓	(↓)				
	Spironolacton (z.B. Aldactone, Osyrol)	↓	↓				

mit der sexuellen Funktionsstörung beobachtet. Mißbrauch von Medikamenten, v.a. Tranquilizern, und schwere Verstimmungen bis zur Suizidalität können die Folge sein. Eine sorgfältige und behutsame, den ganzen Menschen einbeziehende Behandlung, die Psychotherapie, Regelung der Lebensführung (Diätetik im alten Sinne Hufelands), physikalische und übende Maßnahmen und nur evtl. vorübergehende antidepressive und/oder sedierende Medikation umfaßt, ist erforderlich.

Auf die sexuellen Probleme, die Körperbehinderte teils aufgrund körperlicher Probleme (Querschnittslähmungen, Bewegungseinschränkungen), teils sekundär (verändertes Körperschema, Scham, Kontaktscheue, Resignation) haben, sei hingewiesen.

Höheres Lebensalter bringt Veränderungen der sexuellen Reaktion mit sich, die nicht mit krankhaften Störungen verwechselt werden dürfen und bei entsprechender Anpassung und mit kleinen Hilfen (z.B. Gleitgel oder lokale Östrogenbehandlung bei ausbleibender Lubrikation) einer befriedigenden Sexualität nicht im Wege stehen müssen.

Wenn körpermedizinisch ausgerichtete und primär psychosozial orientierte Therapeuten voneinander lernen, aufeinander hören und zusammenarbeiten, dann kann der Hilfesuchende mit sexuellen Problemen eine angemessene, Einseitigkeit vermeidende Unterstützung erfahren.

Literatur

Bancroft J (1985) Grundlagen und Probleme menschlicher Sexualität. Enke, Stuttgart

Eicher W (1980) Sexualmedizin in der Praxis. Fischer, Stuttgart

Haeberle EJ (1983) Die Sexualität des Menschen. De Gruyter, Berlin New York

Kaden R (Hrsg) (1980) Allgemeine Pathologie der Sexualfunktionen. Deutscher Ärzteverlag, Köln

Krause W, Weidner W (1987) Sexuell übertragbare Krankheiten, 2. Aufl. Enke, Stuttgart

Schiffter R (1985) Neurologie des vegetativen Systems. Springer, Berlin Heidelberg New York Tokyo

Schmidt-Matthiesen H (1979) Gynäkologie und Geburtshilfe. Schattauer, Stuttgart New York

Steigleder GK (1972) Dermatologie und Venerologie. Thieme, Stuttgart New York

3 Psychologische Grundlagen

F. Christmann

3.1 Psychologische Grundlagen der Sexualität

3.1.1 Entwicklung der angewandten Sexualforschung

Die Normen der heutigen westlichen Gesellschaft sind immer noch vor dem Hintergrund der jüdisch-christlichen Tradition zu sehen. Danach war nur das Sexualverhalten natürlich, das der Fortpflanzung diente. Sexualität war ein notwendiges Übel, gepriesen wurde die Abstinenz; selbst Sexualität in der Ehe mit dem Ziel einer Schwangerschaft war "eher Grund zur Verlegenheit" (Haeberle 1983, S. 304).

Auch als der Einfluß der Kirche auf den Staat nachließ und die Psychiater zu den neuen Experten für sexuelles Verhalten wurden, blieb die bis dahin übliche Sexualdoktrin der Kirche erhalten und wurde nur in eine medizinische Sprache übersetzt: was bisher Sünde war, wurde jetzt Krankheit.

Zwar wurden die strengen Lebensverhältnisse über die Jahrhunderte gelockert und die Ideale individueller Freiheit und einer geschützten "Privatsphäre" konnten sich mehr und mehr durchsetzten, doch die Prüderie überstand besonders in den unteren und mittleren Bevölkerungsschichten alle Liberalisierungstendenzen und triumphierte im 19. Jahrhundert. Leiblum u. Pervin (1980) sprechen von "viktorianischem Erbe" und meinen damit die Kontrolle aller sexuellen Äußerungsformen, sei es die Unterdrückung der Kindermasturbation, die Kriminalisierung der Perversionen, wozu auch die Homosexualität zählte, die Entmutigung häufigen sexuellen Verlangens oder die Tabuisierung des Themas "Sexualität", die Medizinern eine Fachdiskussion dieses "dirty secret" (S. 4) nur in lateinischen Termini gestattete.

Mit der Jahrhundertwende begannen einige Wissenschaftler sich für eine positive Grundhaltung zur Sexualität einzusetzen, deren gesamtes Wirken wesentlich zur geistigen Liberalität im sexuellen Bereich beigetragen hat (Hinweise auf diese Pioniere der Sexualforschung finden sich bei Haeberle 1983).

Ende der 40er Jahre führten Kinsey et al. (1970) eine für die Sexualwissenschaft außergewöhnlich bedeutsame Untersuchung durch. In Interviews trugen sie umfangreiches Material zusammen, das nach seiner Veröffentlichung einer Sensation gleichkam: es stellte sich eine erstaunliche Vielfalt der sexuellen Verhaltensweisen heraus und eine nicht erwartete Verbreitung von homosexuellem Verhalten und Masturbation; die sexuellen Bedürfnisse von Frauen und die Bedeutung der Klitorisstimulation für den weiblichen Orgasmus zeichneten sich ebenso ab wie die Tatsache, daß sexuelle Dysfunktionen bei normalen Erwachsenen vorkamen. Diese Erkenntnisse bewirkten einen neuen Standard bei der Bewertung sexuellen Verhaltens, und

Masturbation, orale Sexualität und Geschlechtsverkehr vor der Heirat wurden als normal akzeptiert, wenn auch nicht erwünscht. Damit wurde die "Erlaubnis" gegeben zu weniger sexueller Repression, was offene Diskussionen — auch bei Wissenschaftlern — über sexuelle Themen möglich machte.

In den 60er Jahren kamen verschiedene Einflüsse zusammen, die neue Einstellungen und neue Verhaltensweisen förderten:

— Die Antibabypille befreite das sexuelle Vergnügen von der Angst vor einer unerwünschten Schwangerschaft, was wesentlich zur Verbreitung des vorehelichen Geschlechtsverkehrs beitrug und die Häufigkeit sexueller Aktivitäten auch in der Ehe veränderte.
— Die Frauenbewegung ging u.a. gegen die "eheliche Pflicht" der Frau zum Geschlechtsverkehr an und forderte von den Männern eine Kontrolle der Ejakulation, bis die Frau zu ihrem "Recht" auf sexuelles Vergnügen, zum Orgasmus gekommen war.
— Der ökonomische und kulturelle Wandel, der mehr Freiheiten, weniger Lebenszwänge ("flower power") und auch mehr Freizeit mit sich brachte, begleitete und förderte freiere sexuelle Einstellungen. Sexualität wurde zu einem wichtigen Thema in den Massenmedien; es kam zu einer Aufklärungswelle mit Filmen, Magazinen und Büchern.

Die weitere Entwicklung der angewandten Sexualforschung geht ganz wesentlich auf Arbeiten von Masters u. Johnson zurück: 1966 überraschten sie durch neue Erkenntnisse zur Anatomie und Physiologie der menschlichen Sexualität; insbesondere die psychoanalytische Annahme eines "reiferen" vaginalen Orgasmus erwies sich als Mythos und unvereinbar mit den physiologischen Fakten (Masters u. Johnson 1980). Ab 1970, mit ihrer Veröffentlichung von *Human Sexual Inadequacy*, kann dann von Sexualtherapie als eigenständiger Disziplin gesprochen werden. Masters u. Johnson nahmen vorrangig psychologische Faktoren, allen voran Leistungsdruck, nicht aber tiefsitzende Traumata und Konflikte der frühen Kindheit, als Ursache für sexuelle Funktionsstörungen an, die in massierter Behandlung des Paares mit aufeinander aufbauenden Übungen angegangen werden können. Ihre Behandlungsergebnisse waren so überzeugend, daß nach deren Veröffentlichung viele Therapeuten verschiedener Fachdisziplinen Sexualtherapie nach diesem Konzept durchführten.

3.1.2 Funktionen der Sexualität

Das Verständnis des Beraters und Therapeuten von der menschlichen Sexualität bildet sein Konzept für die Beurteilung sexueller Probleme und seine Lösungsangebote. Die wissenschaftlichen und therapeutischen Schulen haben unterschiedliche Konzepte entwickelt und betonen unterschiedliche Funktionen der Sexualität.

Fortpflanzungsfunktion

Die reproduktive Funktion ist die älteste und engste Definition für Sexualität und ist auch heute im Zusammenhang mit der Erzeugung von Nachkommen unbestritten. Aber das menschliche Sexualverhalten ist nicht spezifisch auf Zeugung "programmiert" und Befruchtung ist für die Menschen in der heutigen westlichen Gesellschaft längst nicht mehr die zentrale Funktion.

Sexuelle Reaktion

Diese pragmatische Definition beschreibt die körperlichen Veränderungen, die als charakteristisches Muster auf sexuelle Stimulation folgen können. Eine solche Definition läßt jede Form sexuellen Verhaltens ohne unterschiedliche Wertung zu. Es fehlt jedoch eine Berücksichtigung der Motivation des sexuellen Verhaltens.

Trieb

Die naiven Sexualtheorien gehen von einem biologisch vorgegebenen Sexualtrieb aus. Danach erzeugen die biologischen Körpervorgänge Spannungen, die auf Abfuhr und Entladung drängen (Dampfkesseltheorie). In der Folge von Freud entwickelte sich die Vorstellung vom Sexualtrieb als eines über die biologischen Vorgänge weit hinausgehenden Konzepts des Strebens nach Befriedigung und Glück.

In der wissenschaftlichen Diskussion hat das Triebkonzept u.a. wegen folgender Unstimmigkeiten nur eine untergeordnete Bedeutung:

Für das individuelle Überleben eines Orgasmus ist sexuelle Aktivität nicht notwendig; die Stärke des sexuellen Verlangens hängt nicht direkt von der Häufigkeit sexueller Aktivitäten bzw. von einem sexuellen Mangel ab — oft zeigt sich sogar nach längerer Enthaltsamkeit ein ausgeprägtes sexuelles Desinteresse; sexuelle Erregung erweist sich häufig als sehr leicht störbar und kann andererseits durch psychische Aktivitäten, z.B. innere Bilder, direkt verursacht und gefördert werden.

Die Häufigkeit von Masturbation und Koitus wird nicht vom Hormonspiegel bestimmt. "Menschliche Sexualität wird richtiger als ein Drang nach Reiz- und Lust*suche* denn als Trieb zur Entleerung beschrieben" (Selg et al. 1979, S. 43).

Lustfunktion

Sexualität stellt für den Menschen "eine der wichtigsten lustvollen Reizquellen" (Runkel 1979, S. 42) dar. Die Lustfunktion, daß das Sexualverhalten der Entspannung, Erholung und dem angenehmen Zeitvertreib dient, dürfte die im Erleben des Menschen wichtigste Funktion sein. Das sexuelle Erleben hängt nicht unmittelbar mit dem sexuellen Verhalten zusammen, frühere Erfahrung und Wünsche sind hier genauso bedeutsam wie die monentane Situation mit möglichen Hoffnungen und Ängsten.

Soziale Funktion

Die enge Verbindung, die in der westlichen Gesellschaft zwischen Sexualität und Liebe besteht, weist auf die sozialen Funktionen der Sexualität hin. Die Menschen nehmen u.a. über das Sexualverhalten miteinander Kontakt auf, und persönliche Bindungen werden durch die sexuelle Beziehung verfestigt und vertieft.

Sexualverhalten kann ein Mittel der Kommunikation sein; Zuneigung, Geborgenheit und Liebe können so ausgedrückt oder erlebt werden.

Andere Funktionen

Sexualität hat für die Menschen unterschiedliche Bedeutung, und neben den genannten Funktionen können andere u.U. für das Individuum größere Relevanz besitzen. Sexualität kann dazu dienen, einen bestimmten Lebensstil zu verwirklichen oder Geld zu verdienen (Prostitution). Sexualität kann zusammen mit verschiedenen Formen von Gewalt in Erscheinung treten, Machtbedürfnisse befriedigen und soziale Positionen demonstrieren.

Sexualität kann Konflikte, die eine Persönlichkeit zu spalten drohen, umgestalten und so in das Persongefüge einbauen, daß ein Zusammenhalt gesichert wird.

3.1.3 Entwicklung der Sexualität

Beobachtungen und wissenschaftliche Untersuchungen (u.a. von Ford u. Beach 1968; Kinsey et al. 1970; Money u. Ehrhardt 1975; Masters u. Johnson 1980) lassen uns heute die Sexualität des Menschen als Entwicklungsvorgang verstehen, wobei Reifung biologisch-konstitutioneller Komponenten *und* Lernen kulturspezifischer Geschlechtsrollen und individueller Verhaltensweisen zusammenwirken. Den genauen Anteil dieser Bedingungsfaktoren in den verschiedenen Entwicklungsphasen können wir nicht angeben, sondern wir müssen von einer komplexen Verwobenheit ausgehen, mit der Möglichkeit, die Lernanteile durch erzieherische Maßnahmen zu beeinflussen.

Wenn die Sexualität nicht eindeutlich durch die Natur festgelegt ist, müssen wir uns immer der Normen bewußt sein, die in jeder sexuellen Erziehung vermittelt werden, auch wenn diese keine bewußte Anleitung ist.

Sexuelle Normen und Einstellungen

Normen sind "Orgientierungsprinzipien in Form von Geboten und Verboten" (Selg et al. 1979, S. 15), die zur Verhaltensregelung in sozialen Gefügen notwendig sind. "Sie bieten Sicherheit, weil sie Beziehungen regeln, Willkür reduzieren und somit Gruppen zusammenhalten" (S. 15). Normen werden vom Menschen im sozialen Umgang mit anderen gelernt und sie sind nie wahr oder falsch, sondern sie gelten in einer bestimmten Gesellschaft zu einer bestimmten Zeit als adäquat.

Ford u. Beach (1968) verweisen auf ethnologische Untersuchungen, die die Unterschiede der Kulturen in der Bewertung z.B. der Masturbation Erwachsener, der Masturbation bei Kindern, der Homosexualität und der verschiedenen Formen des Geschlechtsverkehrs aufzeigen und auch auf die Vergänglichkeit solcher sexueller Normen aufmerksam machen.

Mit dem Begriff "Einstellung" werden relativ überdauernde kognitiv-affektive Handlungstendenzen umschrieben. Die Einstellungen zur Sexualität waren bei uns v.a. bis in die 60er Jahre durch die Doppelmoral gekennzeichnet, d.h. daß Männern größere sexuelle Freiheit zugebilligt wurde als Frauen. An Frauen wurden (und werden) strengere moralische Maßstäbe angelegt, bestimmte sexuelle Verhaltensweisen wurden nur für Männer akzeptiert, und von Frauen wurde größere sexuelle Zurückhaltung erwartet als von Männern.

Zilbergeld (1983) beschreibt die gängigen Einstellungen zur Sexualität wegen ihrer Unangemessenheit als "Mythen". Beispielsweise wird Sexualität fast ausschließlich als Koitus definiert und männliche und weibliche Sexualität werden als grundverschieden angesehen. Männliche Sexualität funktioniert demnach ganz einfach, so daß Wissen und Gefühle unwichtig sind und Männer immer bereit und willig zu sexuellen Aktivitäten sein können.

Weibliche Sexualität dagegen wird als kompliziert und voller Probleme angesehen. Demnach sind Frauen eigentlich nicht an Sex interessiert, sondern nur an Gefühlen und müssen zum Sex "überredet werden". Hite (1987) meint dazu, daß Frauen aufgrund der vorherrschenden männlichen Definition der Sexualität gar nicht erwarten oder nicht sicher sein können, einen Orgasmus zu haben. Sie brauchen bei angemessener Stimulation nicht länger, aber sie brauchen, wie der Mann, eine ausreichende Stimulierung; diese ist aber beim Koitus nicht unbedingt gegeben. Das bedeutet, daß Partner es lernen müssen, so sensibel miteinander umzugehen, daß sie auch individuelle Bedürfnisse hinreichend berücksichtigen, oder jeder Partner, und eben auch die Frau, sorgt selbst für seine bzw. ihre Stimulation.

Der Mythos vom simultanen Orgasmus von Mann und Frau schränkt für viele Paare die sexuelle Befriedigung auf ein schwierig zu verwirklichendes Ereignis ein und wertet andere Möglichkeiten, zum Orgasmus zu gelangen, ab.

Solche tief in unserer Gesellschaft verwurzelten Mythen, Einstellungs- und Verhaltensmuster müssen als relativ widerstandsfähig gegenüber Veränderungen, besonders gegenüber Wissensvermittlung, verstanden werden. Und so stellt sich die Frage, wie tiefgreifend die Veränderungen der Liberalisierung, der "sexuellen Revolution", in den 60er Jahren waren.

Im Jahre 1978 verschickte die Forschungsgruppe SEAT (Sexual Education and Therapy) 5000 Fragebogen an Frauen und Männer, von denen 30% ausgefüllt zurückgesandt wurden. Die Auswertung ergab kein sehr positives Bild: die Hälfte der Bevölkerung schafft es nicht, unbefangen mit dem eigenen Partner über die eigenen sexuellen Bedürfnisse zu reden, und in jedem 10. Bett erfolgt der Geschlechtsverkehr als stumme Verrichtung, bei der keiner vom anderen weiß, was in diesem vorgeht (Kolb 1980).

Die Studie kommt zu dem Ergebnis, daß trotz dieser "sexuellen Revolution" die alten Normen zu bestehen scheinen, daß nur neue Normen noch dazugekommen sind: es entstand ein sexueller Leistungsdruck, nun *muß* man sich sexuell entfalten, frei von Eifersucht, sexuellen Hemmungen und sexuell kreativ.

Die normbedingte Einengung im Verhalten und Erleben betrifft selbstverständlich auch die Menschen, die beruflich viel mit dem Thema "Sexualität" konfrontiert sind. Diese sind in aller Regel aufgrund ihrer Herkunft und Ausbildung an Mittelschichtnormen orientiert, leben eine diesen Normen angepaßte Sexualität und haben nur selten persönlichen Zugang zu ungewöhnlichen Formen der Sexualität. Besonders für Sexualtherapeuten ist daher eine intensive Auseinandersetzung mit den eigenen sexuellen Einstellungen im Rahmen ihrer therapeutischen Ausbildung und begleitend zur therapeutischen Praxis zu fordern.

Geschlechtsrolle

Die meisten Menschen übernehmen mit ihrem biologischen Geschlecht die entsprechende Geschlechtsrolle, d.h. sie entwickeln bestimmte psychische Eigenschaften, die als Maskulinität oder Femininität zusammengefaßt werden. Diese Eigenschaften werden beim einen Geschlecht gefördert und beim anderen unterdrückt.

Was als männlich und was als weiblich angesehen wird, unterliegt sozialen und zeitbezogenen Einflüssen.

Empirische Untersuchungen konnten kaum anlagebedingte Geschlechtsunterschiede nachweisen. Der vielleicht wichtigste Befund für die Differenzierung der Geschlechtsrollen ist der einer vermehrten männlichen Aggressivität. Aber manche Untersuchungen stellten zumindest größere verbale Aggressivität bei Frauen fest.

Die Frage danach, warum Männer und Frauen sich unterschiedlich verhalten, scheint demnach weniger direkt vom Geschlecht her, als vielmehr von den unterschiedlichen Sozialisationsvariablen her beantwortbar zu sein und von den daraus resultierenden unterschiedlichen Erfahrungen (Selg et al. 1979, S. 91).

Wenn Kinder nicht mit eindeutigen genitalen Geschlechtsmerkmalen geboren werden, kann es bei der Geschlechtsbestimmung zu falschen Zuordnungen kommen. Die auf die Geschlechtszuordnung ausgerichtete Erziehung bewirkt eine Identifikation der Kinder mit dem ihnen zugewiesenen Geschlecht. Diese Entwicklung ist schon zwischen dem 2. und 4. Lebensjahr so weit fortgeschritten, daß sie nicht mehr rückgängig gemacht werden kann, sondern sich in der eingeschlagenen Richtung fortsetzen wird, selbst wenn es wegen der falschen Geschlechtsrollenzuweisung zu erheblichen Anpassungsproblemen kommt (vgl. Kap. 10 "Transsexualität").

Sexuelle Orientierung und sexuelle Interessen

Soziale Lernprozesse in der Entwicklung sexuellen Verhaltens bestimmen auch die sexuellen Interessen eins Menschen, die mit seiner sexuellen Orientierung als heterosexuell oder homosexuell nur unzureichend erfaßt werden. Die sexuellen Interessen beschreiben differenzierter die Vorliegen eines Menschen, z.B. für eine bestimmte Erscheinungsweise seines Partners, für bestimmte Formen des Geschlechtsverkehrs usw.

Die unendliche Vielfalt sexueller Interessen und sexuellen Verhaltens steht im Widerspruch zu den weit verbreiteten engen sexuellen Normen. Sicher ist nicht jede sexuelle Variation für den einzelnen oder die Gesellschaft wünschenswert, von der gesellschaftlichen Norm abweichende sexuelle Neigungen sind jedoch genauso natürlich, wie das gut angepaßte Verhalten; beides entwickelt sich aufgrund persönlicher Lernerfahrungen und kann in der Regel auf dem lebensgeschichtlichen Hintergrund einer Person verstanden werden.

Ein auffallender Geschlechtsunterschied zeigt sich bei deviantem Sexualverhalten, besonders fetischistischen und antisozialen sexuellen Präferenzen, die bei Frauen so gut wie nicht vorkommen. Dies hängt möglicherweise mit dem eindeutigen Signal für genitale Erregung bei Jungen, der Erektion, zusammen. Kurz vor der Pubertät gibt es eine Übergangsphase, in der Erektionen viel häufiger und auf unspezifische Reize hin auftreten. Die Verbindung von Erektionen mit sexuellen Reizen wird dann in den folgenden Jahren ausgeprägter. Es findet also ein Diskriminationslernen statt, und im Kontakt mit Eltern und v.a. mit Gleichartigen lernen die Jugendlichen, welche Reiz-Reaktions-Verbindung "normal" ist. Jungen mit abweichenden Präferenzen wachsen oft isoliert auf; treten solche unspezifischen Reaktionen auf und werden diese sexuell interpretiert, verstärkt sich dadurch noch die sexuelle Wirkung des Reizes, woraus sich dann ein deviantes Verhaltensmuster entwickeln kann.

Eine wichtige Rolle im Zusammenhang mit der Aufrechterhaltung sexueller Präferenzen spielen die sexuellen Phantasien, wobei sie sowohl sexueller Reiz wie auch Reaktion auf einen inneren Zustand oder auf äußere Bedingungen sein können. Unklar bleibt auch hier, weshalb bei manchen Menschen spezifische Phantasien als konditionierte sexuelle Reize kaum veränderbar sind. Frühe sexuelle Phantasien entwickeln sich schon, wenn das Verständnis für die Sexualität noch völlig unzureichend entwickelt ist und durch Ängste und unklare Bedürfnisse beeinflußt ist. Hier zeigt sich wieder die Bedeutung der sozialen Integration, denn die meisten Menschen mit delinquentem Sexualverhalten kommen aus gestörten Familien, in denen Kinder größere Ängste durchleben und weniger Hilfestellung zur Bewältigung auch sexueller Unsicherheit erfahren.

Verhaltensabweichungen können auch überindividuell erklärt werden. Jede Gesellschaft erzeugt nach Borneman (1987, unveröffentlicht) neben den ihr eigenen Normen und Mehrheiten auch ganz spezifische Gegennormen und Minderheiten. Beide ändern sich nur dann, wenn sich die gesellschaftlichen Verhältnisse ändern. Zu diesen Verhaltensmustern der Minderheiten zählen u.a. auch sexuelle "Perversionen", die nicht als Anpassungsunfähigkeit definiert werden müssen, sondern als strukturelle Formen der Anpassungsverweigerung, die eine positive Funktion im gesellschaftlichen Geschehen ausüben.

Homosexualität. Für die gleichgeschlechtlichte Partnerwahl bei sexuellem Verhalten konnte eine vermutete genetische Veranlagung nicht nachgewiesen werden. Seit Kinseys Untersuchungen weiß man, daß homosexuelles Verhalten nicht als seltene und unnatürliche Ausnahme anzusehen ist, sondern man nimmt ein Kontinuum des Sexualverhaltens an: danach gibt es sowohl Menschen mit Neigungen ausschließlich zu gleichgeschlechtlichen Partnern als auch Menschen mit entsprechend ausschließlicher Neigung zu gegengeschlechtlichen Partnern; daneben gibt es aber auch Frauen und Männer, die sowohl homo- als auch heterosexuelle Neigungen in gleicher oder unterschiedlicher Qualität empfinden.

Sexuelle Orientierungen können sich außerdem im Laufe eines Lebens ändern, d.h. daß ein Mensch Phasen ausschließlich homosexueller und ausschließlich heterosexueller Neigung durchleben kann.

Ford u. Beach (1968) berichten, daß 49 von 78 untersuchten primitiven Gesellschaften die Homosexualität tolerierten und daß in diesen Gesellschaften Männer, die ausschließlich homosexuell sind, eher ungewöhnlich sind; üblich sind dort homo und heterosexuelle Aktivitäten.

Homosexualität und Heterosexualität müssen wir wie Männlichkeit und Weiblichkeit als relative Begriffe verstehen: Homosexualität ist eine Frage des Ausprägungsgrades; es gibt nicht eine bestimmte homosexuelle Persönlichkeit.

Homosexualität ist ein Minderheitenverhalten, das gegen die Normen, Einstellungen und Geschlechtsrollenstereotypen verstößt, was gesellschaftliche Sanktionen erwarten läßt. Die Feindseligkeit gegenüber der Homosexualität in den "zivilisierten" Gesellschaften entspricht auch der bei uns üblichen Intoleranz gegenüber Minderheiten.

Homosexuelle beurteilen diese Feindseligkeit als "Reaktionsbildung", als eine Form der Abwehr gegen die Angst vor eigenen homosexuellen Tendenzen. Wie immer man diese Verhaltenstendenz bewertet, diese Unterdrückung bietet den Mitgliedern der Mehrheit, die ihrer selbst nicht sicher sind, zumindest die Möglichkeit, ihr Selbstwertgefühl durch Anprangern der Minderheit zu erhöhen.

Kinseys Untersuchungen zeigten, daß 50% aller Männer und 20% aller Frauen bis zu ihrer Lebensmitte in irgend einer Form sexuelle Erlebnisse mit Partnern des gleichen Geschlechts gehabt hatten; 4% der Männer und ca. 2% der Frauen liebten während ihres ganzen Lebens ausschließlich homosexuell.

Nach Gagnon u. Simon (1973) überschätzen diese Zahlen die wirklichen Verhältnisse und auch Hunt (1974) ermittelte nur 1% ausschließlich homosexuelle

Männer und 1% bisexuelle. Es gibt keine Hinweise auf ein Ansteigen der Homosexualität in neuerer Zeit, wohl aber ergeben sich wesentlich höhere Zahlen unter besonderen Bedingungen, wie Gefängnissen oder Klöstern.

Sexuelles Skript

Das Konzept des sexuellen Skripts (Gagnon u. Simon 1986; Gagnon et al. 1982) betrachtet Sexualität vor dem Hintergrund der allgemeinen Entwicklungspsychologie und soziokulturell wirksamer Faktoren. Dem Skriptkonzept liegt die Annahme zugrunde, daß die Sexualität per se keine unter anderen herausragende Motivation ist, sondern ihre Bedeutung davon abhängt, wieviel Aufmerksamkeit man ihr soziokulturell und individuell zukommen läßt.

Das individuelle Skript ist ein Teil des Prozesses des Ich-Erlebens und der Ich-Formation, der von der Intensität und Extensität des (automatischen) inneren Dialogs bestimmt wird. Dabei besteht eine kontinuierliche Entwicklung von Kindheit, Jugend bis ins Erwachsenenalter.

Das sexuelle Skript entspricht einer Art von individuellem Drehbuch für sexuelle Handlungspläne auf der Grundlage von Informationen, Modellverhalten und der individuellen Informationsverarbeitung von sexuellen Reizen. Es enthält sexuelle Phantasien, Pläne für offenes sexuelles Verhalten (was, wie, mit wem und unter welchen Umständen) und ist verantwortlich für die Wahrnehmung und Bewertung potentiell sexuell erregender und vermittelnder Reize.

Das individuelle sexuelle Skript ist abhängig von der Lebensphase und nicht-sexuellen Motiven. So wird etwa jugendliche Sexualität beeinflußt vom Streben nach Statuskompetenz und hinter einem Ausleben der Sexualität im Alter um die 40 steht nicht selten die sog. "Midlife-crisis".

Diese Abhängigkeit der Sexualität von der individuellen Lebensphase macht deutlich, daß es auch noch spät in der Ontogenese zum erstmaligen Auftreten sexueller Störungen kommen kann.

3.1.4 Sexuelles Verhalten

Erscheinungsformen

Selg et al. (1979) und besonders Haeberle (1983) beschreiben ausführlich die sexuellen Verhaltensweisen in der frühen Kindheit, der mittleren Kindheit (ca. 6. Lebensjahr bis zur Pubertät), im Jugendalter, im Erwachsenenalter und bei älteren Menschen und die Formen des Sexualverhaltens.

Da die Ausformung des sexuellen Verhaltens v.a. durch gesellschaftliche Prozesse geschieht, gibt es ein breites Spektrum sexueller Verhaltensweisen, die, wie ethnologische und kulturgeschichtliche Arbeiten (Mead 1955; Taylor 1970) zeigen, nicht in richtig–falsch bzw. normal–pervers eingeteilt werden können.

Masturbation ist heute für Jugendliche kein Tabu mehr, auch Mädchen beginnen immer früher mit der Selbstbefriedigung. Aber für viele Menschen gilt Masturbation nur für begrenzte Zeit als akzeptable Ersatzbefriedigung. Masturbation ist aber nicht nur eine jugendgemäße Form des Sexualverhaltens, sondern gehört genauso, wenn auch oft uneingestandenermaßen, zum Erwachsenenalter als selbständige Form des sexuellen Erlebens.

Homosexueller und heterosexueller Geschlechtsverkehr lassen sich weiter unterteilen in Zärtlichkeitsverhalten und Petting bzw. manuellen Verkehr, Oralverkehr (Fellatio, Cunnilingus, "Stellung 69"), Genitalverkehr (einschließlich simulierter Koitus bei homosexuellen Frauen und Transsexuellen) und Analverkehr.

Allein zum Genitalverkehr ließen sich unzählige Variationen benennen, die Abwechslung in das Sexualleben der Menschen bringen können. Die meisten Menschen haben allerdings ausgeprägte Präferenzen und führen ein erstaunlich gleichbleibendes Sexualleben. Variationen, auch die Häufigkeit betreffend, gehen oft mit Lebensveränderungen im fortschreitenden Alter einher, v.a. mit dem Wechsel der Bezugsgruppe.

Untersuchungen (Kinsey et al. 1970; Schnabl 1975) zeigten, daß etwa 70% der Befragten beim Koitus die Stellung bevorzugen, bei der der Mann auf der Frau liegt (Missionarstellung). Diese sexuelle Position verhindert jedoch bei vielen Frauen die mögliche sexuelle Befriedigung. Nachteilig kann sich auch eine Neigung vieler Männer zu tiefen und raschen Stößen nach der Einführung des Penis in die Vagina auswirken. Übernimmt die Frau die Initiative im sexuellen Geschehen, kann sie dem Mann ihre Präferenzen vermitteln.

Der Orgasmus ist nicht nur abhängig von der Art der sexuellen Stimulation, sondern ist ein subjektives Erleben als Höhepunkt im Wechsel von sexueller Erregung und Entspannung. Männer wissen in aller Regel, wann sie einen Orgasmus haben, der meist mit der Ejakulation gekoppelt ist, während viele junge Frauen unsicher sind, ob sie schon einen Orgasmus erlebt haben, u.a. weil sich bei Frauen unterschiedliche Formen des Orgasmus zeigen können (Masters u. Johnson 1980).

Während so gut wie alle Männer ejakulieren können, ist wohl nur bei wenigen Frauen die Möglichkeit zur "weiblichen Ejakulation" in Verbindung mit der Stimulation eines sehr sensiblen Bereichs der Vagina, der Graefenberg-Zone vorhanden.

Die Möglichkeit zu multiplen Orgasmen ist bei Männern wegen der beim Mann notwendigen Refraktärzeit nach der Ejakulation wesentlich seltener als bei Frauen.

Der Orgasmus ist weder mit der Ejakulation noch mit Befriedigung gleichzusetzen. Beschreibungen des Orgasmuserlebens sind entsprechend dem subjektivindividuellen Erlebnis sehr unterschiedlich, und es lassen sich keineswegs geschlechtstypische Beschreibungen identifizieren.

Sexualität und Lebensphasen

Kindersexualität wird in Mitteleuropa inzwischen zwar als wissenschaftliche Erkenntnis akzeptiert, aber die erziehenden Generationen verhindern noch weitgehend sexuelle Erfahrungen, z.T. aus überkommenden Befürchtungen, frühe Sexualität verursache körperliche und seelische Schäden (Borneman 1985). Auch die Unbedenklichkeit der Masturbation muß noch betont werden, von therapeutischer Seite wird Masturbation sogar als Möglichkeit des Einübens von sexuellem Verhalten und Erleben, als Hilfe zu Körperwahrnehmung und Körpersensibilisierung gesehen.

Genitale Reaktionen sind von frühester Kindheit an möglich. Masturbation bis zum Orgasmus wurde bei Kindern schon mit 6 Monaten beobachtet (Barkwin 1973). Sexuelle Spiele unter Kindern werden im Laufe der Kindheit bis zur Pubertät wohl aufgrund sozialer Zwänge eingestellt.

Die anatomischen Unterschiede der Sexualorgane von Jungen und Mädchen tragen zu Unterschieden in der sexuellen Entwicklung der Kinder bei. Jungen zeigen mehr Interesse und Neugier an ihren Genitalien und besitzen dazu bald ein entsprechendes Vokabular.

Für Mädchen bleiben Klitoris, Scheide und Harnröhrenöffnung oft unerforschte Gebiete bis ins Erwachsenenalter. Daß Mädchen kein ebenso eindeutiges Signal genitaler Erregung wie die Erektion besitzen, erklärt vielleicht auch, daß ihre sexuelle Entwicklung weniger genital orientiert verläuft und daß sie viel seltener deviante Verhaltensmuster entwickeln.

Selbstverständlich können schon bei Kindern Fehlentwicklungen im sexuellen Bereich beobachtet werden, z.B. sexuelles Agieren in der Öffentlichkeit (Schule), zwanghaftes Masturbieren, selbst gefährdende Autoerotik usw., die, individuell interpretiert, in der Regel als problematische Entwicklung der Persönlichkeit im sozialen Gefüge zu sehen und anzugehen sind.

Vorrangiges Geschehen der *jugendlichen* Sexualität sind die deutlichen Körperveränderungen und die mit Menarche und Polluarche möglicherweise einhergehenden Gefühle von Angst und Ekel. Die soziale Situation ist für die Jugendlichen schwierig, da die körperliche Entwicklung nicht parallel der psychischen Entwicklung verlaufen muß und da sich in diesem Altersabschnitt große Entwicklungsunterschiede zwischen den Jugendlichen zeigen.

Auch zwischen den Rollenerwartungen, als Jugendlicher sexuelles Interesse zu zeigen, und der immer noch starken Elternabhängigkeit ergeben sich Diskrepanzen. Diese großen Unterschiede innerhalb eines Jahrganges müssen bei der Beratungstätigkeit berücksichtigt werden.

Ein wenig beachtetes Problem dieses Altersabschnittes ist die Partnersuche, die einen wichtigen Schritt vom Kindes- ins Erwachsenenleben darstellt. Bei diesem Schritt geht es um ein Zusammenspiel von sozialen Regeln, situativen Bedingungen und individuellem Lernen. Wenn Heranwachsende nicht lernen, mit den der Annäherungssituation inhärenten Problemen adäquat fertig zu werden, besteht die Gefahr, daß sie sich auch später schwertun, sowohl in Kontaktsituationen wie auch in der Partnerbeziehung.

Straver (1984) beschreibt die Herstellung eines Kontaktes als "Prozeß" in mehreren Schritten: phantasieren, einen Plan machen, den Schritt ins Unbekannte wagen, symbolisch handeln, verhandeln, zu einer Verabredung kommen" (S. 133). In Anlehnung an Verhaltenstrainingsprogramme zur sozialen Kompetenz (vgl.

Kap. 6) gibt Straver Hinweise dafür, was Jugendliche lernen könnten, die mit einzelnen dieser Schritte des Annäherungsprozesses Schwierigkeiten haben.

Die sexuelle Liberalisierung hat den Jugendlichen zweifellos größere sexuelle Freiheiten gebracht, und heterosexuelle Aktivitäten beginnen in niedrigerem Alter (Schmidt u. Sigusch 1970).

Die neueren Möglichkeiten der Empfängnisverhütung hatten bedeutenden Einfluß auf die sexuellen Einstellungen junger Menschen, obwohl als gesichert gilt, daß sexueller Verkehr Jugendlicher häufig nicht durch Verhütungsmittel geschützt abläuft (Bancroft 1985). Zu den positiven Einstellungsänderungen zählen die geringere Bedeutung der Fruchtbarkeit als Statussymbol für Frauen, die Abschwächung der Doppelmoral und die positive Haltung junger Frauen zu Sexualität.

Die *Erwachsenen*sexualität ist durch die Diskrepanz zwischen der u.a. in den Massenmedien dargestellten Lebensart und dem dagegen faden Alltagserleben gekennzeichnet. Immer mehr alleinlebende Menschen müssen in sozialer Isolierung leben. Beim Zusammenleben von Partnern zeigen sich Geschlechtsunterschiede, die durch Anpassungsprozesse überwunden werden müssen, v.a. der Unterschied im Erreichen des Orgasmus ist für die Partnerschaft und die Sexualberatung von praktischer Bedeutung.

Die Sexualität von Frauen und Männern ist sich in den vergangenen Jahrzehnten ähnlicher geworden, z.B. hinsichtlich Beginn und Häufigkeit von Masturbation und vorehelicher Sexualität, worin sich die sozialen Einflüsse auf die Sexualität zeigen.

Männer sprechen i.allg. stärker auf visuelle Reize an, Frauen mehr auf Berührung. Männer gelangen i.allg. bei koitaler Stimulierung schneller und sicherer zum Orgasmus als Frauen. Frauen werden in der Regel durch Ärger und Angst in ihrem sexuellen Erleben behindert, bei Männern kann Angst die Ejakulation und den Orgasmus beschleunigen.

Ist die Anpassung der Partner gelungen, kann schon bald die Gleichförmigkeit des Zusammenlebens in langdauernden Beziehungen die sexuellen Impulse dämpfen, bis hin zum Versiegen jeglichen sexuellen Anreizes zwischen den Partnern.

Die Häufigkeit sexueller Aktivitäten innerhalb der Ehe scheint seit Kinseys Untersuchungen zugenommen zu haben (Hunt 1974). Eine mittlere Koitushäufigkeit von 2mal pro Woche wird vielfach berichtet, allerdings auch eine beträchtliche Variation (Bancroft 1985).

Zärtlichkeit spielt im *Alter* für viele Menschen eine größere Rolle als das Erreichen des Orgasmus. Insgesamt behält die Sexualität in der Regel innerhalb einer Paarbeziehung den Stellenwert bei, den sie in den mittleren Jahren hatte. Altersbedingt verändert sich die sexuelle Reaktionsfähigkeit und somatisch oder medikamentös bedingte Erektionsstörungen nehmen nach dem 50. Lebensjahr zu.

Die mögliche Sexualität älterer Menschen wird immer noch durch die Umwelt, nicht nur innerhalb von Alteninstitutionen, sondern besonders auch innerhalb der Familien, durch asexuelle Erwartungen — besonders nach dem Tod eines Ehepartners — behindert. Allerdings sollte sich eine Veränderung dieser Einstellungen nicht in einen neuen sexuellen Leistungsdruck für die alten Menschen umkehren.

Im Sinne einer inneren Behinderung können sich besonders im Alter die an der Jugend orientierten Schönheitsideale auswirken. Das Stereotyp vom Alter ohne Sexualität wird in vielen Beziehungen allerdings auch gern aufgegriffen, um mit seiner Hilfe eine wenig befriedigende sexuelle Praxis zu beenden. Männern ermöglicht dieses Stereotyp, ihre Impotenz nicht als Störung, sondern als den normalen Rückzug von der Sexualität zu interpretieren. Und Frauen passen sich trotz ihrer biologischen Möglichkeiten wahrscheinlich aufgrund der erlebten sexuellen Erfahrungen (gerne) an. So entscheiden also oft die Bereitschaft und die Fähigkeit des Mannes, ob es in höherem Alter überhaupt noch zum Geschlechtsverkehr kommt. Bei abnehmender Koitusfrequenz tritt auch nicht (wie in der Jugend) die Masturbation an ihre Stelle (Martin 1977).

Ehe und Sexualität

Liebesbeziehungen sind im wesentlichen durch gleiche Merkmale zu charakterisieren wie enge Freundschaften, aber sie weisen zusätzlich 2 einzigartige Eigenschaften auf: Leidenschaft, die mit den Merkmalen Faszination, Exklusivität und sexuelles Verlangen umschrieben werden kann, und Anteilnahme als echte Interessenvertretung und Opferbereitschaft.

Auch die Freude an der Gesellschaft des anderen ist bei Liebenden ausgeprägter als unter Freunden. Aber die Exklusivität dieser Beziehung ist ein idealer Nährboden für Ambivalenz und Konflikt. Liebende gehen eine gegenseitige Verpflichtung ein, und normalerweise werden andere ähnliche Beziehungen aufgegeben. So ergeben sich hier auch die größere Notwendigkeit zur Aufrechterhaltung und größere Schwierigkeiten bei der Beendigung der Beziehung.

Nach Borneman (1986, unveröffentlich) ist Liebe ein westliches Konzept, "dessen Entfaltung nur im Rahmen der kulturellen Institutionen Monogamie und Kleinfamilie möglich war" (S. 12) und das in anderen Kulturen als Wahnsinn gelten könnte. Dabei sind die Vorläufer unserer heutigen Liebesvorstellung nicht in der Ehe entstanden, sondern in außerehelichen bzw. homosexuellen Beziehungen. Und es werden auch erst in neuerer Zeit die Ehen aus Liebe geschlossen und mit Erwartungen verknüpft, die auf einen einzigen lebenslangen Partner bezogen zumindest teilweise eine Überforderung darstellen. Nach Mead (1955) stellt dies eine der problematischsten Eheformen dar, die die Menschen entwickeln konnten. Sie verweist dabei auf die mit einer Orientierung an Idealvorstellungen gegebene hohe Wahrscheinlichkeit für Enttäuschung und Desillusionierung.

Tatsächlich scheitern heute viele Partnerschaften. Daß in fast allen Ländern eine Zunahme an Ehescheidungen zu beobachten ist, hat viele Gründe.

Die Partnerwahl war früher u.a. durch sachlich-wirtschaftliche Erwägungen bedingt. Heute unterliegt eine scheinbar freie Liebesentscheidung anderen, z.T. irrationalen Zwängen. So wirken z.B. (nichtbewußte) Kindheitserlebnisse und die Eltern-Kind-Beziehung prägend bei der Partnerwahl, und nach wie vor üben Eltern subtil Einfluß auf diese Entscheidung ihrer Kinder aus.

Daß Ehen scheitern, hängt nicht unerheblich auch mit sexuellen Problemen zusammen. Allgemein wird in der Literatur davon ausgegangen, daß die sexuelle Beziehung der Partner ein wesentlicher Bestandteil der Partnerschaft überhaupt ist. In einer Untersuchung von Fliegel et al. (1983) zeigten sich sowohl für Männer wie für Frauen folgende Zusammenhänge: das partnerschaftliche Verstehen hatte Einfluß auf das sexuelle Verstehen, die partnerschaftliche Kommunikation hatte Einfluß auf die sexuelle Kommunikation, und die sexuelle Zufriedenheit begünstigte die Zufriedenheit in der gesamten Partnerschaft.

Untersuchungen von Paaren, die keine sexuellen Störungen aufweisen, zeigen jedoch ein hohes Ausmaß an sexueller Unzufriedenheit; z.B. schätzen Athanasiou et al. (1970) diese Unzufriedenheit bei jüngeren und liberalen Paaren auf ca. 30%, und Rainwater (1966) schätzt sie bei Unterschichtehepaaren sogar auf 54%.

Sexuelle Unzufriedenheit geht nicht unbedingt mit sexuellen Funktionsstörungen einher (Sager 1974), aber Kommunikationsdefizite im sexuellen Bereich sind in sexuell gestörten Beziehungen besonders häufig (Hoch et al. 1981) und werden mitverantwortlich gemacht für die Entstehung und Aufrechterhaltung sexueller Störungen (Lobitz u. LoPiccolo 1972; Kaplan 1979).

Die Förderung der Kommunikation zwischen den Partnern hat für die Partnerschaft, besonders auch für die sexuelle Beziehung, sicher allererste Priorität. Daraus ist jedoch nicht der Fehlschluß zu ziehen, daß sich sexuelle Probleme von selbst lösen, wenn erst die partnerschaftlichen Konflikte und Kommunikationsprobleme gelöst sind. Die sexuelle Beziehung kann über die Qualität der Partnerschaft mehr aussagen, als die partnerschaftliche Kommunikation über die Sexualität der Partner.

Es gibt Hinweise gegen eine ursächliche Rolle von Beziehungskonflikten bei sexuellen Funktionsstörungen (Raboch 1981; Hartman 1980; Brender 1983) und Hinweise für eine enge Beziehung zwischen Partnerschafts- und Sexualproblematik (Schnabl 1975; McGovern et al. 1975; Fliegel et al. 1984). Viele Untersuchungsberichte legen Wechselwirkungen in der Qualität von Partnerschaft und Sexualität nahe, ohne daß sie einseitige ursächliche Schlußfolgerungen erlauben (Schindler 1981; Arentewicz u. Schmidt 1980; Hahlweg et al. 1982).

Das bei Eheberatern verbreitete Konzept, auch bei sexuellen Problemen vorrangig oder ausschließlich die nichtsexuelle Beziehung anzugehen und das sexuelle Problem als allgemeines Beziehungsproblem zu definieren, wird der Bedeutung der Sexualität für die Beziehung nicht gerecht und zeigt einen Mangel an entsprechender Kompetenz auf Beraterseite. Wenn Beziehungs- und sexuelle Probleme gleichzeitig bestehen, sind in der Regel auch beide Probleme mit spezifischen und aufeinander abgestimmten Interventionen zu bearbeiten. (Auf einige Möglichkeiten zur Förderung der sexuellen Zufriedenheit wird in Kap. 4 hingewiesen).

Häufigkeit sexueller Störungen

Die Beantwortung der Frage nach der Häufigkeit sexueller Probleme kann immer nur vor dem Hintergrund einer bestimmten Erhebungsmethode geschehen und gibt nie den wahren Sachverhalt vollkommen wieder. Die meisten Untersuchungen beschäftigen sich mit der Häufigkeit sexueller Funktionsstörungen.

Nach den Ergebnissen der Kinsey-Untersuchungen ergeben sich verschiedene Störungsraten (Tabelle 1).

Tabelle 1. Häufigkeit sexueller Funktionsstörungen der Männer. (Kinsey et al. 1970a)

	Männer (%)
Mehr oder weniger permanente Erektionsstörungen (bei 55jährigen 7%, bei 65jährigen 25%)	1,5
Gelegentliche Erektionsstörungen	35,0
Vorzeitige Ejakulation	0,15

In einer Analyse von Eheproblemen, die auf Kinseys Untersuchungen basierte, fand Gebhard (1966) eine wesentlich höhere Zahl beim vorzeitigen Samenerguß heraus: 6%; Gebhard weist auch auf die unterschiedliche Beantwortung durch die beiden Ehepartner hin: Erektionsstörungen wurden von 1,7% der Männer und 3,9% ihrer Ehefrauen genannt.

Bei den Frauen wurde v.a. die Unfähigkeit zum Orgasmus Gegenstand der Untersuchungen (Tabelle 2).

Tabelle 2. Häufigkeit von Orgasmusproblemen bei Frauen. (Kinsey et al. 1970b)

Kein Orgasmus	Frauen (%)
19jährige	50
35jährige	10

Nach Gebhard hatten 16% der Ehefrauen Orgasmusprobleme.

Eine Bedarfsanalyse zur ärztlichen Versorgung von Patienten mit sexuellen Störungen in Hamburg (Schorsch et al. 1977) erbrachte, daß 90% der Patienten, die in einer Woche die niedergelassenen Ärzte konsultierten, eine sexuelle Funktionsstörung haben. Nach einer Dokumentation der Hamburger Abteilung für Sexualforschung (Schoof 1975) kommt nur ein Bruchteil der Patienten der Bedarfsanalyse in die ambulante Sexualberatung: Männer bis 35 Jahre und höhere Ausbildungsschichten sind deutlich überrepräsentiert, obwohl solche Probleme bei Frauen häufiger vorkommen und obwohl zumindest bei den Männern die Probleme mit dem Alter zunahmen; auch mehr Frauen aus der Unterschicht leiden an sexuellen Störungen (Kinsey et al. 1970b), bleiben aber unbehandelt.

Tabelle 3. Sexuelle Funktionsstörungen in der Hamburger Ambulanz. (Schmidt u. Arentewicz 1980)

Männer (n = 416)	(%)	Frauen (n = 353)	(%)
Erektionsstörungen	56	Erregungs- und Orgasmus-störungen	90
Vorzeitige Ejakulation	23	Isolierte Orgasmusprobleme	30
Erektionsstörungen und vorzeitige Ejakulation	10	Vaginismus	12
Ausbleibende Ejakulation	6		

Nach Schmidt u. Arentewicz (1980) verteilen sich die sexuellen Funktions-störungen in der Hamburger Ambulanz zwischen 1975 und 1977 wie Tabelle 3 zeigt.

Die widersprüchlichen Zahlenangaben verschiedener Untersuchungen – z.B. vermutet Schnabl (1974) den vorzeitigen Samenerguß als die häufigste Funktions-störung des Mannes – hängen neben den unterschiedlichen Stichproben auch mit der Schwierigkeit der Definition der Störungen zusammen. So bleibt ein unbefrie-digendes Gefühl bei der Einschätzung des Vorkommens sexueller Probleme:

– Nehmen die sexuellen Probleme zu, oder wagen sich heute mehr Patienten, diese anzusprechen?
– Nehmen sexuelle Probleme zu, oder sind die Menschen anspruchsvoller geworden?

Es scheint, daß sexuelle Funktionsstörungen der einen oder anderen Art bei vielen Menschen in unterschiedlichsten Gesellschaften seit Beginn der Menschheitsge-schichte bestanden haben. Wir wissen zum Beispiel, daß sich die Ärzte in der Antike und im Mittelalter mit diesem Problem beschäftigt und die verschiedensten medizinischen Behandlungsmethoden versucht haben. Doch scheinen diese Funk-tionsstörungen in unserer Zeit schwerer und häufiger geworden zu sein (Haeberle 1983, S. 273).

Einmütig wird in der Literatur davon ausgegangen, daß funktionelle Sexualstörungen bei beiden Geschlechtern wesentlich häufiger sind als organische Sexualstörungen (Schnabl 1974).

3.2 Grundlagen der Psychosexualtherapie

Unter Sexualtherapie wird oft nur die Therapie funktioneller Sexualstörungen nach dem Paartherapiekonzept von Masters und Johnson verstanden. Hier wird jedoch Sexualtherapie als Psychotherapie bei sexuellen Schwierigkeiten im allgemeinen dargestellt. Dieser Psychotherapie liegt ein verhaltenstherapeutisches Verständnis des Zusammenhangs von Krankheit und Therapie zugrunde.

3.2.1 Krankheitsverständnis

Der Sexualtherapie verhaltenstherapeutischer Orientierung liegt ein sozialwissenschaftliches Modell psychischer Störungen zugrunde. Die Definition von Gesundheit und Krankheit bzw. normalem und abnormem Verhalten ist danach nur auf soziokulturellem Hintergrund möglich (Keupp 1979). Es wird davon ausgegangen, daß Problemverhalten nach den gleichen Lernprinzipien erworben wird wie "normales" Verhalten. Die Grenze zwischen normal und abnorm kann nicht exakt definiert werden.

Die Therapie, die sich an diesem Modell orientiert und die Bedeutung äußerer Lebensumstände für die Entstehung und Aufrechterhaltung psychischer Störungen anerkennt, schaut auch über den Bereich der Intervention auf individueller Ebene hinaus und berücksichtigt in ihrem Handeln soziale, kulturelle, ökonomische, ökologische und politische Faktoren und Sichtweisen.

3.2.2 Verhaltenstherapie

Die Grundlagen der Verhaltenstherapie bildeten anfangs die sog. Lerntheorien, und besonders zum klassischen und operanten Konditionieren wurden unzählige Laborexperimente durchgeführt (Reinecker 1983).

Bald wurde nicht mehr nur beobachtbares Verhalten erforscht, sondern innere Vorgänge wurden in die Forschung einbezogen, wobei davon ausgegangen wurde, daß dafür die gleichen Gesetzmäßigkeiten gelten wie für beobachtbares Verhalten (Mahoney 1977).

Eine weitere Ergänzung brachten die sozialen Lerntheorien, die nicht aus tierexperimentellen Studien hervorgingen, sondern wie das Konzept des verdeckten Konditionierens spezifisch menschliche Fähigkeiten, nämlich vermittelnde Prozesse zwischen Reiz und Reaktion beschrieben (Bandura 1979).

Schließlich wurden Kognitionen nicht mehr nur als vermittlnde Ereignisse betrachtet, sondern als steuernde Komponenten für Verhalten, Emotionen und physiologische Vorgänge (Meichenbaum 1979).

Eine Weiterentwicklung stellte auch die Auffassung von Therapie als Training von Problemlösestrategien dar. Ziel der Therapie ist dann nicht nur die Lösung eines gerade anstehenden Problems des Klienten/Patienten, sondern die Befähigung des Patienten zu allgemein besserer, selbständiger Problemlösung. Frühzeitig werden Selbsthilfepotentiale der Patienten aufgegriffen und die Patienten zur eigenen Problemlösung angeleitet (D'Zurilla u. Goldfried 1971).

Die Verhaltenstherapie hat so ihr Erscheinungsbild grundlegend geändert. Trotz der anfangs dogmatischen Auseinandersetzung mit der Psychoanalyse ist die Verhaltenstherapie aufgrund ihrer empirischen Grundeinstellung ein offener und undogmatischer Ansatz. Und so ist die Heterogenität verhaltenstherapeutischer Vorgehensweisen kennzeichnend für diese Therapierichtung, was vielen angehenden Therapeuten die Identitätsbildung erschwert.

Beerlage et al. (1986) kommen unter der Überschrift "Verhaltenstherapie heute" zur Feststellung:

Charakteristisch für die Verhaltenstherapie ist mehr ihr prinzipieller methodischer Standpunkt als der Rückgriff auf spezielle theoretische Konzepte oder Techniken. Ihre Basis ist heute die gesamte experimentelle/empirische Psychologie mit ihren Nachbardisziplinen (S. 1).

Eine aktuelle Kritik an der Verhaltenstherapie lautet, daß sie Gefühle nicht als eigenständige Prozesse auffaßt und sich fast nur mit der Emotion "Angst" und ihrer Bewältigung auseinandergesetzt hat. Für die Einbeziehung differenzierter Emotionen entsprechend den Emotionstheorien (Izard 1977; Plutschik 1980) schlägt nun Revenstorf (1984) vor, von 2 getrennten Informationsverarbietungssystemen auszugehen, die jeweils für Kognitionen und Emotionen Gedächtnisspur und Handlungsentwurf liefern.

Beide Systeme beeinflussen sich gegenseitig, und in beiden kann therapeutisch interveniert werden, und zwar für die Zukunft, Gegenwart und Vergangenheit. So ergänzen sich kognitive und erlebnisorientierte Therapieansätze, und es erweitern sich die therapeutischen Möglichkeiten für Verhaltenstherapeuten.

Eine weitere Kritik betrifft die Diskrepanz zwischen klinischer Grundlagenforschung und Praxis. Verhaltenstherapeuten mußten erst anerkennen, daß eine stringet wissenschaftliche psychotherapeutische Praxis in den meisten Fällen nicht aufrechterhalten werden kann und nur heuristischer Zusammenhang besteht, bei dem allgemein psychologische Gesetzmäßigkeiten lediglich als Anregung für Veränderungsmaßnahmen dienen, als "regulative Zielidee für Psychotherapie" (Scheele 1982, S. 147).

3.2.3 Methoden der Sexualtherapie

Obwohl die Psychoanalyse mit der Geschichte der Sexualwissenschaft eng verbunden ist, wurden doch die meisten sexualtherapeutischen Techniken von der Verhaltenstherapie übernommen; sie wurden allerdings erst realisiert, nachdem sie schon allgemeines Thema der klinischen Psychologie geworden waren, wie Kognitionen und Imaginationen. Auf eine Darstellung dieser Methoden muß an dieser Stelle verzichtet werden. Das Verständnis der verhaltenstherapeutischen Methoden ist eine Voraussetzung für das Verstehen und die Anwendung der in den folgenden Kapiteln beschriebenen therapeutischen Vorgehensweisen (Deutsche Gesellschaft für Verhaltenstherapie DGVT 1986; Fliegel et al. 1981; Revenstorf 1982).

Für das sexualtherapeutische Vorgehen existieren eine Reihe spezifischer Maßnahmen, aber ein allgemeines Rationale für die Auswahl der Methoden und eine allgemeine Erklärung für Fehler bleiben noch zu entwickeln. Welcher Stellenwert sollte der Sexualität i. allg. psychischen Funktionen des Menschen und der symptomatischen Behandlung eines Sexualproblems zukommen? Hier scheiden sich psychoanalytisches und verhaltensorientiertes Verständnis. Ersteres ist zwar durch die

Erfolge der direkten Sexualtherapie bei funktionellen Sexualstörungen kritisiert worden, aber wie können die schwierigen Fälle erklärt werden? Um die Effektivität zu erhöhen, fordern manche Experten eine Kombination aus direkter Sexualtherapie und psychoanalytischem Ansatz (Schumacher 1977; Kaplan 1981; Arentewicz u. Schmidt 1980; Schorch et al. 1985). Unseres Erachtens verspricht eine Integration von Verhaltens- und Hypnotherapie in der Sexualtherapie größere Effektivität.

Bei der Vielfalt therapeutischer Möglichkeiten ist es für den Therapeuten u.U. schwer zu wissen, was er im gegebenen Moment tun soll. In einer längeren Therapie werden u.U. mehrere Interventionsmethoden zur Anwendung kommen, so daß sich die Frage der Methodenauswahl keineswegs nur zu Beginn einer Therapie stellt. Diese Frage kann aber nur anhand der konkreten Fallarbeit im Rahmen einer Ausbildung befriedigend beantwortet werden. Es gibt nämlich keine allgemeingültigen Regeln, die präzise und verbindlich vorschreiben, wann welche Methoden angewandt werden sollen. "Die Indikation ist jeweils Resultat eines fallspezifischen Problemlösungsprozesses" (Fliegel et al. 1981, S. 259).

Wirkfaktoren und Effektivität

Die unspezifischen Wirkfaktoren erkären (nach heutigem Wissen) einen großen Teil eines jeden Therapieerfolges (Strupp u. Hadley 1979).

Im wesentlichen versteht man unter den unspezifischen Wirkfaktoren den persönlichen Kontakt zwischen Patient und Therapeut, der gekennzeichnet ist von Respekt, Interesse, Verständnis und dem festen Glauben, helfen zu können.

Aufgrund von Vergleichen mit Heilungsritualen in primitiven Kulturen nennt Blaser (1982) 4 Grundbedingungen für unspezifische Effekte:

1) Entwicklung eines plausiblen Modells im Patienten zur Erklärung
   der Problematik,
2) echtes Interesse für den Patienten,
3) Förderung von Hoffnung,
4) Verwendung von "irgendwelchen" Techniken.

Es ist methodisch fast unmöglich, vermeintlich spezifische Faktoren von unspezifischen zu trennen und zu beweisen, daß sich therapeutische Veränderungen auf die Interventionen zurückführen lassen.

Dennoch hat sich die empirische Psychotherapieforschung der Verpflichtung gestellt und eine Vielzahl von Untersuchungen zur Evaluation und zum Nachweis differentieller Effekte durchgeführt.

Patienten in psychotherapeutischer Behandlung können heute darauf vertrauen, daß die psychotherapeutische Wirkung größer ist als die Veränderungen, die bei unbehandelten Patientengruppen beobachtet werden können (Bergin u. Lambert 1978). Sie müssen jedoch auch damit rechnen, daß sich ihr Zustand nicht verändert oder bei 12% der Patienten bzw. der erhobenen Erfolgsmaße gar verschlechtert (Bergin u. Lambert 1978; Smith u. Glass 1977).

Welche Erfolgsraten sind nun bei der Sexualtherapie zu erwarten? So wichtig diese Frage ist, so schwierig ist ihre Beantwortung. Es beginnt mit der Schwierigkeit, eine objektive Definition für den Behandlungserfolg zu finden. Natürlich gibt es Anzeichen dafür, ob eine Therapie hilfreich war, aber welches Ausmaß an positiver Veränderung kann als "Therapieerfolg" bezeichnet werden. Im Zusammenhang mit einem psychosozialen Verständnis psychischer Störungen geht es eben nicht um die Heilung einer Krankheit, sondern um Veränderungen in verschiedenen Lebensbereichen, um die Bewältigung von Problemsituationen und die Befähigung, zukünftige Probleme selbständig zu lösen (Bastine et al. 1982).

Zusätzlich erschwerend ist noch die subjektive Bewertung von Therapiefortschritten. Manche Patienten sind schon mit geringen Fortschritten zufrieden, während andere größere Erwartungen erfüllt sehen wollen; daraus resultieren Bewertungsunterschiede, die teilweise mit der Ausgangslage der Patienten vor der Therapie zusammenhängen.

Wie in jeder Psychotherapie geht der Patient auch in der Sexualtherapie ein Risiko ein, da er alte Verhaltensmuster und Einstellungen durch neue ersetzen soll, und es gibt keine sicheren Erkenntnisse über die Erfolgswahrscheinlichkeiten.

Die meisten Untersuchungen liegen zu den sexuellen Funktionsstörungen vor. Kilmann u. Mills (1983) berichten von 140 Studien zur Therapie sexueller Funktionsstörungen, die sie bezüglich der Erfolgsbeurteilung analysieren.

Für Erektionsprobleme geben sie an, daß 75% der Patienten innerhalb von 10—20 Sitzungen zu einem Erfolg kommen, wobei die Wahrscheinlichkeit für Männer, die früher schon die Fähigkeit zum Koitus hatten, größer sei als für Männern, die nie erfolgreich den Koitus praktizieren konnten.

Bei Orgasmusproblemen schaffen es 70—100% der Frauen, die noch nie einen Orgasmus erlebt hatten, in 8—15 Sitzungen, daß sie durch Masturbation zum Orgasmus kommen; die meisten können diese Erfahrung dann auch auf die Stimulation durch den Partner übertragen, ein kleinerer Teil dieser Frauen erreicht den Orgasmus beim Koitus. Etwas geringer sind die Erfolge i. allg. bei sekundärer Anorgasmie.

Was die Langzeiteffekte der Sexualtherapie anbetrifft, so besteht noch mehr Unklarheit, da nur wenige Nachuntersuchungen erhoben wurden und diese kaum über einige Monate nach der Therapie hinausgingen. Immerhin sagen diese Untersuchungen aus, daß bei mindestens 25% der Patienten der Therapieerfolg nicht von Dauer ist. Die sich in Nachuntersuchungen zeigenden allmählichen Verschlechterungen werden mit der geringeren Priorität erklärt, die die Partner der Sexualität im Laufe der Zeit einräumen im Vergleich zur Therapiephase (Goldberg u. De Amicis 1981).

Die Effekte bei anderen Störungen, z.B. bei abweichendem Sexualverhalten, können wegen längerer Behandlungsdauer, der geringeren Frequenz des Problemverhaltens und der fehlenden Außenkriterien — die Partner wissen oft nicht darüber Bescheid — noch schwerer ermittelt werden. Wahrscheinlich ist die Erfolgsrate bei diesen Störungen etwas niedriger; es kann aber davon ausgegangen werden, daß auch hier der größte Teil der Patienten durch die Therapie positive Veränderungen erzielt, wenn es gelingt, den Patienten über einen gewissen Zeitraum zu einer regelmäßigen Teilnahme an der Therapie zu gewinnen.

Die in den folgenden Kapiteln beschriebenen psychotherapeutischen Methoden können auf eine Vielzahl von Erfahrungsberichten verweisen, was für ihre grundsätzliche Wirksamkeit sprechen mag, ohne daß jedoch Aussagen über spezifische oder gar differentielle Wirkungen möglich wären.

Therapeut-Klient-Beziehung

Psychotherapie ist ein Prozeß der sozialen Beeinflussung, und zwar der gegenseitigen Beeinflussung. Im Laufe der Therapie können verschiedene Beeinflussungsmechanismen wirksam werden. Aus verhaltenstherapeutischer Sicht wirkt der Therapeut:

— angstreduzierend,
— verstärkend,
— verpflichtend,
— modellhaft,
— motivierend,
— als Interaktionspartner im Lernfeld.

Voraussetzung für diese Beeinflussungsprozesse ist eine positive Beziehung zwischen Patient und Therapeut, die wiederum durch bestimmte Faktoren vom Therapeuten gefördert werden kann (Johnson u. Matross 1977). "Die neuere Verhaltenstherapie betrachtet die Beziehung, die sich zwischen Therapeut und Klient entwickelt, als fördernd für die Veränderung der kognitiven, affektiven und motorischen Muster des Klienten in einer Richtung, die es ermöglicht, mehr emotionale und interpersonelle Befriedigung aus einer natürlichen Umwelt zu ziehen" (Wilson u. Evans 1977, zit. nach Bergold 1982, S. 424). Entsprechend fordert Zimmer (1983) vom Therapeuten neben der Fähigkeit, wissenschaftlich überprüfbare Prinzipien zu einem an den spezifischen Problemen des Patienten orientierten Behandlungsprogramm zusammenzustellen, die Fähigkeiten, eine vertrauensvolle Beziehung einzugehen und gleichzeitig die Interaktion zu strukturieren. "Ohne die Beziehungs-Fertigkeiten ist tatsächlich die Gefahr gegeben, daß der Klient im schlechten Sinne zum Behandlungs-Objekt wird, ohne Strukturierung läuft der Therapeut Gefahr, entscheidende Lernchancen zu verpassen und Mißerfolge zu verursachen" (S. 97).

Motivation

Motivation ist keine statische Variable, sondern es ist gerade zu Beginn der Therapie die Aufgabe des Therapeuten, positive Erwartungen hinsichtlich Veränderung beim Patienten zu induzieren. Dies kann u.a. dadurch geschehen, daß der Therapeut dem Patienten im Anschluß an die diagnostische Phase verständlich zu machen versucht, wie man sich die Entstehung und Aufrechterhaltung der beklagten Störungen zu

erklären hat und welche therapeutischen Maßnahmen sich von diesem Erklärungs-
modell ableiten lassen. So ergeben sich neue Perspektiven, Änderung wird denkbar,
Ziele werde in Unterziele zerlegt, Aussicht auf Erfolg fördert die Motivation.

Auch die notwendigen Klärungsprozesse über die Bedingungen der Therapie,
z.B. aktive Mitarbeit oder Zusammenarbeit des Therapeuten mit der Bewährungshilfe usw., sollten frühzeitig und offen vom Therapeuten angegangen werden. So
wird Enttäuschungen aufgrund von Fehlerwartungen zwischen Therapeut und
Patient vorgebeugt und der Patient kann, soweit möglich, zum mündigen und informierten Partner in der Therapie werden.

Transparenz und maximale Entscheidungsfreiheit für den Patienten verhindern
Reaktanz, ein Motiv, das bei Einengung des persönlichen Freiheitsspielraums ent-
steht und die "Verteidigung und/oder Widerherstellung dieser Freiheit" (Irle 1975,
S. 373) anstrebt.

Die Motivation des Patienten wird wesentlich gefördert durch das Erleben persönlich bedeutsamer Erfahrungen in der Therapie und durch die Entdeckung und
Antizipation attraktiver Ziele. Kanfer u. Grimm (1980) und Schmelzer (1984) haben
verschiedene Möglichkeiten zur Ziel- und Wertklärung, zur Entwicklung "positiver"
Motivation, beschrieben.

Auch die Verfahren zur Förderung von Problemeinsicht und Selbstreflexion
können die Motivation erhöhen, weil sich der Patient dadurch seiner Defizite bewußt wird, wenn der Therapeut behutsam genug vorgeht und die aversiven Erfahrungen im Zustand der Selbstaufmerksamkeit und die sich dadurch ergebene
Ambivalenz gegenüber der Therapie berücksichtigt (Duval u. Wickland 1972).

Widerstand

Zielt die Therapie auf die Kontrolle eines problematischen Verhaltens ab, dann
besteht das Risiko, daß der Patient die therapeutischen Ziele nicht freiwillig unterstützt. Der Therapeut muß dann in besonderem Maße mit Widerstand rechnen, der
sich als offene Gegenkontrolle, als direkter Widerspruch oder in schleppender
Kooperation und in subtilen Vermeidungsreaktionen zeigen kann.

Widerstand kann auch ein Zeichen für einen interpersonellen Konflikt des
Patienten aufgrund sich widersprechender innerer Pläne sein. Grawe (1980) weist
darauf hin, daß mit der Aufnahme einer Therapie bei vielen Patienten der Verände-
rungsdruck erst einmal nachläßt und die Verantwortung an den Therapeuten
delegiert wird. Damit kollidieren aber u.U. allgemeine interaktionelle Pläne des
Patienten, z.B. sich nicht beeinflussen zu lassen usw.

Die Analyse des Widerstandsphänomens darf sich nicht nur auf den Patienten
beschränken. Vielmehr kann der Therapeut durch ungeschicktes Vorhalten, evtl.
aufgrund eigener Ängste oder Schwierigkeiten, mangelnde Erfahrung bzw. fach-
licher Inkompetenz oder Desinteresse am Patienten Widerspruch selbst verursachen.
Die Unzulänglichkeit therapeutischen Vorgehens darf nicht in schuldhaftes Verhalten der Patienten umgedeutet werden (Caspar 1982). Nicht zuletzt kann auch

die Umwelt des Patienten aus den verschiedensten Gründen und Motiven dessen Veränderungsbemühungen erheblich behindern.

Hartman (1983) will vom psychoanalytischen Verständnis des Widerstands als Vermeidung, sich Erinnerung oder Konflikte bewußt zu machen, weg, orientiert sich statt dessen am Gebrauch des Begriffes "Widerstand" in der Immunologie und rät, auf den Anpassungswert des Widerspruchs in seinen psychologischen Manifestationen zu achten.

Vielen Sexualtherapeuten erscheint das Umgehen des Widerstands als geeignete Verfahrensweise (Mc Whirter u. Mattison 1980; Zilbergeld u. Ellison 1980). Pervin u. Leiblum (1980) sehen in der Handhabung von Widerstand ein Problem mit zunehmender Bedeutung für die Sexualtherapie, dessen Lösung möglicherweise den Unterschied zwischen Erfolg und Mißerfolg in der Therapie ausmacht. Ein interessantes Beispiel für den möglichen Zusammenhang zwischen Therapiekonzept, Widerstand und Mißerfolg ist die sexuelle Luststörung – nach Kaplan (1981) eine Problematik mit geringer Erfolgsaussicht. Apfelbaum u. Apfelbaum (1984) kritisieren diese Beurteilung Kaplans. Die größere Mißerfolgsrate Kaplans bei sexuellen Appetenzstörungen sehen sie darin begründet, daß Kaplan die Reaktionsweise dieser Patientinnen und Patienten nicht versteht, sondern mit ihrer Unterstellung der fehlenden Selbstverantwortung, diese noch weiter in die Problematik drängt. Apfelbaum u. Apfelbaum sehen das Verhalten dieser "besonders empfindsamen" Patienten als Rückzug an aufgrund des bei uns allgemein vorherrschenden Drucks zu positiven sexuellen Reaktionen. Ein solches Verständnis dieser Störung ermöglicht therapeutische Interventionen, die diese Patienten/Patientinnen entlasten – mit der positiven Konsequenz einer höheren Erfolgswahrscheinlichkeit.

3.2.4 Ethik

Zunehmend befassen sich Psychotherapeuten auch mit ethischen Fragen; und besonders die Verwendung operanter Methoden hat die Verhaltenstherapie dem Vorwurf der Manipulation und Anpassung ausgesetzt.

Der verhaltenstherapeutische Prozeß, der in enger Zusammenarbeit zwischen Klient und Therapeut abläuft, dessen Schritte dem Klienten offen und transparent sind und in dessen Verlauf Klienten so früh wie möglich zur Eigenkontrolle angeleitet werden, paßt nicht per se an die Bedingungen an und verhindert auch nicht, daß überkommene Normen in Frage gestellt werden (Beerlage et al. 1986).

Noch 1973 vertraten Franks u. Wilson die Meinung, daß die Verhaltenstherapie ein von Ethik unabhängiges konzeptuelles System sei; 2 Jahre später schon meinten sie, man könne sich nicht hinter dem Klischee verstecken, die Techniken der Verhaltensmodifikation seien ethisch neutral, und 1983 forderten sie in Weiterführung dieser Position ausdrücklich dazu auf, Werturteile zu fällen und zu vertreten.

Der Aspekt der Freiwilligkeit der Behandlung zählt zu den selbstverständlichsten Grundvoraussetzungen des Handelns im psychotherapeutischen Bereich. Aber viele psychotherapeutischen Maßnahmen kommen auf dringende Empfehlung oder Veranlassung dritter Personen zustande, nicht nur als richterliche Auflage, sondern eben auch in der Erziehungs- und Partnerberatung usw.

Freiwilligkeit kann nur solange als gegeben angenommen werden, wie wenigstens die inhaltliche Gestaltung der Therapie zwischen Patient und Therapeut frei vereinbart werden kann. Dies setzt voraus, daß ein Therapeut in keinem anderen Bezug zum Patienten steht als eben in einem therapeutischen. Er kann also nicht gleichzeitig Lehrer, Vorgesetzter, sonstige Autoritätsperson, Liebhaber usw. für denjenigen sein, der bei ihm in Behandlung ist.

Bei der Frage der Freiwilligkeit therapeutischer Maßnahmen kommt es jedoch nicht nur darauf an, jeglichen Druck auf den Patienten zu vermeiden, sondern es muß auch sichergestellt werden, daß therapeutische Hilfen überhaupt all jene erreichen, die sie benötigen. Hier sehen wir ebenfalls eine ethische Verpflichtung der Therapeuten, sich selbst für sexualtherapeutische Probleme zu öffnen, sich entsprechende Kompetenzen anzueignen und all jene Patienten, die keine Vorstellung von therapeutischen Veränderungsmöglichkeiten besitzen, für solche Prozesse und eine probeweise Teilnahme an der Therapie zu gewinnen.

Bei allen ethischen Forderungen wird auch von informierter Zustimmung ausgegangen, die jedoch nur in wenigen Fällen erreicht werden wird. Neben der bereits erwähnten Freiwilligkeit umfaßt sie das Wissen des Patienten um die Behandlungsmaßnahmen und seine Kompetenz zu einer eigenständigen Urteilsfindung. Besonders zu Beginn der Therapie und in einem so persönlichen Bereich wie dem sexuellen Empfinden sollte der Therapeut weder Zeit noch Mühe scheuen, den Patienten über das therapeutische Vorgehen zu informieren und ihm Entscheidungsfreiheiten bezüglich des angestrebten Vorgehens einzuräumen.

Implizit oder explizit liegt allen ethischen Forderungen irgendein Prinzip des Abwägens zwischen Vor- und Nachteilen, Kosten und Nutzen zugrunde. Dabei stellt sich die Frage, an welchen obersten Werten man sich orientieren sollte.

Diese Probleme lassen sich nicht allein auf rein wissenschaftlich rationalem Weg lösen. Und weniger die Ehrengerichtsbarkeit der Berufsverbände als vielmehr eine öffentliche Sensibilisierung für ethische Probleme und ein interdisziplinäres Vorgehen werden hier zu befriedigenderen Lösungsmöglichkeiten führen (Wipplinger 1986).

Literatur

Apfelbaum B, Apfelbaum C (1985) The ego-analytic approach to sexuel apathy. In: Goldberg DC (ed) Contemporary marriage handbook. Dorsey, Homewood
Arentewicz G, Schmidt G (Hrsg) (1980) Sexuell gestörte Beziehungen. Springer, Berlin Heidelberg New York
Athanasiou R, Shaver P, Tavris C (1970) Sex. Psychol Today 4:37–52
Bancroft J (1985) Grundlagen und Probleme menschlischer Sexualität. Enke, Stuttgart
Bandura A (1979) Sozial-kognitive Lerntheorie. Klett-Cotta, Stuttgart

Barkwin H (1973) Erotic feelings in infants and young children. Am J Dis Child 126:52–54

Bastine R, Fiedler PA, Grawe K, Schmidtchen S, Sommer G (Hrsg) (1982) Grundbegriffe der Psychotherapie. Edition Psychologie, Weinheim

Beerlage J, Caspar F, Elke G, Fliegel S, Franke A, Jost J (1986) Einführung. In: Dtsch Ges für Verhaltenstherapie (Hrsg) Verhaltenstherapie, Theorien und Methoden. DGVT, Tübingen

Bergin AE, Lambert MJ (1978) The evaluation of therapeutic outcomes. In: Garfield SL, Bergin AE (eds) Handbook of psychotherapy and behavior change. An empirical analysis. Wiley, New York

Bergold JB (1982) Therapeut-Klient-Beziehung. In: Bastine R, Fiedler PA, Grawe K, Schmidtchen S, Sommer G (Hrsg) Grundbegriffe der Psychotherapie. Edition Psychologie, Weinheim

Blaser A (1982) Wirkfaktoren in der Psychotherapie. In: Bastine R, Fiedler PA, Grawe K, Schmidtchen S, Sommer G (Hrsg) Grundbegriffe der Psychotherapie. Edition Psychologie, Weinheim

Borneman E (1985) Das Geschlechtsleben des Kindes. Urban & Schwarzenberg, München Wien Baltimore

Brender W (1983) Behavioral sextherapy: A preliminary study of its effectiveness in a clinical setting. J Sex Res 4:351–365

Caspar FM (1982) Widerstand in der Psychotherapie. In: Bastine R, Fiedler PA, Grawe K, Schmidtchen S, Sommer G (Hrsg) Grundbegriffe der Psychotherapie. Edition Psychologie, Weinheim

Deutsche Gesellschaft für Verhaltenstherapie (DGVT) (Hrsg) (1986) Verhaltenstherapie, Theorien und Methoden. DGVT, Tübingen

Duval S, Wickland RA (1972) A theory of objective selfawareness. Wiley, New York

D'Zurilla TJ, Goldfried MR (1971) Problem-solving and behavior modification. J Abnorm Soc Psychol 78:107–126

Ellis A (1975) The rational emotive approach to sex therapy. Counsel Psychol 5:14–21

Fliegel S, Groeger W, Künzel R, Schulte D, Sorgatz H (1981) Verhaltenstherapeutische Standardmethoden. Urban & Schwarzenberg, München Wien Baltimore

Fliegel S, Neumann H, Paar F (1983) Kommunikation, Zufriedenheit und Verstehen in der Partnerschaft. Partnerberatung 20:1–12

Fliegel S, Neumann H, Paar F (1984) Kommunikation, Zufriedenheit und Verstehen in der sexuellen Partnerschaft. Partnerberatung 21:1–9

Ford CS, Beach FA (1968) Formen der Sexualität, Rowohlt, Reinbek

Franks CM (1984) Verhaltenstherapie: Ein Überblick. Verhaltensther Psychosoz Prax 16:362–388

Franks CM, Wilson GT (1973) Preface. Annual review of behavior therapy: Theory and practice, vol. 1. Brunner & Mazel, New York

Gagnon JH, Simon W (1973) Sexual conduct: The social sources of human sexuality. Aldine, Chicago

Gagnon JH, Rosen RC, Leiblum SR (1982) Cognitive and social aspects of sexual dysfunction: Sexual scripts on sex therapy. J Sex Marital Ther 8:44–56

Gebhard PH (1966) Factors in marital orgasms. J Soc Iss 22:88–95 (referiert nach Bancroft 1985)

Goldberg DC, De Amicis HA (1981) Factors influencing the lasting effectiveness of sex therapy (referiert nach Kilman u. Mills 1983)

Grawe K (Hrsg) (1980) Verhaltenstherapie in Gruppen. Urban & Schwarzenberg, München Wien Baltimore

Haeberle EJ (1983) Die Sexualität des Menschen. De Gruyter, Berlin New York
Hahlweg K, Schindler L, Revenstorf D (1982) Partnerschaftsprobleme: Diagnose und Therapie. Springer, Berlin Heidelberg New York
Hartman LM (1980) The interface between sexual dysfunction and marital conflict. Am J Psychiatry 137:576–579
Hartman LM (1983) Resistance in directive sex therapy. J Sex Marital Ther 4:283–295
Hite S (1986) Hite-Report II: Das sexuelle Erleben des Mannes, 3. Aufl, Bd 1 und 2, Bertelsmann, München
Hite S (1987) Hite-Report: Das sexuelle Erleben der Frau, 5. Aufl. Bertelsmann, München
Hoch Z, Safir MP, Peres Y, Sheper J (1981) An evaluation of sexual performance – comparison between sexually dysfunctional and functional couples. J Sex Marital Ther 7:195–206
Hunt M (1974) Sexual behavior in the 1970s. Playboy, Chicago
Irle M (1975) Lehrbuch der Sozialpsychologie. Hogrefe, Göttingen
Izard CE (1977) Menschliche Emotionen. Beltz, Weinheim
Johnson DW, Matross RP (1977) Methoden der Einstellungsänderung. In: Kanfer FH, Goldstein AP (Hrsg) Möglichkeiten der Verhaltensänderung. Urban & Schwarzenberg, München Wien Baltimore
Kanfer FH, Grimm LG (1980) Managing clinical change: a process model of therapy. Behav Modif 4:419–444
Kaplan HS (1979) Sexualtherapie: Ein neuer Weg für die Praxis. Enke, Stuttgart
Kaplan HS (1981) Hemmungen der Lust. Enke, Stuttgart
Keupp H (Hrsg) Normalität und psychische Abweichung. Urban & Schwarzenberg, München Wien Baltimore
Kilmann PR, Mills KH (1983) All about sex therapy. Plenum, New York
Kinsey AC, Pomeroy WB, Martin CE (1970a) Das sexuelle Verhalten des Mannes. Rowohlt, Hamburg
Kinsey AC, Pomeroy WB, Martin CE (1970b) Das sexuelle Verhalten der Frau. Fischer, Frankfurt am Main
Kolb J (1980) Das Kreuz mit der Liebe. Der Mythos von der sexuellen Befreiung. Fischer, Frankfurt am Main
Leiblum SR, Pervin LA (eds) (1980) Principles and practice of sex therapy. Tavistock, London
Lobitz WC, LoPiccolo J (1972) New methods in the behavioral treatment of sexual dysfunction. J Behav Ther Exp Psychiatry 3:265–271
Mahoney M (1977) Kognitive Verhaltenstherapie. Pfeiffer, München
Martin CE (1977) Sexual activity in the aging male. In: Money J, Musaph H (eds) Handbook of sexology. Excerpta Medica, Amsterdam
Masters WH, Johnson VE (1970) Human sexual inadequacy. Little Brown, Boston (dt. Übers. 1973: Impotenz und Anorgasmie. Goverts, Frankfurt am Main)
Masters WH, Johnson VE (1980) Die sexuelle Reaktion. Rowohlt, Hamburg
McGovern KB, Stewart RC, LoPiccolo JL (1975) Secondary orgasmic dysfunction. Arch Sex Behav 4:265–275
McWhirter DP, Mattison AH (1980) Treatment of sexual dysfunction in homosexual male couples. In: Leiblum SR, Pervin LA (eds) Principles and practice of sex therapy. Tavistock, London
Mead M (1955) Mann und Weib. Diana, Stuttgart
Meichenbaum DH (1979) Kognitive Verhaltensmodifikation. Urban & Schwarzenberg, München Wien Baltimore
Money J, Ehrhardt A (1975) Männlich – weiblich. Die Entstehung der Geschlechtsunterschiede. Rowohlt, Hamburg

Murstein BJ (1974) Love, sex and marriage through the ages. Springer, Berlin Heidelberg New York

Pervin LA, Leiblum SR (1980) Overview of some critical issues in the evaluation and treatment of sexual dysfunctions. In: Leiblum SR, Pervin LA (eds) Principles and practice of sex therapy. Tavistock, London

Plutschik R (1980) Emotion: a psychoevolutionary synthesis. Harper & Row, New York

Raboch J (1981) Wo Scheidung droht. Sexualmedizin 10:473–475

Rainwater L (1966) Some aspects of lower class sexual behavior. J Soc Issue 22: 96–107

Reinecker H (1983) Grundlagen und Kriterien verhaltenstherapeutischer Forschung. AVM-Verlag, Salzburg

Revenstorf D (1982) Psychotherapeutische Verfahren, Bd 1–4. Kohlhammer, Stuttgart Berlin Köln Mainz

Revenstorf D (1984) Kognition und Affekt in der Verhaltenstherapie. In: Brengelmann JC (Hrsg) Entwicklungen der Verhaltenstherapie. Röttger, München

Runkel G (1979) Sexualität und Ideologie. Beltz, Weinheim

Sager CJ (1974) Sexual dysfunctions and marital discord. In: Kaplan HS (ed) The new sex therapy. Brunner & Mazel, New York

Scheele S (1982) Ziele in der Psychotherapie. In: Bastine R, Fiedler PA, Grawe K, Schmidtchen S, Sommer G (Hrsg) Grundbegriffe der Psychotherapie. Edition Psychologie, Weinheim

Schindler L (1981) Empirische Analyse partnerschaftlicher Kommunikation. Dissertation, Universität Tübingen

Schmelzer D (1986) Problem- und zielorientierte Verhaltenstherapie, Teil II: Das "OPTIMIZE"-Prozeßmodell als Orientierungsrahmen für die Praxis. Verhaltensmodifikation 7:3–110

Schmidt G, Arentewicz G (1980) Symptome, Vorkommen. In: Arentewicz G, Schmidt G (Hrsg) Sexuell gestörte Beziehungen. Springer, Berlin Heidelberg New York

Schmidt G, Sigursch V (1970) Sexuelle Verhaltensmuster bei jungen Arbeitern und Studenten. In: Schmidt G, Sigursch V, Schorsch E (Hrsg) Tendenzen der Sexualforschung, Enke, Stuttgart

Schnabl S (1974) Funktionelle Sexualstörungen. In: Heese PG, Tembrock G (Hrsg) Sexuologie, Bd 1. Hirzel, Leipzig

Schnabl S (1975) Probleme sexueller Bedürfniskonkordanz. Sexualmedizin 9: 527–532

Schoof W (1975) Ein Jahr sexuologischer Poliklinik. In: Schorsch E, Schmidt G (Hrsg) Ergebnisse der Sexualforschung II. Kiepenheuer & Witsch, Köln

Schorsch E et al. (1977) Zur Versorgung von Patienten mit sexuellen Störungen. Sexualmedizin 6:585–590

Schorsch E, Galedary G, Haag A, Hauch M, Lohse H (1985) Perversion als Straftat. Dynamik und Psychotherapie. Springer, Berlin Heidelberg New York Tokyo

Schumacher S (1977) Effectiveness of sextherapy. In: Gemme R, Wheeler CC (eds) Progress in sexology. Plenum, New York

Selg H, Glombitza C, Lischke G (1979) Psychologie des Sexualverhaltens. Kohlhammer, Stuttgart Berlin Köln Mainz

Sherfey MJ (1966) The evolution and nature of female sexuality in relation to psychoanalytic theory. J Am Psychoanal Assoc 14:28–128

Short RV (1980) The evolution of human reproduction. In: Short RV, Baird DT (eds) Human sexuality. Cambridge Univ Press, Cambridge

Simon W, Gagnon JH (1986) Sexual scripts: Performance and change. Arch Sex Behav 15:97–119

Smith ML, Glass GV (1977) Meta analysis of therapy outcome. Am Psychol 32: 752–760
Straver CJ (1984) Lernziel: Partnersuche. Deutsches Jugendinstitut, München
Strupp HH, Hadley SW (1979) Specific versus nonspecific factors in psychotherapy. Arch Gen Psychiatry 36:1125–1136
Taylor GR (1970) Kulturgeschichte der Sexualität. Fischer, Frankfurt am Main
Wilson GT, Evans M (1977) The therapist-client relationship in behavior therapy. In: Gurman AS, Razin AM (eds) Effective psychotherapy. Pergamon, Oxford
Wilson GT, Franks CM, Brownell KD, Kendall PC (1984) Annual review of behavior therapy, vol. 9. Guilford, New York
Wipplinger R (1986) Ethische Probleme in der Verhaltenstherapie. Verhaltensther Psychosoz Prax 18:7–25
Zilbergeld B (1983) Männliche Sexualität. DGVT, Tübingen
Zilbergeld B, Ellison CR (1980) Desire discrepancies and arousal problems in sex therapy. In: Leiblum SR, Pervin LA (eds) Principles and practice of sex therapy. Tavistock, London
Zilbergeld B, Evans M (1980) The inadequacy of Masters and Johnson. Psychol Today 8:29–43
Zimmer D (1983) Kommunikationstherapeutische Überlegungen zur Therapeut-Klient-Beziehung. In: Zimmer D (Hrsg) Die therapeutische Beziehung. Edition Psychologie, Weinheim

4 Sexualwissenschaftliche Aspekte in der Psychiatrie

W. Weig

4.1 Einführung

4.1.1 Allgemeines

Wissenschaft und klinische Praxis der Psychiatrie haben vielerlei Bezüge zu im weiten Sinne sexuellen Problemen.

Die empirische Sexualforschung ist weitgehend auf dem Boden der Psychiatrie entstanden — psychiatrisch tätige Ärzte wie Hirschfeld und Moll waren ihre Pioniere (Haeberle 1983).

Die Erkennung und Behandlung sexueller Funktionsstörungen und Deviationen, die Betreuung von Angehörigen sexueller Randgruppen wird in der Arbeitsteilung einer spezialisierten Medizin weitgehend der Psychiatrie zugerechnet. Gegenstandskataloge für die ärztliche Aus- und Weiterbildung fordern im Gebiet Psychiatrie den Erwerb sexualwissenschaftlicher Basiskenntnisse. Patienten, aber auch Ärzte anderer Disziplinen erwarten vom Psychiater sexualtherapeutische Kompetenz.

Dabei haben sexuelle Funktionsstörungen und andere sexuelle Probleme aufgrund ihrer Häufigkeit und ihrer für den Betroffenen häufig existentiellen Bedeutung ein nicht unerhebliches Gewicht.

Bancroft (1985) entnimmt der Literatur aus den USA und verschiedenen europäischen Ländern eine Inzidenzrate als subjektiv belastend erlebter sexueller Probleme in einer unausgelesenen Stichprobe von 5–20%. Bei psychiatrischen Patienten lag diese Quote bei 25%.

Damit kontrastiert die Vernachlässigung sexueller Probleme in offiziellen Statistiken zur psychiatrischen Versorgung. Sexuelle Funktionsstörungen und Deviationen (ICD Nr. 302) als Grund der Inanspruchnahme psychiatrischer Dienste werden selten genannt, in den Jahresberichten der psychiatrischen Krankenhäuser findet sich häufig Fehlanzeige. So wird der entsprechende Bedarf in Planungsunterlagen zur psychiatrischen Versorgung wie den "Materialien zur Enquete" (Deutscher Bundestag 1975) kaum berücksichtigt. Eine Stichprobenüberprüfung ergibt, daß Behandlungsepisoden, bei denen sexuelle Probleme eindeutig im Vordergrund stehen, häufig u.a. Diagnosen (z.B. "abnorme Erlebnisreaktion", "Neurose", "Persönlichkeitsstörung", "psychovegetative Allgemeinstörungen") verschlüsselt werden — aus welchen Gründen auch immer.

Dieser Beitrag will — im gegebenen Rahmen des Buches — einen Überblick über praxisrelevante sexualwissenschaftliche Bezüge der Psychiatrie geben. Der Berufs-

erfahrung des Autors entsprechend werden dabei Sichtweisen der Krankenhaus-
psychiatrie im Vordergrund stehen. Das beinhaltet die Notwendigkeit, stark auf
Institutions- und Milieufaktoren für die Rahmenbedingungen von Sexualität und
Sexualtherapie einzugehen. Gegenüber dem individualisierenden Ansatz der ambulanten Psychiatrie mag dies zu ungewohnten Aspekten führen. Auch auf dem
Hintergrund einer in der stationären Psychiatrie notwendigen und heute mancher-
orts verwirklichten multiprofessionellen Teamarbeit sind die Ausführungen zu
sehen.

4.1.2 Literaturübersicht

Ältere Veröffentlichungen

Lange Zeit hat sich die Psychiatrie mit ihren sexualwissenschaftlichen Anteilen
schwer getan. Die klassischen Arbeiten von Hirschfeld (1986), vorwiegend zur
Homosexualität, sowie von Freud (1982) zur psychoanalytischen Sexualtheorie
bleiben innerhalb der deutschen Psychiatrie wenig beachtet.

Von Krafft-Ebings "Verwirrungen des Geschlechtslebens" (*Psychopathia Sexualis*
1937) war für lange Zeit das Standardwerk zum Thema. Dieses 1886 erstmals
erschienene Buch breitet reiche Erfahrungen über sexuelle Deviationen aus und
versucht sie einzuordnen. Seine Tendenz, Sexualität ausschließlich unter pathologischen Gesichtspunkten zu betrachten, die pflanzenbestimmungsbuchartige Aufzählung verschiedenster "Perversionen und Anomalien" und die moralisierende
Abwertung der Betroffenen (z.B. als "minderwertig") kennzeichnen aber die
Grenzen und Gefahren des Ansatzes.

Überwunden ist diese Sichtweise in der von Giese u. Gebsattel herausgegebenen
großen Arbeit *Psychopathologie der Sexualität* von 1959, die einen anthropologisch-
daseinsanalytischen Ansatz verfolgt. Ihre Resonanz in weiten psychiatrischen
Kreisen blieb gering, so daß Wyrsch in der *Psychiatrie der Gegenwart* von 1961
noch mit Recht schreiben konnte, "Sexualpsychopathologie" falle "überall aus dem
Rahmen des Systems der psychischen Störungen heraus. Die sexuellen Verwirrungen
haben keinen angestammten Platz, weder in der allgemeinen noch in der klinischen
Psychiatrie." Vielmehr seien sie dem "volktümlich-allgemeinen Begriff des Sitt-
lichen und Schicklichen" zuzuordnen.

Ab der Mitte der 60er Jahre wurde als "deutsche Spezialität" die "Behandlung"
sexueller Deviationen durch stereotaktische Psychochirurgie erprobt und empfohlen
(Adler u. Saupe 1979). Eine kritische Überprüfung (Fülgraff u. Barbey 1979)
kommt zu dem Schluß, die "Verkürzung menschlicher Sexualität auf die Lokalisa-
tion eines Zielpunktes im Gehirn" sei "therapeutisch zweifelhaft". Gerade sinnvolle
biologische Interpretationen des Verhaltens müßten vielmehr den Sozialbezug
herstellen.

Deutschsprachige Literatur 1977–1986

Um das Spektrum von jüngeren Veröffentlichungen zum Thema im deutschsprachigen Raum zu erfassen, wurde mit Hilfe des DIMDI[1] eine Literaturrecherche auf der Grundlage von 2 Datenbanken (Index Medicus und Psyndex) durchgeführt. Gesucht wurden alle Arbeiten zu Bezügen von Sexualität und Psychiatrie aus den Jahren 1977–1986.

Wir fanden 58 relevante Arbeiten, dazu 16 Veröffentlichungen zu pädagogischen Aspekten der Sexualität von geistigbehinderten Menschen. Angesichts der Bedeutung des Themas und der allgemeinen Literaturflut ist dies eine nicht eben große Ausbeute. Die Verteilung auf einzelne Themenbereiche zeigt Tabelle 1.

Die neuste Auflage der *Psychiatrie der Gegenwart* (Kisker et al. 1986) widmet den "funktionellen Sexualstörungen und sexuellen Deviationen" ein von dem dänischen Autor Hertoft verfaßtes Kapitel im 1. Band (Hertoft 1986).

Tabelle 1. Wissenschaftliche Veröffentlichungen in deutscher Sprache 1977–1986 zu sexualwissenschaftlichen Aspekten der Psychiatrie (Basis: Index Medicus, Psyndex; DIMDI-Literaturrecherche)

Themenbereiche	Zahl der Veröffentlichungen
Sexualverhalten psychisch Kranker	13
Sexuelle Nebenwirkungen von	
Psychopharmaka	3
Alterssexualität	2
Sexualität bei Sucht	2
Psychotherapie bei Sexualstörungen	8
	28
Sexuelle Delinquenz	
Allgemeines	14
Biologische Therapie	
(Kastration, Psychochirurgie,	
Antiandrogene)	8
Psychotherapie	8
	30
Sexualität geistig Behinderter	16
Gesamtzahl der Arbeiten:	74

---

[1] Deutsches Institut für Medizinische Dokumentation und Information, Köln.

Wichtige psychiatrische Lehrbücher (so Bleuler 1983; Haase 1981; Schulte u. Tölle 1979) enthalten in der Regel Hinweise zu sexuellen Störungen, die aber häufig zu kurz sind, oft etwas zufällig ausgewählt wurden und auch nicht immer frei von wissenschaftlich überholten moralisierenden Bewertungen bleiben. Einen guten Überblick geben m.E. die Lehrbücher von Huber (1976), Dörner u. Ploog (1984) und Kisker et al. (1986/87).

Praktische Einführungen in die Sexualberatung und Sexualtherapie lassen psychiatrischen Probleme weitgehend außer acht (z.B. Kaplan 1979, 1981), lediglich Buddeberg (1983) widmet dem Thema "Sexualität und psychische Krankheit" ein (6seitiges) Kapitel. In dem von Kaden (1980) herausgegebenen Sammelband beansprucht das Thema gerade eine Druckseite.

Haeberle (1983) erwähnt in seiner großen Übersicht psychiatrische Aspekte im wesentlichen nur in Form der Kritik an der "sexuellen Unterdrückung" von "Menschen in psychiatrischen Anstalten".

Die gründliche Übersicht von Bancroft (1985) referiert auch zur Sexualität bei einigen wichtigen psychiatrischen Störungen (Depression, Schizophrenie, Hysterie, geistige Behinderung) empirische Forschungsergebnisse.

Auffallend ist in vielen Veröffentlichungen zum Thema die mangelnde Differenzierung zwischen den Geschlechtern, wobei meist unbesprochen männliche Anschauungen, Erfahrungen und Probleme verallgemeinert zu werden scheinen. In der einzigen spezifisch weiblichen Übersicht von Kitzinger (1984) fehlen psychiatrische Aspekte ebenso wie in der Übersichtsarbeit zur männlichen Sexualität von Zilbergeld (1983).

Die Zahl empirisch begründeter Einzelarbeiten zum Thema, v.a. in Form von Zeitschriftenartikeln, ist recht gering.

Eingehende empirische Untersuchungen zum Sexualverhalten psychotischer Patienten und zu sexuellen Auswirkungen psychopharmakologischer Behandlung verdanken wir Strauß u. Groß (1984a, b).

Glatzel hat vor dem Hintergrund der Begriffsgeschichte 1985 den Entwurf einer "Sexualpsychopathologie" vorgelegt.

Eine empirische Studie von Raboch (1984) weist stärkere sexuelle Probleme in Vorgeschichte und aktueller Veranlassung bei Frauen mit Schizophrenie gegenüber solchen mit affektiven Psychosen nach. Zur Sexualität alkoholkranker Frauen liegt eine neue Untersuchung vor (Scherotzki-Hanninger et al. 1986).

Rasch u. Sassenberg (1983) haben "Kriminologische Aspekte bei der Behandlung von Sexualdelinquenten" berichtet. Sie setzen sich kritisch mit dem Ergebnis der Strafrechtsreform auseinander und weisen auf die fallende Tendenz der Häufigkeit von Sexualdelikten seit dem 2. Weltkrieg hin. Die häufigst registrierten Straftaten seien sexuelle Handlungen mit Kindern, Vergewaltigungen und Exhibitionismus. Kriterien für eine Behandlungsindikation seien ein Behandlungswunsch und das Vorliegen einer Persönlichkeitsstörung, nicht aber die Delinquenz selbst. Dazu sei angemerkt, daß hier die schwierige Frage der Motivation aufgeworfen ist, die nach unseren Erfahrungen nicht selten zum Vorwand für Verweigerung eines Therapieangebotes wird.

Bronisch (1983) hat psychoanalytische Therapiekonzepte bei Sexualdelinquenten vorgelegt, plädiert aber letztlich für ein Verhaltenstherapie, analytisch orientierte Therapie und Sozialtherapie umfassendes "Integratives Konzept" (Bronisch et al. 1983).

Einen Überblick über Möglichkeiten der Verhaltenstherapie sexueller Deviationen gibt eine Arbeit von Kockott (1984a).

Giese u. Kober (1983) stellen das Konzept einer ambulanten Gruppentherapie für Sexualdelinquenten vor. Schönhage u. Schatzmann berichten 1983 über die Therapie von Sexualstraftätern in einem psychiatrischen Landeskrankenhaus. Sie betonen die Bedeutung des offenen Ansprechens sexueller Erlebnisinhalte, der Konfrontation mit weiblichen Erfahrungen und des begleitenden sozialen Trainings.

Pfäfflin u. Haake (1983) vertreten zur Frage der Behandlung besonders schwerwiegender Sexualdelikte (in der Kasuistik geht es um einen Mordversuch aus sexuellen Motiven) die Auffassung, die beste Sicherung gegenüber künftiger Delinquenz sei die Aufhebung der Persönlichkeitsstörung. Sie plädierten für eine Überwindung der Spaltung der forensischen Psychiatrie in einen "begutachtenden" und "therapeutischen" Zweig.

Mehrere Beiträge befassen sich mit der Antiandrogenbehandlung von Sexualstraftätern (z.B. Kockott 1984b).

Recht umfangreich ist die Literatur zu Fragen der Sexualpädagogik für geistigbehinderte Menschen. Die übrigen durchgesehenen Arbeiten haben überwiegend theoretischen Charakter oder befassen sich mit rein biologisch-medizinischen Aspekten der Sexualität.

4.2 Sexuelle Funktionsstörungen in der psychiatrischen Praxis

4.2.1 Vorbemerkungen

Sexuelle Probleme in der psychiatrischen Konsultation treten in verschiedenen Zusammenhängen auf:

1) Sexuelle Funktionsstörung als Konsultationsgrund (vorwiegend ambulant),
2) sexuelle Funktionsstörung als Symptom/Begleiterscheinung psychischer Krankheiten/Störungen,
3) sexuelle Funktionsstörung als Nebenwirkung der psychiatrischen Therapie und Folge von Milieuschäden,
4) sexuelle Deviation als Konsultationsgrund,
5) sexuelle Delinquenz als Grund der Verhängung einer Maßregel (§§ 63 und 64 StGB).

Während stationäre psychiatrische Behandlungen allein wegen einer *sexuellen Funktionsstörung* nur selten in Frage kommt, tritt dieses Anliegen in der Inanspruchnahme niedergelassener Psychiater, psychiatrischer Ambulanzen und einschlägiger Beratungsstellen nach eigenen Erfahrungen und dazu vorliegenden Untersuchungen (Bancroft 1985), die freilich nur Anhaltspunkte liefern, in steigender Tendenz relativ häufig auf. Mit sexuellen Problemen sieht sich der Psychiater auch in der Konsiliartätigkeit bei Patienten mit somatischen Leiden, besonders im psychosomatischen Bereich und in der sog. Liaisonpsychiatrie konfrontiert. Die Kombination sexueller Funktionsstörungen mit anderen vegetativen Störungen (v.a. Störungen des Schlafes, der Appetitfunktion und sog. psychovegetativen Allgemeinstörungen) ist häufig. Nicht selten werden zunächst andere, weniger tabuisierte Symptome angeboten, erst die ausführliche Befragung ergibt dann den Stellenwert des sexuellen Problems.

In Kooperation mit der somatischen Medizin werden zunächst *körperliche Ursachen* einer derartigen Störung festzustellen oder auszuschließen und ggf. adäquat zu behandeln sein (Eicher 1980; Kaden 1980). Dabei gilt es der Tendenz vieler Patienten zu einer reinen "Somatisierung" entgegenzutreten und von Anfang an psychosoziale Komponenten zu beachten.

Die sorgfältige Verhaltensbeobachtung und ein eingehendes Gespräch lassen mögliche *psychiatrische Grunderkrankungen* und zugrunde liegende Konflikte erkennen, die dann gezielt anzugehen sind. Das Zusammenwirken von klinischem Psychologen und Psychiater wird dazu in vielen Fällen notwendig sein. Zur Abklärung gehört auch eine sorgfältige Medikamenten- und Genußmittelanamnese.

Die eigentliche *symptomorientierte Sexualtherapie* kann dann — allein oder kombiniert mit der notwendigen Basistherapie — nach den üblichen Grundsätzen erfolgen (Arentewicz u. Schmidt 1986; Kaplan 1979; Zimmer 1985). Wir bevorzugen ein an der Verhaltenstherapie orientiertes Vorgehen unter Einbezug entspannend-übender, aber auch tiefenpsychologisch-sinnorientierter Elemente. Der Partner wird wenn möglich beteiligt. Hinsichtlich der Vermittlung der Therapieinhalte an die Klienten scheinen uns eine klare, am intellektuellen Niveau des Adressaten orientierte Sprache und der Einsatz instruktiven Bildmaterials bedeutsam. Probleme und Grenzen dieser Therapie entsprechen den allgemeinen sexualtherapeutischen Erfahrungen (Zimmer 1985; s. auch in diesem Buch S. 35ff.).

4.2.2 Sexuelle Funktionsstörungen als Symptome und Begleiterscheinungen psychiatrischer Erkrankungen

Stärker noch ist der Psychiater v.a. auch bei stationären Behandlungen gefordert, wenn sexuelle Funktionsstörungen und andere sexuelle Probleme als Symptom oder Begleiterscheinung einer psychiatrischen Erkrankung oder behandlungsbedürftigen psychischen Störung auftreten. Dies kommt praktisch bei allen Gruppen psychischer Störungen vor, die hier in der Einteilung eines modifizierten triadischen Systems der psychiatrischen Nosologie (Huber 1976) geordnet werden sollen:

1) *Psychogene Störungen:*
— Erlebnisreaktionen,

- Neurosen,
- Persönlichkeitsstörungen,
- Sucht (stoffgebunden, nichtstoffgebunden),
- funktionelle/psychosomatische Erkrankungen.

2) *Endogene Psychosen:*
- Schizophrenie,
- affektive Psychosen,
- atypische endogene Psychosen.

3) *Somatogene (körperlich begründbare) psychische Störungen:*
Akute und chronische, reversible und irreversible Psychosyndrome — v.a. bei Hirnerkrankungen, endokrinen Störungen, Anfallsleiden.

Sexuelle Probleme bei psychogenen Störungen

Bei vorwiegend psychogenen Störungen ("Erlebnisreaktionen", "Neurosen", "Persönlichkeitsstörungen") treten Beeinträchtigungen der Libido, Probleme in der Partnerbeziehung und auch — seltener — sexuelle Funktionsstörungen im engeren Sinne v.a. dann auf, wenn eine depressive Verstimmung vorherrscht. Zwangs- und Angstsyndrome hemmen die Sexualität ebenso wie eine hypochondrische Selbstbeobachtung und Krankheitsfurcht, die sich nicht selten auf die Genitalien richtet. Psychogene sexuelle Störungen sind häufig mit allgemeinen Zeichen einer retardierten Entwicklung, Hinweisen auf Unreife der Persönlichkeit und Infantilität verknüpft.

Sucht und Abhängigkeit werden wegen der speziellen Problematik, v.a. der stoffabhängigen Folgeerkrankungen, gesondert besprochen (s. unten).

Menschen mit hysterischer Persönlichkeitsstruktur neigen zu einer oberflächlichkoketten Sexualität, die dann oft für Symptomträger und Partner unbefriedigt bleibt, in dauernde Frustration und häufigen Partnerwechsel führen kann. In all diesen Fällen ist eine schulmäßige psychotherapeutische Behandlung indiziert.

Im Gegensatz zu manchen, v.a. psychoanalytischen Autoren glauben wir allerdings, daß auch eine symptomzentrierte Therapie — also z.B. eine gezielte Sexualtherapie, falls dieses Problem im Mittelpunkt des subjektiven Leidens steht — sinnvoll sein kann. Nach unserer Erfahrung kann die Besserung von Symptomen durchaus den "Gordischen Knoten" durchtrennen, aus der Sackgasse herausführen, die Situation entkrampfen, zu neuen Reifungsschritten führen. Keineswegs immer tritt nur eine "Symtomverschiebung" ein.

Sexuelle Störungen bei endogenen Psychosen

Den Kernbereich psychiatrischer Forschung und therapeutischer Bemühung berührt nach wie vor das Problem der *"endogenen Psychosen"*.

Affektive Psychosen äußern sich statistisch ganz überwiegend als ("endogene") depressive Verstimmung. Für diesen Typ der Depression stellt der Libidoverlust ein Leitsymptom dar. Die häufig von Pflichterfüllung, Schuldgefühlen und Überangepaßtheit geprägte Persönlichkeit der Betroffenen ("Typus melancholicus", Tellenbach), trägt dazu bei, daß der Lustmangel im konkreten Verhalten nicht selten übergangen, ja überkompensiert und eine "Pflichtsexualität abgeleistet" wird. Im Stadium der akuten Depression müssen medikamentös-antidepressive Behandlung und einfühlsame stützende Psychotherapie, die v.a. den Druck der Pflichterfüllung zu lindern versucht, im Vordergrund stehen. Erst nach einer Aufhellung können beratende Gespräche und konkrete Handlungsempfehlungen sinnvoll sein.

Im Gegensatz zu einer verbreiteten Meinung haben wir auch bei den seltenen manischen Verstimmungen – neben der erwarteten sexuellen Überaktivität – die Klage von Betroffenen über sexuelle Probleme (u.a. Störungen in der Erregungsphase) gehört. Kröber (1987) betont die Seltenheit der Promiskuität in der Manie und die Bedeutung der schwärmerischen Verliebtheit v.a. bei weiblichen Patienten.

Natürlich ist auch die Gefahr wechselnder und kritikloser Partnerkontakte in diesem Zustand nicht zu verkennen, die zu sozialen Problemen, aber auch erhöhter Infektionsgefahr (Aids) führen kann. Geschlossene stationäre Unterbringung während der manischen Phase ist zur Gefahrenabwehr manchmal unumgänglich.

Sexuelle Störungen bei affektiven Psychosen haben in aller Regel vorübergehenden Charakter und verschwinden mit Abklingen der Krankheitsphase von selbst.

Für Menschen mit *schizophrenen Störungen und schizophrener Vulnerabilität* (Brenner et al. 1983; Ciompi 1982) ist die Bedeutung der Sexualität besonders janusköpfig. Sexuelle Beziehungen, v.a. an ihrem Beginn, und sexuelle Aktivitäten stellen nach unseren Beobachtungen einen der typischen Stressoren dar, die bei bestehender Disposition eine akute psychotische Episode auslösen oder den aktuellen Verlauf der Störung verschlimmern können. Das fast schlagartige Auftreten von paranoiden Gedanken und halluzinatorischen Phänomenen unmittelbar nach einer sexuell-erotischen Begegnung haben wir mehrfach beobachtet. Diese Erfahrung steht im übrigen mit der theoretischen Erwartung, ausgehend von einem "Vulnerabilitäts-Streß-Modell" der Schizophrenie durchaus im Einklang. Manche Autoren betonen von solchen Überlegungen aus die Gefährlichkeit erotisch-sexueller Erlebnisse für schizophrene Menschen (Scharfetter 1986).

Andererseits kennen wir die ausgesprochen positive Wirkung befriedigender Sexualität und einigermaßen stabiler Partnerbeziehungen auf Lebensführung und subjektive Zufriedenheit von Menschen, v.a. mit einer sog. chronischen Schizophrenie und vorwiegender Minussymptomatik. Hier wirkt die Sexualität stabilisierend und rehabilitationsfördernd im Sinne eines Copingmechanismus. Aus diesen Erkenntnissen ergibt sich, daß Empfehlungen und Handlungsanweisungen nur individuell unter Beachtung zahlreicher Einflußfaktoren sinnvoll möglich sind.

Die Kenntnis dieser Zusammenhänge legt dem Therapeuten eine besondere Verantwortung auf und verlangt ihm hohe Sensibilität ab.

Halluzinationen, leibliche Mißempfindungen und Wahn im Rahmen schizophrener Erkrankungen weisen häufig deutlich erotisch gefärbte bis eindeutig sexuelle Inhalte auf, deren Beachtung den Zugang zum Verständnis der individuellen Krankengeschichte erleichtern kann.

Von manchen Autoren wird die Störung der Ich-Funktion für einen zentralen Ausdruck der schizophrenen Persönlichkeitsveränderung gehalten (Scharfetter 1986). In diesem Zusammenhang sind auch Störungen der Geschlechtsidentität mit Körperschemastörungen, erhebliche Verunsicherung und auch homosexuelle Tendenzen der vorher eindeutig hetrosexuell orientierten Menschen beschrieben.

Die (recht häufige) Klage von Patienten beiderlei Geschlechts über sexuelle Funktionsstörungen (v.a. Erektions- bzw. Lubrikationsstörung) wirft die schwierige Frage der Abgrenzung krankheitsbedingter von pharmakogenen Effekten auf. Die Häufigkeit dieser Probleme auch ohne neuroleptische Therapie ist umstritten und wissenschaftlich derzeit noch nicht erforscht (Heimann u. Gaertner 1986). Zumindest sind wir den Patienten ein offenes Ohr und eine klare Stellungnahme schuldig.

Sexuelle Probleme bei somatogenen Störungen

Körperlich begründete (somatogene) psychische Störungen, wie sie bei Hirnerkrankungen aller Art, aber auch anderen Körpererkrankungen (s. auch in diesem Buch S. 11ff.) – in unserem Zusammenhang interessieren v.a. auch Entgleisungen des Endokriniums – auftreten können, führen teils zu Libidoverlust und sexueller Funktionseinbuße, etwa im Rahmen eines allgemeinen Antriebsverlustes, teils auch zu sexuellen Enthemmungen (z.B. Stirnhirnsyndrom). Nicht selten ist die Kombination mit einer organisch begründeten Sexualstörung (durch Läsionen am Gehirn, am Rückenmark, an peripheren Nerven, an den Genitalien und durch unmittelbare endokrine Wirkungen), z.B. bei einem Polytrauma. Die Behandlungsmöglichkeit in solchen Fällen ist begrenzt.

Sexuelle Probleme bei Suchterkrankungen

Abhängigkeit, Sucht und ihre Folgeerscheinungen sind bei sexuellen Problemen eng verknüpft. Einerseits kann sexuelle Unzufriedenheit Suchtverhalten fördern. Noch mehr aber sind sexuelle Störungen, bei meist erhaltener Libido, eine häufige, bei erheblichem Suchtmittelmißbrauch eine nahezu unausweichliche Folge. Im Vordergrund steht hier der Alkohol, grundsätzlich gilt aber für den Mißbrauch psychotroper Medikamente und illegaler Drogen (nach z.T. anfänglich besonders intensiv erlebter Sexualität) das gleiche.

Die sekundäre Verarbeitung der auftretenden Probleme führt v.a. bei alkoholkranken Männern oft zu aggressiven Ausbrüchen gegen die Partnerin und zur Entwicklung eines Eifersuchtswahns. Eifersuchtswahn ist aber häufig auch Ausdruck einer organischen (alkoholtoxischen) Psychose, wobei keine reale sexuelle Funktionsstörung vorliegen muß. Der Hinweis auf diese Folgen der Suchterkrankung mag in manchen Fällen die Motivation zur Entwöhnungsbehandlung verbessern. Die Behandlung einer ausgeprägten stoffgebundenen Suchterkrankung erfolgt in aller Regel stationär in den Phasen Entgiftung — Entwöhnung — Resozialisierung.[2] Zu Beginn der Therapie wird von den meisten Therapeuten ein striktes Verbot sexueller Beziehungen für erforderlich gehalten, um dem Ausweichen des Klienten gegenüber der Konfrontation mit dem Suchtproblem vorzubeugen. In der Resozialisierungsphase ist der Einbezug der Sexualität in die neue, von der Sucht befreite Lebensgestaltung wichtig. Ein spezielles Therapiekonzept für die zahlenmäßig größte Gruppe der alkoholabhängigen Männer hat Fahrner (1985) vorgelegt.

Nur am Rande sei erwähnt, daß die sexuelle Perversion einige strukturelle Verwandschaft mit der Suchterkrankung aufweist. Sie unter die "nichtstoffgebundene Süchte" zu subsumieren erscheint nicht fernliegend.

Sexuelle Probleme bei geistigbehinderten Menschen

Eine besondere Betrachtung verdient die Sexualität geistigbehinderter Menschen. Abhängig von Grad und Begleiterscheinungen kann eine sexuelle Selbstverwirklichung sehr unterschiedlich weit gehen, aber durchaus auch längerfristige heterosexuelle Beziehungen einschließen. Die manchmal behauptete Triebhaftigkeit geistigbehinderter Menschen haben wir nicht beobachtet. Vielmehr scheint uns das sexuelle Interesse der Behinderten durchwegs unterdurchschnittlich. Mangel an Steuerungsvermögen, fehlendes Gespür für "passende Situationen" und daraus folgendes unangemessenes Verhalten tragen u.E. zu der Fehleinschätzung bei. Gezielte pädagogische Interventionen können Abhilfe schaffen. Die Aufklärung und Beratung von Eltern und Betreuern ist Voraussetzung einer emanzipatorischen Behindertenpädagogik. Über das Problem der geistigen Behinderung einschließlich der sexualpädagogischen Aspekte existiert eine umfangreiche Literatur (s. z.B. die Schriftenreihe der Gesellschaft für Sexualerziehung und zur Bekämpfung der Geschlechtskrankheiten Baden-Württemberg), allerdings fehlt eine Darstellung der spezifischen Psychopathologie in diesem Zusammenhang.

Besonderheiten im höheren Lebensalter

Schließlich seien auch die Probleme erwähnt, die *alte Menschen* mit der Sexualität haben können. Körperliche Einschränkungen sind im höheren Lebensalter häufiger, die verbreitete Multimorbidität führt zu Schwierigkeiten (Übersicht in Bancroft

---

[2] Der Interessierte findet einen Überblick zu Grundlagen und Möglichkeiten der Therapie in den Darstellungen von Knischewski (1981) und Harsch (1976), der Gesamtverband für Suchtkrankenhilfe hat darüber hinaus sehr umfangreiche Materialien in einem Handbuch (1980) zusammengestellt.

1985). Viele Menschen sind aber, wie wir heute wissen, bis ins hohe Alter sexuell interessiert und erlebnisfähig (Haeberle 1983).

Vorurteile der (meist viel jüngeren) Umgebung und reale Gegebenheiten in Altenheimen und gerontopsychiatrischen Abteilungen stehen einer Verwirklichung sexueller Impulse entgegen. Psychisch gestörte alter Menschen haben es doppelt schwer, unterliegen einem 2fachen Tabu. Mit der sich weiter verändernden Altersstruktur der Bevölkerung kommt den hier angesprochenen Problemen wachsende Bedeutung zu.

Zum Schluß dieses Kapitels eine allgemeine Bemerkung: wir kennen Menschen, die über ihre sexuellen Probleme nicht reden, nichts daran ändern wollen — aus welchen Gründen auf immer. Auch bei objektiv vorliegenden sexuellen Störungen mag der Leidensdruck fehlen, auch eine Kompensation in der Partnerschaft gelingen. Nicht immer ist eine Lösung der Probleme realistischerweise möglich, ein Hilfsangebot ehrlich erfolgversprechend. Wir werden uns damit abfinden müssen. Es geht uns nicht darum, Probleme herbeizureden, jeden zu sexueller Erfüllung zu zwingen, unrealistische Erwartungen zu wecken. Wir meinen aber, daß die Frage der Sexualität beim Umgang mit psychisch gestörten und behinderten Menschen im Blick sein sollte. Die Verbreitung von Kenntnissen und die Bereitschaft auf eine entsprechende Frage zu reagieren und wo immer möglich kompetente Hilfe anzubieten, halten wir für unerläßlich.

4.2.3 Sexuelle Funktionsstörungen als Nebenwirkungen der psychiatrischen Behandlung

Pharmakologische Seiteneffekte von Psychopharmaka auf die Sexualität

Sexuelle Funktionsstörungen kommen keineswegs selten als Begleiterscheinung der pharmakologischen Behandlung psychischer Störungen vor. Zwar ist dem neuerdings von Heimann u. Gaertner (1986) formulierten Hinweis grundsätzlich beizupflichten, daß gerade Sexualität als intimer Ausdruck menschlicher Kommunikation komplexen Einflüssen unterliegt und nicht jede Störung monokausal auf pharmakologische Effekte beziehbar ist. Auch ist die Forschung zur Differenzierung pharmakogener von primär krankheitsbedingten Sexualstörungen methodisch schwierig und auch keineswegs mit eindeutigen Ergebnissen abgeschlossen.

Unbestreitbar sind aber vielfältige — meist negative — Auswirkungen psychotroper Medikamente auf die Sexualfunktion und das sexuelle Erleben. Sie sind theoretisch-pharmakologisch erklärt, empirisch-klinisch belegt und werden in der täglichen Praxis von vielen Betroffenen subjektiv beklagt. Die Bereitschaft Psychopharmaka regelmäßig einzunehmen wird verständlicherweise durch derartige Nebenwirkungen — ausgesprochen oder unausgesprochen — oft gemindert. Noch immer sind sexuelle Nebenwirkungen von Medikamenten weniger bekannt, weniger gut erforscht und weniger in den Präparatinformationen berücksichtigt (vgl. Rote Liste s. Bundesverband der pharmazeutischen Industrie 1986) als andere Seiteneffekte.

Auch in der umfassenden Übersicht von Heimann und Langer (Langer u. Heimann 1983) findet sich — in dem Beitrag von Gaertner zur klinischen Pharmakologie der Neuroleptika (Heimann u. Gaertner, S. 227 ff.) — der Hinweis, Nebenwirkungen auf die Sexualfunktion seien "außerordentlich schlecht dokumentiert" und sollten "bei der Behandlung der Patienten mehr beachtet werden."

Die wesentlichen Erfahrungen über sexuelle Funktionsstörungen unter Psychopharmaka sollen daher, angelehnt an eine Übersicht von Mattern[3] dargestellt werden (Tabelle 2).

Die in erster Linie zur Behandlung produktiver Psychosen eingesetzten Neuroleptika können durchwegs — und zwar weitgehend dosisunabhängig — Libido, Erektion/Lubrikation oder Orgasmus bei beiden Geschlechtern stören. Die Häufigkeit, in der solche Probleme auftreten, ist nicht zuverlässig bekannt, wird aber auf etwa 30% geschätzt. Unter der Einnahme von Phenothiazinpräparaten kann bei Männern die Erektion vermindert oder abgeschwächt, die Ejakulation verzögert oder schmerzhaft sein oder ganz ausbleiben, retrograde Ejakulation und Priapismus treten gehäuft auf. Frauen klagen über fehlende Lubrikation und Schmerzen bei sexueller Aktivität. Die höchste Inzidenz von Erektions-/Lubrikationsstörungen und retrograder Ejakulation (ca. 50%) scheint die Substanz Thioridazin aufzuweisen. Aspermie wurde ebenfalls auf Gaben von Thioridazin, aber auch Chlorpromazin, Mesoridazin, Butaperazin, Perphenazin und Trifluoperazin gehäuft beobachtet (Strauss 1984a, b).

Von Butyrophenonen sind theoretisch seltener Nebenwirkungen zu erwarten, klinische Erfahrungen liegen aber in ähnlicher Weise vor wie für Phenothiazine. 3 pharmakologische Erklärungen sind möglich, die sich in der Regel sumieren: 1) zentrale Sedierung, 2) periphere Störungen des Vegetativums (v.a. die Wurzeln S 2/S 4, Th 11–12 betreffend), 3) endokrine Veranderungen, v.a. erhöhte Prolaktinspiegel. In der Praxis müssen diese Nebenwirkungen in die Therapieüberlegungen einbezogen und gegen die Bedeutung der antipsychotischen oder sedierenden Hauptwirkungen abgewogen werden. Der Patient/die Patientin ist entsprechend aufzuklären und zu beraten. Abhilfe können Wechsel des Präparats, evtl. Dosisreduktion (viele Nebenwirkungen sind dosisunabhängig!), gelegentlich Gabe von Carbachol (z.B. Doryl, Antidot gegen peripher-vegetative Wirkung) oder Bromocriptin (z.B. Pravidel, Prolaktinhemmer) schaffen.

Am Rande sei erwähnt, daß auch versucht wurde, die hemmenden Effekte von Neuroleptika auf die Ejakulation zur Behandlung der Ejaculatio praecox einzusetzen.

Die Bedeutung psychogener (Pacebo)effekte der Medikation auf die Sexualität — positiv wie negativ — ist zu erwähnen und in der ärztlichen Begleitung des Patienten zu berücksichtigen.

---

[3] Mattern C, *Sexualität und deren Beeinflussung durch Medikamente* (unveröffentlichtes Manuskript eines Fortbildungsrefereates im Nervenkrankenhaus Bayreuth am 28. 02. 1985).

Tabelle 2. Nebenwirkungen von Psychopharmaka auf die Sexualität. (Nach Mattern, s.S. 57). ↓ herabgesetzt bzw. beeinträchtigt, (*Pr*) Priapismus beobachtet, Phasen: *I* Lust- Appentenzphase; *II* Erregungsphase (Erektion/Lubrikation); *III* Orgasmusphase. (Mod. nach Strauss u. Gross 1984a, b)

Wirkstoffgruppe (Häufigkeit des Auftretens sexueller Nebenwirkungen)	Beispiele	Dosisbereich (mg/d)	Auswirkungen auf die Sexualfunktion bei					
			Mann in Phase			Frau in Phase		
			I	II	III	I	II	III
Neuroleptika: Phenothiazine (31,6%)	Thioridazin (Melleril)	25–2400	↓	↓ (Pr)	↓	↓	↓	↓
	Levomepromazin (Neurocil)	25–50		↓ (Pr)				
	Fluphenazin (Dapotum, Lyogen)	12,5–150/Woche	↓	↓	↓	↓	↓	
Butyrophenone (28,5%)	Haloperidol (Haldol)	1–5	↓	↓ (Pr)	↓			
	Benperidol (Glianimon)	0,5–1,5	↓					
Andere	Clopenthixol (Ciatyl)	10–225	↓	↓	↓			
	Chlorprothixen (Truxal)	100–300	↓		↓	↓	↓	
	Sulpirid (Dogmatil, Meresa)	?	↓	↓	↓	↓		
Antidepressiva: Thymoleptika (trizyklische 19,8%)	Amitriptylin (Saroten)	25–200	↓	↓	↓	↓	↓	
Andere 12,5%	Doxepin (Aponal, Sinquan)	?	↓			↓		

	Clomipramin (Anafranil)	50–300	↓	↓	↓	↓	↓	↓
	Imipramin (Tofranil)	25–250	↓	↓	↓			↓
	Desipramin (Pertofran)	75–225	↓	↓	↓			
Tranquilizer: (Benzodiazepine: 17,5%)	Diazepam (Valium)	10		↓		↓		
	Oxazepam (Adumbran)	30–45	↓			↓		
	Chlordiazepoxid (Librium)	15–150	↓	↓	↓	↓	↓	
Andere	Lithium (10,2%)	0,6–1,5 mVal/l	↓	↓		↓		

Ähnliches wie für die Neuroleptika beschrieben, gilt auch für trizyklische Antidepressiva. Störungen von Appentenz, Erektion/Lubrikation und Orgasmus sollen nach ihrer Einnahme einer Studie von Rodham zufolge bei etwa 70% der Patienten auftreten, die sich vorher in ihrer Sexualität nicht wesentlich beeinträchtigt fühlten. Nach Langer und Schönbeck (in Heimann u. Gaertner 1986, S. 96 ff.) reduzieren sie "nicht selten" Libido, Erektions- und Ejakulationsfähigkeit. Daben kommt im Rahmen der anticholinerger Effekte eine Sekretionsverminderung der Schleimdrüsen wie im Mund auch in der Vagina vor, zur Abhilfe kann Dihydroergotamin versucht werden.

Freilich kann andererseits eine erfolgreich antidepressive Medikation krankheitsbedingte Sexualstörungen erheblich bessern.

Nach einer Mitteilung von Gartrell im American Journal of Psychiatry 1986 soll Trazodon (ein Antidepressivum) in einer Dosis von 150 mg täglich bei etwa 50% behandelter Frauen Libido und sexuelle Aktvitität deutlich steigern (zit. nach Deutsches Ärzteblatt 1987).

Das zur Rückfallprophylaxe bei affektiven Psychosen eingesetzte Lithium beeinträchtigt Libido und Erektion/Lubrikation, wobei Angaben über die Häufigkeit zwischen 15 und 50% schwanken.

Die Wirkung der sog. Tranquilizer vom Benzodiazepintyp auf die Sexualität ist dosisabhängig. Während geringe Mengen durch Enthemmung and Anxiolyse psychogenen sexuellen Funktionsstörungen entgegenwirken können, vermindern hohe Dosierungen durch zentrale Sedierung das sexuelle Interesse.

Auswirkungen der Hospitalisierung auf die Sexualität

Pharmakologische Effekte sind jedoch nicht das einzige Element einer psychiatrischen Behandlung, das die Sexualität beeinflussen kann. Längerfristige Aufnahme in Einrichtungen der stationären psychiatrischen Versorgung von dem früher üblichen kustodialen Typ (Anstalt) brachte vielmehr fast regelmäßige Verluste an Initiative und Selbstbestimmung, Mangel an Rückzugs- und Intimitätsmöglichkeiten und andere ungünstige Lebensumstände mit sich. Die Stationen waren meist geschlossen und grundsätzlich nach Geschlechtern getrennt. Sexuelle Lebensregungen wurden sanktioniert und unterbunden. Mag auch die Darstellung Goffmans (1972) überzogen sein, so wiesen doch viele Krankenhäuser Merkmale der "totalen Institution" auf. Ein entscheidendes Element dieser Institution ist nach unserem Verständnis die Desexualisierung des Lebens ihrer Bewohner. Patienten solcher Häuser erlitten das u.a. von Ciompi (1980) beschriebene Syndrom des psychischen Hospitalismus, in dessen Folge es auch zum Verlust des sexuellen Interesse und zu erheblich reduzierter sexueller Aktivität kam.

4.2.4 Zum Umgang mit der Sexualität in psychiatrischen Institutionen

Mit der Psychiatriereform und der Verbesserung der Lebensbedingungen in psychiatrischen Krankenhäusern auch und gerade für "Langzeitpatienten" sowie der Reduzierung stationärer Aufenthalte zugunsten ambulanter Betreuung hat sich einiges geändert. Viele frühere "Anstaltsinsassen" leben jetzt ohne wesentliche Einschränkungen in der Gemeinde. Innerhalb der Klinik schaffen Öffnungen der Stationen, Aufhebung der Geschlechtertrennung und bauliche Veränderungen (kleinere, besser ausgestattete Zimmer) Möglichkeiten zu Kontakt und Intimität. Milieugestaltung, Sozialtherapie, Psychotherapie auch bei schwer psychisch Kranken wirken der Hospitalisierung entgegen und versuchen bereits eingetretene Schäden zu kompensieren.

Unter diesen veränderten Rahmenbedingungen werden auch sexuelle Interessen sichtbar. Freilich treten dadurch sexuelle Entwicklungsbehinderungen, Funktionsstörungen und Deviationen auch klarer hervor und werden erst zum Problem. Andererseits sind Beobachtungen von spontan ontstandonen, subjektiv befriedigenden und bereichernden und auch stabilen Partnerbeziehungen nicht selten.

Manche Mitarbeiter psychiatrischer Einrichtungen, v.a. solche mit langer Erfahrung, sind durch die Veränderungen, gerade durch noch ungeschickte Lebensäußerungen unerfahrener Patienten, schockiert und reagieren mit Entrüstung undd der Forderung nach rigider Kontrolle. Für die therapeutisch Verantwortlichen stellt sich die Aufgabe der geduldigen Bearbeitung solcher Probleme und der Schaffung einer gedeihlichen, für alle Beteiligten erträglichen Lösung.

Konkrete Probleme beim Verzicht auf eine rigide Unterbindung sexuellen Lebens der Patienten seien nicht verschwiegen. Die Frage der wirksamen Antikonzeption kann sich stellen, zumal eine Schwangerschaft unter den gegebenen Umständen oft sehr problematisch wäre. Dabei muß das Selbstbestimmungsrecht der Beteiligten gewahrt werden. Informationen sind aber zu vermitteln, Wege aufzuzeigen und konkrete Hilfen zu geben. Die Verantwortung der männlichen Beteiligten ist zu wecken.

Noch schwieriger ist nach unserer Erfahrung der Umgang mit Machtverhältnissen innerhalb der Patientengruppe. Es kommt vor, daß physisch oder psychisch überlegene Patienten schwächere mit Druck oder Gewalt oder durch Überrumpelung zu sexuellen Aktivitäten (hetero- oder homosexuell) bewegen wollen, ohne daß dazu eine echte Einwilligung vorliegt. Wir sehen eine wichtige therapeutische Aufgabe darin, sensibel für solche Beziehungen zu sein, ggf. wachsam zu werden und zum Schutz des Schwächeren zu intervenieren.

Sexuellen Fragen und Problemen stationärer Patienten gerecht zu werden erfordert vom Therapeuten die Berücksichtigung in der Untersuchungssituation (Sexualanamnese!) und während der laufenden Betreuung (Visitengespräche), Offenheit und Bereitschaft zu gezielten Gesprächen, die der Patient wünscht und ggf. das direkte, aber behutsame Zugehen auf zu vermutende Probleme.

Über dieses therapeutische Basisverhalten hinaus haben wir auf Stationen zur mittel- und längerfristigen Behandlung vorwiegend psychotischer Patienten mit gutem Erfolg spezielle Gesprächsgruppen zu Fragen von Partnerschaft und Sexualität angeboten. Das Thema wurde von Patienten ausdrücklich gewünscht, die Teilnahme war freiwillig. Über eine derartige Gruppe soll hier berichtet werden.

Darstellung einer themenzentrierten Patientengruppe zu Fragen der Partnerschaft und Sexualität. Sie fand auf einer halbgeschlossenen gemischtgeschlechtlich belegten Station mit 19 Behandlungsplätzen statt, die der mittelfristigen Behandlung schizophrener Patienten — vorwiegend mit sog. Minussymptomen — dient. Das gesamte Stationsmilieu ist unter Berücksichtigung empirisch-psychologischer Erkenntnisse zur Informationsverarbeitung und Affektivität Schizophrener organisiert, eine modifizierte therapeutische Gemeinschaft ist angestrebt. Die gezielte Therapie basiert im wesentlichen auf kognitivem Training schizophrener Basisstörungen (Brenner et al. 1983) und lebenspraktischem Training. Die Arbeit wird von einem interdisziplinären Team aus Arzt, Psychologe, Sozialarbeiter und psychiatrisch erfahrenen Schwestern/Pflegern geleistet. Auf dieser Station wurden von Patienten häufig Beziehungs- und Sexualprobleme geäußert, der Wunsch nach einer gezielten Besprechung kam auf.

Die Gruppe lief über 1 Jahr, wöchentlich fand eine Sitzung von etwa 1 Stunde Dauer statt. Teilnehmer waren je Sitzung 5–6 Patienten, je etwa zur Hälfte Männer und Frauen. Das Alter lag zwischen 20 und 40 Jahren. Alle Patienten litten an schizophrenen Psychosen, während der Gruppenteilnahme bestanden keine hochakuten paranoid-halluzinatorischen Phänomene (Ausschlußkriterium). Das intellektuelle Niveau war unterschiedlich mit einer Tendenz zum leicht unterdurchschnittlichen. Die sexuelle Erfahrung differierte stark, einige hatten noch keine reale sexuelle Beziehung erlebt. Eine konstante Teilnahme wurde angestrebt, war aber nicht immer durchzuhalten. In der ersten Zeit war die Gruppe auch für neue Mitglieder offen, so daß die Zusammensetzung insgesamt schwankte.

Die Gruppenleitung nahmen eine Sozialpädagogin und ein Arzt abwechselnd, teils auch gemeinsam wahr. Als Kotherapeutin nahm eine Krankenschwester der Station teil.

In der 1. Phase standen Informationsbedürfnisse im Vordergrund. Die Teilnehmer wurden über Anatomie der Sexualorgane, Sexualfunktion, Menstruation, Schwangerschaft und Empfängnisverhütung aufgeklärt. Die Themen ergaben sich im Gruppengespräch. Dabei traten Informationsdefizite selbst über grundlegende Fragen hervor, an die Stelle konkreter Vorstellungen waren häufig nur schwer korrigierbare Mythen und Vorurteile getreten. Das Informationsgespräch wurde durch Aufklärungsmaterial der "Pro Familia" und Unterrichtsmaterialien zum Sexualkundeunterricht der Hauptschule ergänzt. Das Interesse war groß.

In der 2. Gruppenphase befaßten wir uns mit affektiven Aspekten von Sexualität und Partnerschaft und besprachen in der Runde Erfahrungen, Wünsche und Nöte der Teilnehmer. Absolute Vertraulichkeit wurde vereinbart und war eine wichtige Voraussetzung zur Offenheit.

Beachtenswert ist, daß die Frauen in der Gruppe tendenziell besser informiert waren und eine höhere soziale Kompetenz aufwiesen als die Männer.

Mehrere Gruppenteilnehmer taten sich mit der Aufnahme heterosexueller Kontakte schwer. Wir entwickelten im Sinne der kognitiven Verhaltenstherapie Strategien dazu und probierten sie im sozialen Rollenspiel aus. "Hausaufgaben" wie Bewältigung konkreter Situationen, Aufzeichnungen zu vorgegebenen Fragen usw. verlängerten die Gruppenarbeit über die Stunde hinaus.

Wo notwendig, standen Therapeuten und Kotherapeuten für Einzel- und Paargespräche zur Verfügung.

Das Gruppenangebot wurde überwiegend positiv aufgenommen, wenn auch, v.a. bei nichtteilnehmenden Patienten und Mitarbeitern, dazu trotz entsprechender Informationen Ängste und Mißtrauen aufkamen. Die Teilnehmer waren meist subjektiv zufrieden und kamen gerne. Wir glauben, daß wir mit der Gruppe den sachlichen Informationsstand heben, sexuelle Probleme enttabuisieren und wenigstens ansatzweise angemessenes Problemlösungsverhalten fördern und auch positive emotionale Besetzungen herstellen konnten.

In jüngster Zeit hat uns die Aids-Welle zu neuen therapeutischen Aktivitäten veranlaßt. Unseres Erachtens gilt es einerseits, durch gezielte Informationen und Hilfsangebote Gefahren zu bannen, andererseits einer Aids-Hysterie ebenso zu begegnen wie der Gefahr des Rückschritts in neue Tabuisierung und neue Prüderie. Informationsgruppen, therapeutische Einzelgespräche auf Wunsch und mit erkennbar Gefährdeten, aber auch kostenlose Abgabe von Kondomen durch Therapeuten auf Anforderung scheinen uns eine zunächst angemessene Reaktion darzustellen.

4.3 Sexuelle Deviation, Perversion und Delinquenz als psychiatrisches Problem — Rechtsfragen

4.3.1 Allgemeines zur sexuellen Deviation

Das Vorliegen einer subjektiv als Leiden definierten sexuellen Funktionsstörung führt den Betroffenen zum Arzt bzw. Psychotherapeuten und begründet so eine "normale" therapeutische Beziehung. Bei der Beschäftigung mit sexuellen Deviationen liegen die Dinge häufig anders.

Die Bewertung und "Behandlung" nichtdelinquenter sexueller Verhaltensabweichung ist ebenso wie die Betreuung sexueller Rand- und Sondergruppen primär keine psychiatrisch-psychotherapeutische Aufgabe. Allerdings können aus der Zugehörigkeit zu solchen Gruppen und Subkulturen Probleme erwachsen, namentlich soziale Isolierung und Ächtung sowie Kommunikationsschwierigkeiten mit Bezugspersonen, Suchtverhalten, aber auch depressive Verstimmungen bis zur manifesten Suizidalität. Hier ist natürlich Beratung und begleitende Hilfe, in der akuten Zuspitzung Krisenintervention erforderlich.

Treten sexuelle Verhaltensabweichungen passager im Jugendalter auf, wird ärztlicher Rat immer wieder von besorgten Eltern gesucht. Aufklärung, Beruhigung und angemessenes Gespräch mit dem Betroffenen können psychohygienisch wirksam sein.

Auf Sonderprobleme wie die psychiatrische Betreuung Transsexueller einschließlich der Begutachtung zur Durchführung geschlechtsumwandelnder Operationen soll hier ebensowenig eingegangen werden wie auf spezielle Formen sexueller Deviationen und auf die Probleme sexueller Randgruppen, namentlich der Homosexuellen beiderlei Geschlechts.

4.3.2 Rechtsfragen, Hinweise zur Begutachtung

Im Sexualstrafrecht

Neben den eigentlichen therapeutischen Aufgaben ist die häufigste Anforderung an den klinischen Psychologen und Psychiater auf sexualwissenschaftlichem Gebiet die fachkundige Stellungnahme zu Rechtsfragen als Sachverständiger. Deshalb sollten hier einige sexualwissenschaftliche Aspekte der forensischen Psychiatrie aufgezeigt werden.

Am häufigsten wird der Sachverständige zur Beurteilung von Sexualstraftätern in Ermittlungs- und Strafverfahren zugezogen. Wenn es auch Aufgabe des Sachverständigen ist, objektiv zu den ihm gestellten Fragen Stellung zu nehmen und nicht seine Sache sein kann, juristische Normen zu beurteilen, ist ein Seitenblick auf politische und rechtssystematische Vorgaben des Sexualstrafrechts zum Verständnis doch unerläßlich. Während früher "Sittlichkeitsvergehen" verfolgt wurden, hebt das Strafrecht der Bundesrepublik Deutschland in der Fassung des 4. Gesetzes zur Reform des Strafrechts 1973 auf den "Schutz der sexuellen Selbstbestimmung" ab. Diese Tendenz wird von sexualwissenschaftlicher Seite einhellig begrüßt und schafft auch Voraussetzungen für eine einigermaßen objektive Beurteilung sexuell delinquenten Verhaltens. Die Aufzählung der noch inkriminierten Tatbestände zeigt aber bereits, daß der Ansatz nicht konsequent durchgehalten wurde:

Tatbestände des Sexualstrafrechts nach dem geltenden Strafgesetzbuch in der Bundesrepublik Deutschland

§ 173 Beischlaf zwischen Verwandten,
§ 174 Sexueller Mißbrauch von Schutzbefohlenen,
§ 175 Homosexuelle Handlungen,
§ 176 Sexueller Mißbrauch von Kindern,
§ 177 Vergewaltigung,
§ 178 Sexuelle Nötigung,
§ 179 Sexueller Mißbrauch Widerstandsunfähiger,
§ 180 Förderung sexueller Handlungen Minderjähriger,
§ 182 Verführung,
§ 183 Exhibitionistische Handlungen,
§ 183a Erregung öffentlichen Ärgernisses,
§ 184 Verbreitung pornographischer Schriften.

Gerade die am häufigsten beobachtete Straftat der "exhibitionistischen Handlung" stellt nicht immer eine Verletzung des sexuellen Selbstbestimmungsrechts dar. Andererseits bleiben auch schwerwiegende Verstöße innerhalb einer Ehe nach wie vor straffrei. (Eine Änderung in diesem Punkt ist derzeit angestrebt.) Nach wie vor betont das Strafrecht für die Unterscheidung der Delikte äußerliche Merkmale (wie die Immissio penis für die Abgrenzung Vergewaltigung, Nötigung) und nicht das Ausmaß der Verletzung des Selbstbestimmungsrechtes. Eine Kommission der Deutschen Gesellschaft für Sexualforschung hat kürzlich eine Zusammenstellung wichtiger Diskussionsbeiträge zum Thema veröffentlicht (Jäger u. Schorsch 1987).

Praktische Aufgabe des psychiatrischen und psychologischen Sachverständigen im Strafverfahren ist es, zu den Voraussetzungen einer Schuldunfähigkeit bzw. erheblich verminderten Schuldfähigkeit (§§ 20/21 StGB) beim Täter zur Tatzeit und konkret bezogen auf die vorgeworfene Tat Stellung zu nehmen. Gerade bei Strafverfahren wegen Sexualdelikten werden häufig Sachverständige zugezogen. Wegen der komplexen Voraussetzungen wird sich meist die Untersuchung sowohl durch den psychiatrisch und sexualwissenschaftlich weitergebildeten Arzt als auch durch den klinischen Psychologen empfehlen. Welchem der beiden Ansätze die entscheidende Bedeutung zukommt, wird von den Umständen des Einzelfalles abhängen.

Leitlinien für die psychiatrische Begutachtung im Strafrecht sind den neuen Lehrbüchern von Luthe (1985), Rasch (1986), Venzlaff (1986) und Glatzel (1985) zu entnehmen. Wichtige Hinweise zum Recht des Maßregelvollzuges und ihren Auswirkungen auf gutachterliche und therapeutische Entscheidungen hat Vockart (1986) zusammengestellt. Die Besonderheiten bei der Begutachtung von Sexualstraftätern müssen dabei berücksichtigt werden. Die häufig unzulänglichen Qualitäten dieser Arbeiten hat Pfäfflin (1978) nachgewiesen. Unzureichende Datenerhebung, fragwürdige Interpretationen und moralisierende Herabsetzung der Delinquenten sind leider nicht selten. Daß neben einer gründlichen Anamneseerhebung, körperlichen, psychopathologischen und allgemein-psychologischen Untersuchung Sexualanamnese, sorgfältige Analyse des Sexualverhaltens einschließlich seiner psychodynamischen Voraussetzungen und genaue Rekonstruktion der Tatumstände unerläßlich sind, sollte selbstverständlich sein.

Hinsichtlich der Interpretation ist mit Glatzel (1985b) vor dem Zirkelschluß zu warnen, sexuelle Delinquenz bzw. Deviation für sich genommen als Ex- bzw. Dekulpierungsgrund anzusehen.

Ist das sexuelle Fehlverhalten als Symptom einer schwerwiegenden psychischen Erkrankung oder Störung anzusehen oder tritt aufgrund einer solchen Störung ein vollständiger Verlust an Kritik- und Steuerungsvermögen in der Situation ein (z.B. bei schweren hirnorganischen Beeinträchtigungen), so ist die Entscheidung leicht. Viel häufiger wird aber zu prüfen sein, ob eine sexuelle Deviation oder eine aggressive sexuelle Handlung unter den konkreten Tatumständen dem Begriff der "sonstigen schweren seelischen Abartigkeit" zu subsumieren ist. Hierfür werden Kriterien insbesondere im Rahmen des Perversionsbegriffes von Giese (1959) und Schorsch et al. (1985) vorgeschlagen, sexuelle Perversion rückt in diesem Verständnis in die Nähe des Konzepts der nichtstoffgebundenen Suchtentwicklung (so bei Rasch 1986).

Aus der eigenen Begutachtungspraxis scheinen uns folgende Anhaltspunkte von besonderer Bedeutung:

1) die Einschätzung der psychosexuellen Persönlichkeitsreife, die Hinweise auf den Grad der Fixierung einer Störung ebenso geben kann wie auf synchrone bzw. asynchrone Entwicklung der Sexualität zur übrigen Persönlichkeitsentwicklung;
2) der Sozial- bzw. Partnerbezug des Sexualverhaltens,
3) die "erotische Kultur", d.h. das Ausmaß, in dem sexuelle Handlungsimpulse in komplexere Muster der Kontaktaufnahme, der Situationsgestaltung und der Entwicklung der Genußfähigkeit eingebettet werden.

Zu beachten ist, daß vom äußeren Tathergang sexuelle Handlungen durchaus nichtsexuelle Motive haben können, z.B. als Aggressionshandlungen aufzufassen sind, zur Bewältigung von Minderwertigkeitsgefühlen dienen, Mittel zur Unterdrückung werden, andererseits sexuelle Motive auch solchen Handlungen zugrundeliegen können, die spontan nicht mit sexuellem Erleben in Zusammenhang gebracht werden (wie Stehlhandlungen, Brandstiftung etc., wobei derartige Zusammenhänge allerdings eher selten sind).

Nochmals sei darauf hingewiesen, daß die Feststellung einer allgemeinen Schuldfähigkeit niemals sinnvoll sein kann, sondern das Vorliegen der Voraussetzungen der §§ 20, 21 StGB immer nur ganz konkret unter Berücksichtigung aller Tataspekte, z.B. auch des Verlaufs der Kommunikation von Täter und Opfer zu prüfen ist.

Über die Frage der Schuldfähigkeit hinaus sollte der Sachverständige u.E. bemüht sein, die subjektiven Aspekte einer Tat einschließlich des Tatmotivs zu beleuchten, um dem Richter durch Einsatz seiner Sachkunde das Verständnis zu erleichtern.

Am schwierigsten wird regelmäßig die Frage der kriminologischen Prognose zu klären sein. Die zum Vorliegen und zum Schweregrad der sexuellen Perversionen entwickelten Kriterien sind auch hier anwendbar. Trotzdem bleiben nicht unerhebliche und kaum auflösbare Unsicherheiten. Die Prognose wird natürlich auch davon beeinflußt, ob eine Therapie angeboten und angenommen wird und von welcher Qualität die Therapie ist.

Das Opfer einer Sexualstraftat wird vom Psychiater und Psychologen häufig höchstens im Rahmen der Begutachtung zur Glaubwürdigkeit des Zeugen gesehen. Wissenschaftliche Untersuchungen zur Opferpersönlichkeit und zu den psychischen Folgen einer Sexualstraftat sind selten. Noch weniger wird nach unserer Kenntnis die therapeutische Aufgabe der Betreuung von Opfern wahrgenommen (Angebote hierfür finden sich in Form von Selbsthilfegruppen). Sie kann psychohygienisch von großer Bedeutung sein, nicht zuletzt zur Prophylaxe schädigungsbedingter sexueller Ängste, Fehlhaltungen und Funktionsstörungen.

Auf anderen Rechtsgebieten

Überwiegend befaßt sich die forensisch-psychiatrische und sexualwissenschaftliche Literatur mit der Sexualdelinquenz im Strafrecht. Vielfach außer acht bleiben sexualwissenschaftliche Fragen auf anderen Rechtsgebieten. Wenigstens 2 Anmerkungen seien hier gemacht:

1) *Im Zivilrecht* sind sexualwissenschaftlich relevante Probleme am häufigsten im Eherecht zu erwarten. So sind Eheaufhebungsgründe im Sinne von § 32 Abs. 1 EheG nach der Rechtssprechung u.a. körperliche und psychische Beiwohnungsunfähigkeit, Beiwohnungsunwilligkeit, aber auch sexuelle Deviationen wie Exhibitionismus und Pädophilie, daneben Homosexualität und Transsexualität (Venzlaff 1986).

2) *Sozialrechtlich* können sexuelle Funktionsstörungen und Deviationen in mehrfacher Weise Bedeutung gewinnen. Daß es sich bei ausgeprägten, subjektives Leid hervorrufenden sexuellen Störungen um behandlungsbedürftige Krankheiten handelt, die Leistungspflicht der gesetzlichen Krankenversicherungen nach sich ziehen können, dürfte kaum strittig sein.
Treten dagegen sexuelle Funktionsstörungen als Folge eines schädigenden Ereignisses ein, so werfen die geltenden Empfehlungen zum Unfallrecht (Günther u. Hymmen 1980) und zum sozialen Entschädigungsrecht (Bundesarbeitsminister 1983) Schwierigkeiten auf. Sexuelle Beeinträchtigungen kommen nämlich trotz ihrer Bedeutung für den Betroffenen in den sog. "Gliedertabellen" nicht vor oder ihre Berücksichtigung wird sogar ausdrücklich abgelehnt. Nur das Ausweichen auf Nachbarbegriffe (wie "Störungen des vegetativen Nervensystems") oder die Bewertung psychoreaktiver Folgen der sexuellen Störung kann zu einer angemessenen Entschädigung führen. Auf den Empfehlungscharakter von Tabellenwerten und eine insoweit bestehende Freiheit des Sachverständigen in der Bewertung ist hinzuweisen. Schwierigkeiten in der Objektivierung und die Gefahr der Fixierung von Störungen durch Entschädigungsansprüche sollen nicht geleugnet werden, können aber kein Argument für eine grundsätzliche Ablehnung solcher Ansprüche sein.

Zur Verdeutlichung sei ein Fallbeispiel vorgestellt: Bei einer 1928 geborenen Frau ist die Sexualanamnese unauffällig. Sie hatte nach eigenen Angaben mit ihrem um 8 Jahre jüngeren Partner regelmäßig durchschnittlich 2mal wöchentlich befriedigende und ungestört verlaufende sexuelle Kontakte, die meist zum Orgasmus führten. Im Jahre 1984 erlitt sie bei einem Verkehrsunfall eine Fraktur des 12. Brustwirbelkörpers, die zu einer 2monatigen stationären Behandlung zwang. In der Folge blieben Inkontinenz für Kot und Urin und eine globale sexuelle Funktionsstörung zurück. Von urologischer Seite war eine Schädigung der die Harnblase versorgenden Nervenäste urodynamisch objektivierbar. Der Antrag der Frau auf eine Entschädigung wegen Verlustes der Sexualfunktion wurde zunächst abgelehnt. Hiergegen erhob sie Klage zum Sozialgericht. Bei der Untersuchung berichtete sie über einen Verlust der Lubrikation und über ein Ausbleiben der Appetenz wegen der bestehenden Inkontinenz. Sie war wegen dieser Störung erheblich depressiv verstimmt und befürchtete den Verlust des Partners. Der übrige psychopathologische Befund war unauffällig. Bei der neurologischen Untersuchung im Genitalbereich gab sie Hyp- und Parästhesie für Schmerzen und Berührung im Bereich der gesamten Vulva mit Ausnahme des lateralen Randes der rechten großen Labie, in der linken Leiste sowie an beiden Oberschenkeln bis eine Hand breit proximal des Kniegelenks, links ausgeprägter als rechts, sowie für Berührung im Bereich der Afteröffnung an. Im Zusammenhang mit der Anamnese und dem urologischen Befund mußte eine organisch bedingte Lubrikationsstörung angenommen werden und darüber hinaus eine psychogene Appetenzstörung diagnostiziert werden. Beides war als Schädigungsfolge anzuerkennen und als "vegetative Funktionsstörung" mit einer Minderung der Erwerbsfähigkeit von 30% zu bewerten.

4.3.3 Therapie sexueller Delinquenz

Übersicht

Unter den Patienten, die von den Gerichten zu Maßregeln der Sicherung und Besserung in psychiatrische Krankenhäuser eingewiesen wurden, stellen die Sexualstraftäter einen nicht unwesentlichen Anteil. Nach einer eigenen Untersuchung (Böcker u. Weig 1980) lag von 143 in den Jahren 1947–1964 und 1965–1978 in einem psychiatrischen Krankenhaus auf der Rechtsgrundlage von §§ 63/64 StGB aufgenommenen Patienten 37 ein Sexualdelikt zur Last, die zweitgrößte Deliktgruppe nach den Eigentumsdelikten. Auffallend war bei der Gruppe der Sexualstraftäter die Häufung der Diagnosen "intellektuelle Minderbegabung" und "Persönlichkeitsstörung", wohingegen "endogene Psychosen" im Vergleich zur Gesamtpopulation der Krankenhauspatienten, aber auch zu den Patienten im Maßregelvollzug insgesamt deutlich unterrepräsentiert waren. Die Patienten entstammten zumeist der sozialen Unterschicht, sie waren ausnahmslos männlichen Geschlechts und gehörten allen Altergruppen von 18 bis 65 Jahre an. Nach unseren Erfahrungen sind Sexualstraftäter im Maßregelvollzug häufig "ungeliebte" Patienten. Sie nehmen innerhalb der Stationsgruppen häufig Außenseiterpositionen ein und werden gehänselt, bei den therapeutischen und pflegerischen Mitarbeitern bestehen Vorurteile und Ängste, das Sicherheitsrisiko wird als besonders hoch angesehen.

Die angebotene Therapie ist — soweit wir dies überblicken — in vielen Einrichtungen des Maßregelvollzugs unzureichend und völlig unspezifisch.

Sedierende Medikation und Gabe hochpotenter Neuroleptika sowie Arbeitstherapie stehen im Vordergrund. Wenn sexuelle Deviation gezielt angegangen wird, dann in der Regel im Sinne der "Triebdämpfung". Während "Psychochirurgie" und operative Kastration in den letzten Jahren keine wesentliche Rolle spielten, werden Antiandrogene häufiger eingesetzt, auch ohne begleitende Psychotherapie. Über die Problematik und fragliche Wirksamkeit dieser Therapie ist hinreichend publiziert worden (Kockott 1984b), wir halten sie nur in Ausnahmefällen für vertretbar, etwa wenn wegen einer organischen Störung die Steuerungsfähigkeit stark vermindert ist und andererseits erwiesenermaßen auch die Lernfähigkeit nicht ausreicht, um eine hinreichende Selbstkontrolle zu erarbeiten.

Die gezielte psychotherapeutische Behandlung der Sexualdelinquenz ist an sich eine naheliegende Antwort auf das Problem. Sie kommt aber den wenigsten der Betroffenen tatsächlich zugute. Der Mangel an Mitarbeitern mit qualifizierter Ausbildung und der ungünstige Personalschlüssel in den psychiatrischen Großkrankenhäusern, v.a. auch deren Bereichen für forensische Psychiatrie, trägt dazu bei. Vieles wird aber auch aufgrund verbreiteter Vorurteile unterlassen. Relativ geringe Intelligenz, ungünstige Sozialisation, fehlende primäre Motivation der Klienten und das von Zwängen des Straf- bzw. Maßregelvollzuges geprägte Setting führen rasch zu dem Schluß, die Betroffenen seien "therapieungeeignet". Auch Rasch u. Sassenberg (1983) stellten fest, therapeutische Anstrengungen bei (wegen Sexualdelikten) strafrechtlich untergebrachten Patienten seien "in der Regel recht gering", "bezüglich der Abnormen" herrsche "das Dogma der Unbehandelbarkeit" vor.

Gespräche zeigen, daß Psychologen und Ärzte in vielen Einrichtungen des Maßregelvollzugs sich dieses Defizits bewußt sind und nach Abhilfe suchen. Auch viele Richter und Staatsanwälte sind erfahrungsgemäß an therapeutischen Angeboten interessiert und auch bereit, Strafen unter Therapieauflagen zur Bewährung auszusetzen. Dafür sind aber Therapieangebote im ambulanten wie im stationären Bereich erforderlich. Daß bei der Zuweisung zu einer ambulanten Therapie und bei Entscheidungen über Lockerungen im Maßregelvollzug und über die bedingte Aussetzung einer Maßregel nach § 67 StGB der Aspekt der öffentlichen Sicherheit nicht außer acht bleiben darf und eine sorgfältige Prognosenabschätzung erforderlich ist, versteht sich von selbst. Eine spektakuläre neuerliche Straftat bei einem eben aus dem Maßregelvollzug Entlassenen kann über die öffentliche Reaktion und das gestörte Vertrauen der Vollzugsbehörde in die Zuverlässigkeit der Therapeuten unsere Arbeit erheblich gefährden.

Pionierarbeit in der Entwicklung einer gezielten Therapie für Sexualstraftäter (durch Kombination verhaltenstherapeutischer Ansätze mit tiefenpsychologischer Fundierung) hat die Hamburger Arbeitsgruppe um Schorsch geleistet, die ihr Modell beispielhaft dargestellt hat (Schorsch et al. 1985). Freilich wurde auch dort die Grenze relativ hoch angesetzt, es wurden nur ambulante Klienten akzeptiert und Minderbegabung war ein Ausschlußkriterium. Im übrigen ist die Modelluntersuchung abgeschlossen, nach unseren Informationen werden Behandlungen in diesem Setting derzeit in Hamburg nicht durchgeführt.

Ähnliche Verhältnisse wie im Maßregelvollzug herrschen auch im Strafvollzug. In Justizvollzugsanstalten sind spezifische Beratungs- und Therapieangebote sehr stark beschränkt. Beispielhaft erscheint das Angebot des Geschlechtsrollenseminars in der Jugendvollzugsanstalt Hameln von Heilemann (Tügel u. Heilemann 1987). Ziel ist hier, jugendliche Sexualstraftäter zu einer partnerschaftlich erlebten Sexualität zu führen. Dies geschieht in strukturierten Gruppengesprächen, an denen Frauen (Mitglieder von Frauengruppen, Mütter, Psychologinnen, Freundinnen, frühere Opfer von Sexualstraftaten), teilnehmen und die Klienten mit weiblichen Reaktionen auf ihre Vorstellungen konfrontieren. Dabei sollen bisher erworbene, stark mit Gewaltassoziationen besetzte Sexualvorstellungen auf die Wirkung beim weiblichen Geschlecht hin überprüfbar gemacht werden, eigene sexuelle Einstellungen und Attribuierungen sollen hinterfragt und neue Formen erlebbarer Sexualität begründet werden. Die Erfahrungen sind ermutigend.

Gegen das Konzept ist eingewandt worden (Breitenbach 1986), es beute Frauen, v.a. frühere Opfer, als "Therapiemittel" aus. Die Beteiligung früherer Opfer an der Therapie ist auch aus unserer Sicht problematisch. Die in diesem Zusammenhang geäußerten Befürchtungen sind nicht von der Hand zu weisen. Entschieden zu widersprechen ist aber der Behauptung, Vergewaltigung habe nichts mit falschen Vorstellungen von Frauen, ihren Ansichten und Erwartungen zu tun — viele Erfahrungen belegen das Gegenteil. So halten wir den Hamelner Versuch — möglicherweise modifiziert — für durchaus nachahmenswert.

Eine "komplexe Adaptationstherapie bei sexuellen Delinquenten" wurde von Zimanova, Weiss und Fuka in der CSSR beschrieben (persönliche Mitteilung). Dabei werden in der Gruppe biographische Zugänge gesucht und Interaktionen der Gruppenteilnehmer gefördert. Eine Katamnese bei 352 Gruppenteilnehmern ergab eine Rückfallquote von 16%. Exhibitionismus und aggressive Sexualhandlungen werden als prognostisch ungünstige Faktoren herausgearbeitet.

Eigene Erfahrungen

Wir selbst arbeiten seit Anfang 1985 gezielt therapeutisch mit Sexualstraftätern. Eine erste Gruppe ist abgeschlossen. Teilnehmer waren 7 männliche Patienten aus dem Maßregelvollzug nach § 63 StGB, die wegen verschiedener "weicher" Sexualdelikte (d.h. ohne wesentliche Gewaltanwendung) eingewiesen worden waren. Diagnostisch bestanden Persönlichkeits- und Verhaltensstörungen, teilweise auf dem Boden leichterer hirnorganischer Veränderungen, teilweise kompliziert durch Alkoholmißbrauch; 4 Patienten waren leicht intellektuell minderbegabt, 2 im unteren Normbereich begabt. Ein deutlich geistig behinderter Mann erwies sich im weiteren Gruppenverlauf als überfordert und nahm nur noch gezielt an solchen Aktivitäten teil, denen er gewachsen war; 1 Patient, dem die Teilnahme angeboten worden war, lehnte nach mehreren Versuchen von sich aus ab.

Die Gruppe wurde von einer Ärztin und einem Arzt geleitet. Als Kotherapeutinnen fungierten eine Sozialpädagogin und 2 Krankenschwestern. Diese große Anzahl von Therapeuten wurde gewählt, um trotz der oft aus persönlichen oder dienstlichen Gründen unvermeidbaren Abwesenheit einzelner einen kontinuierlichen Gruppenverlauf zu gewährleisten. In der einzelnen Stunde waren ein Therapeut und ein Kotherapeut anwesend. Wir achten wie auch andere Autoren auf eine gemischtgeschlechtliche Zusammensetzung des Therapeutenteams, insbesondere auf die Beteiligung von Frauen an dieser ansonsten rein männlichen Gruppe, um weibliche Einstellungen einzubringen und die Konfrontation mit weiblichen Erfahrungen und Bewertungen zu ermöglichen.

Die Arbeit lief über 18 Monate mit wöchentlich einer 1–1 1/2stündigen Sitzung. Therapieziel war der Ersatz delinquenten Sexualverhaltens durch subjektiv befriedigendes sozial verträgliches Verhalten. Am Anfang stand eine mühsame Motivationsarbeit und die Entwicklung von Problembewußtsein. Da wir bald auf große Informationslücken und sachlich falsche Ansichten stießen, beschäftigten wir uns über einige Stunden damit, sexuelle Aufklärung zu vermitteln, durch Materialien der Pro Familia und des schulischen Sexualkundeunterrichts unterstützt.

Die Besprechung konkreter Probleme folgte, etwa bei der Annäherung an eine begehrte Partnerin, der Kontaktaufnahme, der Aufrechterhaltung und Klärung einer Beziehung und — besonders schwer — der Bewältigung von Frustrationserlebnissen. Der kognitive Aufbau von Problemlösungsstrategien, soziales Rollenspiel und — wenn möglich — die Erprobung in der realen Situation mit nachfolgender Besprechung waren die Stufen.

Verhaltenstherapeutische Strategien wie Rekonditionierung von Masturbationsphantasien, Entwicklung von Verhaltensalternativen und Gedankenstopptechniken sollten die Rückfallgefahr herabsetzen. Wir spielten "gefährliche Situationen" immer wieder durch.

Großen Wert legten wir auf die Bearbeitung lebensgeschichtlicher Bezüge, die Berücksichtigung emotionaler Vorgänge und die Entwicklung besseren Verständnisses für die Lage potentieller Opfer. Dabei lag uns an dem Entstehen der Achtung vor dem sexuellen Selbstbestimmungsrecht des anderen, das vorher kaum entwickelt war.

Wichtig schien uns, die Abkehr vom unerwünschten Verhalten zu verknüpfen mit der Verbesserung der Möglichkeit zum Aufbau verträglicher sexueller Beziehungen. Im Gruppenverlauf erwies sich auch, daß für die meisten Mitglieder dieser Gruppe die Delinquenz Ersatzcharakter für ein nichterreichtes partnerschaftliches sexuelles Verhalten hatte   v.a. in der Annäherung an Kinder, aber auch im Exhibitionieren wurden Unreife und Angst vor gleichaltrigen, als überlegen erlebten potentiellen Partnern agiert. Der Feststellung von Schorsch (in Venzlaff 1986), bei der Gruppe der Delinquenten seien "schamhaft-skrupulöse Einstellung zur Sexualität, sexuelle Versagensängste und Funktionsstörungen überzufällig häufig", können wir uns nach unseren Erfahrungen anschließen. Die Vorstellung vom sexuell überaktiven "Triebtäter" erweist sich als Mythos, der zur Realität kaum einen Bezug hat.

Für uns nicht unerwartet erwiesen sich die Sexualprobleme als verwoben mit anderen Schwierigkeiten. Ungünstige Lerngeschichte, allgemeine Defizite in sozialen Fähigkeiten und Schwierigkeiten im Umgang mit Aggression erforderten besondere therapeutische Intervention. Für einige Teilnehmer war der Alkoholabusus ein Problem und stellt für das delinquente Verhalten als "Enthemmer" einen begünstigenden Faktor dar. Hierzu wurde eine ergänzende Suchttherapie angestrebt.

Die Gruppenarbeit war in einen sozialpsychiatrisch-orientierten Gesamttherapieplan eingebettet. Es erwies sich aber als günstig, die Gruppe außerhalb der Maßregelvollzugstationen unter Beteiligung therapeutischer Mitarbeiter, die nicht zugleich für den Vollzug zuständig sind, abzuhalten.

Begrenzungen der Möglichkeiten v.a. in der Realitätserprobung ergeben sich aus den rechtlichen und tatsächlichen Rahmenbedingungen des Maßregelvollzuges.

Trotzdem zeigen die Erfahrungen u.E., daß auch mit einer derart schwierigen Gruppe intelektuell wenig begabter Sexualdelinquenten erfolgreiche therapeutische Arbeit möglich ist. Freilich ist dort die Modifikation gewohnter therapeutischer Techniken notwendig, insbesondere aber auch eine Sprache und ein Abstraktionsniveau, die den Teilnehmern angemessen sind.

Ein auf den ersten Blick paradoxer Gedanke drängte sich uns auf: gerade die Armut im sexuellen Verhaltensrepertoire prägte die Probleme dieser Gruppe. So scheint es nicht mehr abwegig, ihr ein "Programm der sexuellen Bereicherung" (Lo Piccolo u. Müller 1978) in modifizierter Form anzubieten. Wir konnten damit noch keine konkreten Erfahrungen sammeln.

Gegen Ende des Gruppenverlaufes bestand ein gewisser Überdruß, die Meinung, das Thema sei erschöpfend behandelt. Mit einer Ausnahme erklärten sich die Teilnehmer mit dem Therapieangebot zufrieden und waren überzeugt, von einem Rückfall weniger gefärdet zu sein. Nach dem Therapeutenurteil hatten sich Offenheit in der Erörterung sexueller Probleme, Informationsstand, Einfühlungsvermögen in frühere Opfer deutlich gebessert, einige Mythen (z.B. stark mechanisch-biologistische Vorstellungen von Sexualität) erwiesen sich als resistent. Eine Objektivierung der Einstellungsänderungen war dadurch erschwert, daß geeignete Meßverfahren unseres Wissens nicht zur Verfügung stehen. Beachtlich ist aber: 6 der 7 Teilnehmer blieben in der Beobachtungszeit (seit Gruppenbeginn 2 Jahre) ohne Rückfall in der Delinquenz, 2 entwickelten während der Gruppenarbeit einigermaßen stabile, wenn auch nicht problemlos verlaufende heterosexuelle Partnerbeziehungen. Ein Teilnehmer, der der Arbeit von Anfang an erheblichen Widerstand entgegensetzte und mit überlegener Attitüde sein Gebäude irrationaler, teilweise paranoid anmutender Vorstellungen zur Sexualität verteidigte, wurde nach seiner heftig geforderten Entlassung und einer zeitweiligen ambulanten Weiterbehandlung in seinem homosexuell-pädophilen delinquenten Verhalten rückfällig.

Zu geringe Intelligenz, auch nach Bemühungen fehlende Motivation, verkrustete Fehleinstellungen führen uns an die Grenzen des Erreichbaren, die uns aber immer wieder neue Herausforderung sind.

Für den Therapieerfolg entscheidend ist es, die erreichten Fortschritte überzeugend, aber auch mit der gebotenen Selbstkritik gegenüber Staatsanwaltschaft und Strafvollsreckungskammer darzustellen, um so zum geeigneten Zeitpunkt mit sinnvollen Auflagen eine bedingte Aussetzung des Maßregelvollzugs gemäß § 67 StGB zu erreichen.

Problematisch ist die Doppelrolle als Therapeut und Organ des Vollzugs, die wir in diesem Setting haben. Die Erfahrung bestätigt den Ansatz, diese Spannungen zu akzeptieren und den Klienten als Teil der Realität zuzumuten.

Seit Juli 1986 arbeiten wir mit einer neuen Straftätergruppe. Das Setting ist dem vorhin beschriebenen ähnlich. An dieser Gruppe nehmen 3 intellektuell normal begabte, persönlichkeitsgestörte Männer teil, die wegen Vergewaltigung, jeweils in mehreren Fällen, in den Maßregelvollzug eingewiesen wurden. Das Therapeutenteam besteht aus einem Diplompsychologen, einer Ärztin, einer Sozialpädagogin und einem weiteren Arzt.

Hier ist der Stellenwert der Information geringer, dafür erfordert die Bearbeitung der Lebensgeschichte, der Sexualität und der früheren Taten eine stärker psychodynamische Betrachtungsweise.

Aus den Erfahrungen mit dieser Gruppe können wir die von Bronisch (1983) geäußerte Meinung bestätigen, "Patienten mit einer sexuellen Deviation" seien "keineswegs der Sexualität gegenüber aufgeschlossen, sondern meist durch ein die Sexualität tabuisierendes oder ablehnendes . . . Elternhaus geprägt". Besonders hervorstechend sind Tendenzen zur Abwertung der Sexualität als etwas "Schmutziges" und zur Spaltung und Desintegration des Bildes der Frau in asexuelle "Madonna" einerseits, "Hure" andererseits. Sexualität wird von diesen Männern tendenziell zur Abfuhr primär anderer Impulse mißbraucht. Einer der 3 berichtete, er reagiere Spannungen im zwischenmenschlichen Bereich und das bei ihm entstehende Gefühl der Ohnmacht regelmäßig in Masturbationen ab, wobei er keinerlei Lust empfinde und auch Mühe habe, eine Erektion herbeizuführen. Dies gelinge ihm nur durch qualvolle und langwierige manuelle Stimulation. Die Auflösung solcher pathologischer Verbindungen und die Befreiung der Sexualität von derart unlustbesetztem Ersatzcharakter scheint hier ein wichtiger Schritt. Sexualität wird in diesem Kontext auch zu einem (nahezu beliebigen) Füllstück für innere Leere. Der Partner wird im Erleben zu einem verdinglichten Sexualobjekt. Wurzeln dieser Einstellung lassen sich durchwegs in der Lebensgeschichte, und zwar sowohl in Kindheitserlebnissen als auch in späteren Erfahrungen mit Sexualpartnern finden. Eine langwierige Therapie auf 2 Ebenen – der psychodynamischen des "Grundes" und der konkret-gegenwartsbezogenen des problematischen Verhaltens – ist unumgänglich.

Bemerkenswert scheint uns bei einem Teilnehmer die allmählich eskalierende Entwicklung der Deviation. Er lebte – nach einer äußerst ungünstigen frühen Sozialisation und einem dramatischen ersten sexuellen Erlebnis – in einer beziehungsgestörten, für ihn sexuell frustrierenden Ehe. Über Phantasien, voyeuristisches und exhibitionistisches Verhalten entwickelte sich seine Deviation, bildete sich zur Perversion aus und führte schließlich zu wiederholten Vergewaltigungsdelikten, die die Einweisung in den Maßregelvollzug zur Folge hatten. Am Anfang der devianten Karriere, während nächtlicher Voyeurtouren, entstand bei ihm ein erheblicher Leidensdruck. Er begab sich in psychiatrische Behandlung. Man verordnete ihm Neuroleptika, die er nach einiger Zeit wegen gravierender Nebenwirkungen absetzte, und riet zur Kastration. Er fühlte sich unverstanden, brach die therapeutischen Kontakte ab, sein Verhalten eskalierte. Ob eine adäquate Behandlung zu dieser Zeit die Entwicklung aufgehalten hätte, ist unsere – im nachhinein spekulative – Frage.

Die beschriebene therapeutische Arbeit ist noch nicht abgeschlossen. Vieles scheint in Bewegung geraten, Patienten und Therapeuten haben einiges besser verstehen gelernt. Unverkennbar ist gerade bei dieser Arbeit mit "harten" Sexualstraftätern das Problem der Prognoseabschätzung, somit der Entscheidung über eine Aussetzung des Maßregelvollzugs unter Abwägung der Entwicklungschancen für den Betroffenen gegenüber der Gefahr für die Öffentlichkeit.

4.4 Schlußbemerkungen

Dieser Beitrag wollte Aspekte der Sexualität in der praktischen Psychiatrie beleuchten. Viele Probleme harren in diesem Zusammenhang noch der Durchdringung und einer befriedigenden Lösung. Schon heute aber stehen Kenntnisse und Methoden zur Verfügung, um Leid zu vermindern und psychisch kranke, behinderte und gefährdete Menschen adäquat zu begleiten und ihnen — wo immer möglich — zu einer angemessenen Selbstverwirklichung auch als sexuelles Wesen zu verhelfen. Diese Kenntnisse zu verbreiten und zu ihrer Anwendung zu ermutigen scheint vorrangiges Ziel. Um es zu erreichen, wird eine vertrauensvolle Zusammenarbeit unterschiedlicher Berufe im therapeutischen Team notwendig sein. Die Arbeit wird zwangsläufig auch die therapeutischen Mitarbeiter mit ihrer eigenen sexuellen Geschichte, mit ihren Einstellungen und Vorurteilen konfrontieren. Diese eigene Betroffenheit zu erkennen und zu bearbeiten, emotionale Barrieren zu überwinden und Informationsdefizite auszugleichen, ist eine Mühe, die jeder erfolgreichen therapeutischen Tätigkeit vorausgehen muß.

4.5 Anhang

Übersicht über eine Therapiegruppe zur Behandlung der sexuellen Delinquenz

Teilnehmerzahl: 7   Geschlecht: männlich
Alter: 20–36 Jahre   IQ (HAWIE) 65–85 (n = 6)
                                          nur 1 Teilnehmer 95

Diagnosen: Minderbegabung, Verhaltensstörungen
Schulbildung: 3 Sonderschule L, 3 Hauptschule, 1 unbekannt
Abgeschlossene Berufsausbildung: 1 Proband

Verweildauer im psychiatrischen Krankenhaus
vor Gruppenbeginn: unter 6 Monaten   1
                                          6 Monate–1 Jahr   1
                                          über 1–2 Jahre   1
                                          4–7 Jahre   3
                                          (1 Proband ambulant)

Delikte: sexueller Mißbrauch von Kindern   3
         Nötigung   2
         exhibitionistische Handlung   1
         homosexuelle Handlung   1

Gruppenverlauf (Angabe der Themen in der Abfolge der wöchentlichen Sitzungen):

(21. 01. 1985)   1) Klärung von Vorerfahrungen und Erwartungen
                   2) Information: Anatomie und Physiologie der Sexualorgane
                   3) Information: übliches Sexualverhalten, Empfängnisverhütung
                   4) Information: Wiederholung

5) Masturbationsphantasien
6) Selbst- und Fremdbild
7) Wünsche an einen Partner
8) Vermutete Wünsche einer Partnerin, Möglichkeiten ohne Partner/in
9) Annäherung an erwünschte Partner
10) Verhalten bei Ablehnung
11) Rollenspiel zu 10
12) Nochmals: Möglichkeiten ohne Partner/in
13) Klärung weiterer Erwartungen
14) Gefährliche Situationen
15) Auf Wunsch: Information: Erektionsstörung
16) Gefährliche Situationen
17) Hilfe in Problemsituationen
18)–23) Erprobung in Realsituationen, Besprechung in der Gruppe
24) Schlimmstmögliche Situation und ihre Bewältigung
25) Aktuelles Anliegen
(30. 10. 1985)   26) Abschlußgespräch
Ergebnis: s.S. 72

Literatur

(Die verfügbare Literatur zum Thema in deutscher Sprache ist vollständig aufgelistet, um dem interessierten Leser die weitere Orientierung zu ermöglichen. Dadurch finden sich hier auch Titel, die im Text nicht erwähnt sind.)

Adler M, Saupe R (1979) Psychochirurgie. Enke, Stuttgart
Arentewicz G, Schmidt G (Hrsg) (1986) Sexuelle gestörte Beziehungen, 2. Aufl. Springer, Berlin Heidelberg New York Tokyo
Bancroft J (1985) Grundlagen und Probleme menschlicher Sexualität, dtsch. v. B. Strauss. Enke, Stuttgart
Berner W, Karlick-Bolten E, Fodor G (1987) Zur Epidemiologie der weiblichen Sexualdelinquenz. Forensia 8:139–143
Bleuler E (1983) Lehrbuch der Psychiatrie. 15. Aufl. neubearb. von Bleuler M. Springer, Berlin Heidelberg New York Tokyo
Böcker F, Weig W (1980) Untersuchung zu Grund und Dauer der Unterbringung psychisch kranker Rechtsbrecher. In: Lungershausen E, Wörz R (Hrsg) Zeitfragen der Psychiatrie. Bezirkskrankenhaus, Günzburg (Günzburger Schriften zur klinischen Psychiatrie, Bd 3, S 74–91)
Breitenbach E (1986) Doppelte Ausbeutung. Psychol Heute 10:58–60
Brenner HD, Rey ER, Stramke WG (Hrsg) (1983) Empirische Schizophrenieforschung. Huber, Bern
Bronisch T (1983) Auswirkungen neuerer psychoanalytischer Theorien und Therapiekonzepte auf die Behandlungstechnik von Sexualdelinquenten. Psychiatr Prax 10:75–77
Bronisch T, Berger M, Kockott G (1983) Integratives Therapiekonzept bei stationärer Behandlung von Sexualdelinquenten. Psychiatr Prax 10:83–87
Buddeberg C (1978) Sexuelle Beziehungsstörungen Schizophrener. Psychother Med Psychol 28:22–26
Buddeberg C (1983) Sexualberatung. Enke, Stuttgart

Der Bundesminister für Arbeit und Sozialordnung (1983) Anhaltspunkte für die ärztliche Gutachtertätigkeit im sozialen Entschädigungsrecht und nach dem Schwerbehindertengesetz. Bonn

Bundesverband der pharmazeutischen Industrie e.V. Frankfurt am Main (Hrsg) (1986) Rote Liste 1986. Cantor, Aulendorf

Ciompi L (1980) Ist die chronische Schizophrenie ein Artefakt? Fortschr Neurol Pschiatr 48:237–248

Ciompi L (1982) Affektlogik. Klett-Cotta, Stuttgart

Deutscher Bundestag (1975) 7. Wahlperiode Drucksache 7/4200 Unterrichtung durch die Bundesregierung, Bericht über die Lage der Psychiatrie in der Bundesrepublik Deutschland und Drucksache 7/4201, Anlage zur Drucksache über die Lage der Psychiatrie in der Bundesrepublik Deutschland. Heger, Bonn

Dörner K, Plog U (1984) Irren ist menschlich, 2. Aufl. Psychiatrie-Verlag, Bonn

Eicher W (1980) Sexualmedizin in der Praxis. Fischer, Stuttgart

Eschmann G, Teusch L (1987) Medikamenten- und krankheitsbedingte Sexualstörungen bei Schizophrenen – Schlußfolgerungen für die Rehabilitation. In: Böcker F, Weig W (Hrsg) Aktuelle Kernfragen in der Psychiatrie. Springer, Berlin Heidelberg New York Tokyo

Fahrner EM (1985) Psychologische Behandlung von Sexualstörungen bei männlichen Alkoholabhängigen. Röttger, München

Filar MA (1987) Sexualdelikte und forensische Sexualwissenschaft in Polen. Forensia 8:145–153

Freud S (1982) Sexualleben. (Gesammelte Werke, Bd 5. Fischer, Frankfurt am Main)

Fülgraff G, Barbey J (1978) Stereotaktische Hirnoperationen bei abweichendem Sexualverhalten. Reimer, Berlin (bga-Bericht 3/1978)

Gesamtverband für Suchtkrankenhilfe im Diakonischen Werk der EKD (Hrsg) (1980) Handbuch für Suchtkrankenhilfe, Blaukreuz-Verlag, Wuppertal

Giese H Gebsattel (Hrsg) (1959) Psychopathologie der Sexualität. Enke, Stuttgart

Giese H, Kober M (1983) Ambulante Gruppentherapie mit Sexualdelinquenten. Psychiatr Prax 10:88–92

Glatzel J (1985a) Forensische Psychiatrie. Enke, Stuttgart

Glatzel J (1985b) Was heißt Sexualpsychopathologie? MMG 223–230

Gofmann E (1972) Asyle. Suhrkamp, Frankfurt am Main

Gretenkord L (1981) Mehrdimensionale Therapie eines Sexualdelinquenten. Monatsschr Kriminol 64:353–360

Günther E, Hymmen R (1980) Unfallbegutachtung, 7. Aufl. De Gruyter, Berlin New York

Haase HJ (1981) Die unter sich selbst leiden. Perimed, Erlangen

Haeberle EJ (1983) Die Sexualität des Menschen. De Gruyter, Berlin New York

Harsch H (1976) Hilfe für Alkoholiker und andere Drogenabhängige. Kaiser, Grünwald

Heim U (1977) Kastration bei Sexualstraftätern – eine kritische Betrachtung. In: Nass G (Hrsg) Kriminalität und Prophylaxe. Abhandlungen der Akademie für kriminologische Grundlagenforschung, Kassel (Gesellschaft für vorbeugende Verbrechensbekämpfung)

Heimann H, Gaertner HJ (1986) Somatische und psychische Schäden durch Psychopharmakotherapie? In: Hinterhuber H, Schubert H, Kulhanek F (Hrsg) Seiteneffekte und Störwirkungen der Psychopharmaka. Schattauer, Stuttgart New York, S 1–10

Heinrichs J (1986) Vergewaltigung. Holtzmeyer, Braunschweig

Hertoft P (1986) Funktionelle Sexualstörung und sexuelle Deviationen. In: Kisker KP, Lauter H, Meyer JE, Müller C, Strömgren E (Hrsg) Neurosen, psychosomatische Erkrankungen, Psychotherapie. Springer, Berlin Heidelberg New York Tokyo (Psychiatrie der Gegenwart, Bd 1)

Hirschfeld M (1986) Geschlechtsverirrungen, 8. Aufl. Stephenson, Flensburg

Horn HJ (1971) Endogene Depression und Sexualverhalten. Fortschr Neurol Psychiatr 39:668−698

Huber G (1976) Psychiatrie, 2. Aufl. Schattauer, Stuttgart New York

Jäger H, Schorsch E (Hrsg) (1987) Beiträge zur Sexualforschung 62. Sexualwissenschaft und Strafrecht. Enke, Stuttgart

Kaden R (Hrsg) (1980) Allgemeine Pathologie der Sexualfunktionen. Deutscher Ärzte-Verlag, Köln

Kaplan SH (1979) Sexualtherapie (dtsch. v. D. Langer) Enke, Stuttgart

Kaplan SH (1981) Hemmungen der Lust (dtsch. v. D. Langer) Enke, Stuttgart

Kisker KP, Lauter H, Meyer JE, Müller C, Strömgren E (Hrsg) (1986/87) Psychiatrie der Gegenwart, 9 Bde. Springer, Berlin Heidelberg New York Tokyo

Kitzinger S (1984) Sexualität im Leben einer Frau. Biederstein, München

Knischewski E (Hrsg) (1981) Alkoholismus-Therapie. Nicol, Kassel

Kockott G (1984a) Verhaltenstherapie bei sexuellen Deviationen − ein orientierender Überblick. Psychiatr Prax 10:78−82

Kockott G (1984b) Die Behandlung sexueller Delinquenz mit Antiandrogenen. Psychiatr Prax 10:158−164

Krafft-Ebing R von (1937) Verwirrungen des Geschlechtslebens, bearb. von A Hartwich, nach der 11. Aufl. von Psychopathia sexualis. Müller, Zürich

Kröber HL (1987) Liebe und Sexualität manischer Patienten. Nervenarzt, 58: 496−501

Langer D (1987) Sexualität. In: Kisker KP, Freyberger H, Rose HK, Wulff E (Hrsg) Psychiatrie, Psychosomatik, Psychotherapie. Thieme, Stuttgart New York, S 160−186

Langer G, Heimann H (Hrsg) (1983) Psychopharmaka. Springer, Wien New York

Laux G, Reimer F (1979) Zur Pathogenese des alkoholischen Eifersuchtswahnes. Nervenarzt 50:299−301

Lo Piccolo J, Miller VH (1978) A program for enhancing the sexual relationship of normal couples. In: Lo Piccolo J, Lo Piccolo L (eds) Handbook of sex therapy. Plenum, New York

Luthe R (1985) Die strukturale Psychopathologie in der Praxis der Gerichtspsychiatrie. Springer, Berlin Heidelberg New York Tokyo

Pfäfflin F (1978) Vorurteilsstruktur und Ideologie psychiatrischer Gutachten über Sexualstraftäter. Enke, Stuttgart

Pfäfflin E, Haake E (1983) Zur Behandlung besonders schwerwiegender Sexualdelikte. Psychiatr Prax 10:97−102

Raboch J (1984) Zyklophrenie − Schizophrenie. Sexualmedizin 13:698−702

Rasch W (1986) Forensische Psychiatrie. Kohlhammer, Stuttgart Berlin Köln Mainz

Rasch W, Sassenberg U (1983) Kriminologische Aspekte bei der Behandlung von Sexualdelinquenten. Psychiatr Prax 10:69−74

Scharfetter C (1986) Schizophrene Menschen, 2. Aufl. Psychologie Verlags Union, Urban & Schwarzenberg, München Weinheim

Scherotzki-Hanninger F, Appelt H, Strauss B (1986) Zur Sexualität alkoholkranker Frauen. Suchtgefahren 32:386−399

Schönhage E, Schatzmann E (1983) Therapie von Sexualstraftätern in einem psychiatrischen Landeskrankenhaus. Psychiatr Prax 10:93−96

Schorsch E, Galedary A, Haag M, Hauck M, Lohse H (1985) Perversion als Straftat. Springer, Berlin Heidelberg New York Tokyo
Schulte W, Tölle R (1979) Psychiatrie, 5. Aufl. Springer, Berlin Heidelberg New York
Shrestha K, Rees DW, Rix KJB, Hore BD, Faragher EB (1985) Sexual jealousy in alcoholics. Acta Psychiatr Scand 72:283–290
Strauss B, Gross J (1984a) Auswirkungen psychopharmakologischer Behandlung auf die sexuellen Funktionen. Fortschr Neurol Psychiatr 52:293–301
Strauss B, Gross J (1984b) Psychopharmakabedingte Veränderungen der Sexualität – Häufigkeit und Stellenwert in der psychiatrischen Praxis. Psychiatr Prax 11: 49–55
Strauss B, Gross J (1986) Empirische Untersuchungen zum Sexualverhalten psychotischer Patienten – ein Überblick. Fortschr Neurol Psychiatr 54/8: 248–258
Tügel H, Heilemann H (Hrsg) (1987) Frauen verändern Vergewaltiger. Fischer Taschenbuch, Frankfurt am Main
Venzlaff U (1986) Psychiatrische Begutachtung. Fischer, Stuttgart New York
Volckart B (1986) Maßregelvollzug, 2. Aufl. Luchterhand, Neuwied Darmstadt
Weis K (1982) Die Vergewaltigung und ihre Opfer. Enke, Stuttgart
Wyrsch J (1961) Die sexuellen Perversionen und die psychiatrisch-forensische Bedeutung der Sittlichkeitsdelikte. In: Gruhle HW, Jung R, Mayer-Groß W, Müller M (Hrsg) Soziale und angewandte Psychiatrie. Springer, Berlin Göttingen Heidelberg (Psychiatrie der Gegenwart, Bd 3, S 351–396)
Zilbergeld B (1983) Männliche Sexualität. Deutsche Gesellschaft für Verhaltenstherapie, Tübingen
Zimmer D (1985) Sexualität und Partnerschaft. Urban & Schwarzenberg, München Wien Baltimore

5 Psychotherapie funktioneller Sexualstörungen

F. Christmann und S. Hoyndorf

5.1 Ursachen

Die sexuelle Funktion ist ein psychosomatischer Prozeß, den viele verschiedene
Faktoren störend beeinflussen können. Die Grundlagen einer befriedigenden
sexuellen Erfahrung als Voraussetzung für ein Verständnis der sexuellen Störungen
beschreibt Bancroft (1985):

Genitale Reaktionen, verbunden mit angenehmen sexuellen Empfindungen, die zur
Erregung und in den meisten Fällen auch zum Orgasmus führen, bilden die physiologische Basis für die Erfahrungen. Man muß sich im eigenen Körper zu Hause
fühlen und die Veränderungen, die während der sexuellen Erregung auftreten,
akzeptieren. Außerdem muß man in der Lage sein, sich gehen zu lassen und in gewissem Maße die Kontrolle zu verlieren, um das Erlebnis des Orgasmus zu ermöglichen. Innerhalb der sexuellen Beziehung besteht zusätzlich das Bedürfnis nach
Sicherheit, um zuzulassen, daß all dies in Gegenwart einer anderen Person geschieht.
Der Zustand sexueller Erregung macht verletzbar und reduziert die individuelle
Abwehr. Für die Frau bedeutet der Orgasmus die Herausforderung, sich gehen zu
lassen und die Kontrolle zu verlieren, für den Mann dagegen die Herausforderung,
die Kontrolle zu behalten, um eine zu schnelle Ejakulation zu vermeiden (S. 207).

Das Verständnis des komplexen psychosomatischen Zusammenwirkens von lim-
bischem System, Genitalreaktionen, weiteren körperlichen Veränderungen und
emotionalem Erleben ist gegenwärtig noch unzureichend.

Bei sexuellen Funktionsstörungen sind negative Einflußfaktoren an spezifischen
Punkten des psychosomatischen Systems wirksam mit Auswirkungen auf das
Gesamtsystem. Diese Auswirkungen im System können weiterbestehen, wenn der
Auslöser längst aufgehört hat zu wirken.

Einfache kausale Aussagen sollten besonders zwischen erkennbaren psychologischen Problemen und dem sexuellen Problem unterlassen werden, da man nicht
sicher sein kann, daß diese psychologischen Faktoren für die Sexualstörung ursäch-
lich verantwortlich sind.

Die klinische Erfahrung (Kaplan 1979; Arentewicz u. Schmidt 1980; Bancroft
1985) legt jedoch nahe, daß folgende Faktoren einer störungsfreien Sexualität im
Wege stehen können:

- Wissensdefizite bezüglich Anatomie und Physiologie der Sexualität und sexuelle
  Mythen,
- negative Gefühle (Ängste, besonders vor Kontrollverlust, Ekel und Schmutz-
  phantasien) gegenüber der tabubehafteten Sexualität und aufgrund ungenügender
  Verarbeitung traumatischer sexueller Erfahrungen,

– negative Gefühle gegenüber der eigenen Person und dem eigenen Körper,
– negative Gefühle gegenüber dem Partner, besonders Ärger und Unsicherheit in
  der Partnerschaft,
– Leistungsdruck bzw. Angst, den Partner nicht befriedigen zu können,
– Zielorientiertheit auf den Koitus und Orgasmusfixierung,
– ausgeprägte Selbstbeobachtung bei sexueller Interaktion,
– Unfähigkeit zur bildhaften Vorstellung positiven sexuellen Geschehens,
– neurotische Disposition und sekundärer Krankheitsgewinn,
– widrige Umstände (Arbeitsdruck, kalte und hellhörige Räume usw.).

Der Aufrechterhaltung sexueller Funktionsstörungen liegt häufig ein Selbstver-
stärkungsmechanismus zugrunde, indem durch das nicht erwartungsgemäße Funktionieren Erwartungsängste ausgelöst werden. Erwartungsängste beeinträchtigen
die sexuelle Funktion, was wiederum die Erwartungsangst erhöht. Dieser "sich
selbst erhaltende Teufelskreis" (Lobitz et al. 1974) sexueller Funktionsstörungen
kann "funktionell autonom werden" (Schmidt u. Arentewicz 1980), so daß die
Störung unabhängig von den ursprünglichen Ursachen weiter bestehen bleibt.

5.2 Diagnostik

Die traditionellen Kategorien sexueller Funktionsstörungen sagen wenig aus über
die psychosomatischen Zusammenhänge. Will man moralische Bewertungen bei
diagnostischer Benennung, wie Impotenz und Frigidität vermeiden, sollte nach
Haeberle (1983) nur hinsichtlich "Fehlen körperlicher Erregung" (und Vaginismus
bei der Frau), "unbefriedigender Kontrolle über den Zeitpunkt des Orgasmus" und
"Ausbleiben des Orgasmus" begrifflich unterschieden werden.

Die etwas andere Einteilung von Kaplan (1979) in die 3 Phasen Appetenz,
Erregung und Orgasmus liegt dem gegenwärtigen Klassifikationssystem DSM III
(American Psychiatric Association 1980) zugrunde, dessen Beschreibungen der
"psychosexuellen Dysfunktionen" keineswegs präzise sind. "Das Urteil fällt der
Kliniker, der die verschiedenen Faktoren, wie Häufigkeit, Chronizität, subjektive
Beschwerden und Wirkung auf andere Leistungsbereiche berücksichtigen muß"
(DSM III, dtsch. Ausg. 1984, S. 289).

Zur besseren Störungsdiskrimination wird ein mehrfach multidimensionales
Klassifikationssystem gefordert, das die Gesundheit, die Kommunikation, die
partnerschaftliche Zufriedenheit und die sexuelle Funktion des Partners ebenso
berücksichtigt, wie die Qualität vergangener nichtsexueller und sexueller Beziehungen
(Heilman u. Hatch 1981).

Für die Praxis entwickelten wir in Anlehnung an Crombach-Seeber u. Crombach
(1982) einen Interviewleitfaden, der die Grunderhebung vereinheitlichen hilft. Er
enthält Fragen nach Häufigkeiten von Vorspiel, Geschlechtsverkehr, Orgasmus und
Selbstbefriedigung, die sich am Fragebogen zum sexuellen Verhalten (FSV) orientieren, wie er vom Hamburger Paartherapieprojekt (Arentewicz et al. 1975) verwandt wurde.

Die Häufigkeit sexuellen Verhaltens ist ein wichtiges Kriterium für die Beurteilung des Therapieerfolges, weil bei sexuellen oder Partnerproblemen der sexuelle Kontakt meist vermieden wird. (Allerdings gibt es auch das Phänomen, die Häufigkeit sexueller Interaktion zwanghaft danach auszurichten, was als "normal" angenommen wird.)

Das "Sexual Interaction Inventory (SII)" (Lo Piccolo u. Steger 1975; deutsche Fassung Crombach-Seeber und Crombach 1977) ist der einzige Fragebogen, der Einschätzungen beider Partner miteinander in Beziehung setzt. In den Gesamtwert gehen die Erlebnisse beim Koitus nur zu knapp 12% ein, weil sich von den 17 beschriebenen sexuellen Situationen nur 2 auf den Koitus beziehen. Damit wird der Tendenz der heutigen Sexualwissenschaft und Sexualtherapie Rechnung getragen, auf die ausschließliche Betonung des Koitus und des Orgasmus zu verzichten (Arentewicz u. Schmidt 1980; Haeberle 1983). Der Gesamtwert des SII diskriminiert nach Zimmer (1985) befriedigend zwischen Patientenpaaren und sog. glücklichen Paaren.

Diese 17 sexuellen Verhaltensweisen lassen wir die Partner danach beurteilen:

— wie oft sie gegenwärtig in ihrer Partnerschaft vorkommen,
— wie oft sie sich wünschen, daß diese Verhaltensweisen vorkommen sollen.

Nach der persönlichen Einschätzung der Fragebogenitems tauschen die Partner ihre Daten aus und sprechen über ihre Beantwortung; dabei kommt es oftmals zu ersten direkten Gesprächen über sexuelle Vorlieben und Abneigungen. Und insofern hat dieser Fragebogen nicht nur diagnostische, sondern bereits therapeutische Funktion, indem er die Kommunikation über sexuelle Fragen fördert.

Die "Tübinger Skalen zur Sexualtherapie" (TSST, Zimmer 1985) zeichnen sich durch die Berücksichtigung verschiedener Faktoren für sexuelle Störungen aus. Aufgrund des häufigen Wechsels der Fragestellung erwies sich dieser Fragebogen jedoch für viele Patienten als ungeeignet.

Zur raschen Abklärung des sexuellen Bereichs, insbesondere wenn dieser nicht den Anlaß des Therapiekontakts darstellt, ist der "Fragebogen zur sexuellen Zufriedenheit" (FSZ) (Hoyndorf u. Christmann unveröffentlicht) geeignet. Die Gestaltung des FSZ war am "Sexual Adjustment Inventory" (Stuart et al. 1975) orientiert, das die Zufriedenheit der Patienten mit einzelnen Aspekten der Sexualität erfaßte. Die inhaltliche Gestaltung des FSZ erfolgte nach Modellen von Sexualität und Sexualtherapie und seine inhaltliche Validität wurde durch Expertenrating bestätigt. Statistische Daten bezüglich Reliabilität und Validität liegen bisher nicht vor. Unserer Erfahrung nach ist der FSZ hilfreich für Diagnose und Therapiekontrolle und auch als therapieprozeßbegleitendes Instrument.

Neben der unter 5.8 dargestellten Version für Paare steht auch eine Form für Frauen bzw. Männer ohne Partner zur Verfügung, die soziosexuelle Fertigkeiten berücksichtigt.

Der "Fragebogen zur soziosexuellen Selbstunsicherheit" (FUSS) von Fahrner (1983) erfaßt soziale bzw. sexuelle Ängste im Umgang mit Personen des anderen Geschlechts und kann bei der Abgrenzung von allgemeinen sozialen Ängsten und Unsicherheiten helfen.

Für die Diagnose und Therapie sexueller Störungen kann es auch wichtig sein, die Einstellungen der Patienten zum eigenen Körper, dessen Akzeptierung oder Ablehnung zu erfassen. Strauß u. Appelt (1983) haben einen "Fragebogen zur Beurteilung des eigenen Körpers" entwickelt und die darin enthaltenen Aspekte des Körpererlebens in die Bereiche "Unsicherheit/Mißempfinden", "Attraktivität/Selbstvertrauen" und "Akzentuierung des Körpers/Sensibilität" klassifiziert.

Versteht man sexuelle Funktionsstörungen als psychosomatischen Prozeß, dann sollten eigentlich auch physiologische Meßmittel angewandt werden. Es stehen heute auch handliche Geräte, z.B. für die Abklärung nächtlicher Erektionen zur Verfügung. Eine medizinische Abklärung ist jedoch nur in wenigen Fällen (z.B. bei Dyspareunie) erforderlich. Eine sorgfältige psychologische Diagnostik kann in der Regel klären, ob die Störung psychogener Natur ist (Exploration von Masturbationserfahrungen, morgendlichen Erektionen, Medikamenteneinnahme etc.). Der Einfluß somatogener Faktoren muß im Einzelfall medizinisch abgeklärt werden, wird von Medizinern und Patienten jedoch oft überschätzt. So stellt sich etwa bei Diabetes mellitus und Erektionsstörungen die Frage, ob die organische Erkrankung ein oder der ursächliche Faktor der funktionellen Störung oder ein aufrechterhaltender Faktor im Sinne einer sich selbst erfüllenden Prophezeiung ist.

In der Praxis zeigen sich große Unterschiede bei Ärzten und Psychotherapeuten bezüglich ihrer Aufmerksamkeit gegenüber sexuellen Problemen. Da die Patienten nicht immer direkt auf diese Problematik zu sprechen kommen, bleibt die Initiative oft dem Therapeuten überlassen, der den sexuellen Bereich bei jeder medizinischen und psychologischen Anamnese abklären sollte (auch wenn andere Beschwerden zur Anmeldung geführt haben).

Wie bei jedem anderen Problem sollte der Patient erwarten dürfen, ernst genommen zu werden, ungestört und ohne Zeitdruck reden zu können. Besonders wichtig ist eine gelöste Atmosphäre, um Hemmungen abzubauen.

5.3 Indikation

Eine sexuelle Funktionsstörung muß immer vor dem Hintergrund der Persönlichkeit und der Beziehung beurteilt werden. Das heißt, daß die Diagnostik differenzieren muß,

a) ob Persönlichkeitsprobleme und/oder Beziehungsprobleme Ursache der sexuellen Problematik sind und ob dann eine Einzeltherapie zur Weiterentwicklung der Persönlichkeit oder eine Paartherapie zur Veränderung der Partnerschaft und Kommunikation einer Sexualtherapie vorzuschalten sind;
b) ob die Sexualstörung als solche vorwiegend auf eine sexuelle Fehlentwicklung zurückzuführen und weder Ursache noch Folge von Persönlichkeits- und Paarproblemen ist, so daß dann eine Sexualtherapie die Therapie der Wahl wäre;
c) ob eine chronifizierte Sexualstörung zur Ursache für eine Persönlichkeits- und/oder Partnerschaftsproblematik geworden ist. In der Literatur wird die Bedeu-

tung der Sexualität für das allgemeinen Wohlbefinden und die Entwicklung einer Partnerschaft viel zu gering eingeschätzt, obwohl angenommen werden muß, daß nur relativ wenige Paare hinsichtlich der Sexualität von Anfang an gut zusammenpassen. Häufiger sind Diskrepanzen in den sexuellen Bedürfnissen der Partner, die sich im Laufe der Zeit weiter verschärfen und die Beziehung sprengen können (vgl. 5.5). Sicherlich werden nur wenige Paare deswegen therapeutische Hilfe suchen, um so mehr dann später, wenn daraus nichtsexuelle Probleme, z.B. Depression, Alkoholabhängigkeit usw., resultieren.

Nach Zimmer (1985) gibt es sowohl Untersuchungen, die eine Generalisierung von der Partnertherapie auf die Sexualtherapie belegen, als auch Nachweise für den umgekehrten Effekt. In Zimmers eigener Untersuchung war die Generalisierungswirkung von der Beziehungsarbeit auf die Sexualität größer als die Generalisierung von der Sexualtherapie auf die Partnerschaft.

Chapman (1982) führt das Scheitern vieler Sexualtherapien darauf zurück, daß die diversen Kombinationsmöglichkeiten von Ursache und Folge in Gegenwart und Vergangenheit dieser 3 Problembereiche, — Persönlichkeit, Beziehung und Sexualität — zu wenig spezifisch untersucht werden.

Die Intervention bei sexuellen Problemen kann nur in den seltensten Fällen auf das Sexualproblem begrenzt bleiben, aber es fehlt ein klares und spezifisches Diagnosesystem, aus dem hervorgeht, welche darüber hinausgehenden Aspekte in die Therapiesitzungen einbezogen werden sollten und wie dies am effektivsten geschehen sollte, bzw. welche Aspekte eher auszuklammern wären.

Der beste Weg zur Beantwortung dieser Fragen ist immer noch die genaue Erfassung der Vielzahl möglicher Störeinflüsse und deren Wechselwirkung, also des individuellen Störungsbildes. Dafür empfiehlt sich ein diagnostisches Vorgehen, das sowohl Paargespräch als auch Einzelgespräche mit beiden Partnern vorsieht. Zusammen mit dem Paar sollten dann die Überlegungen des Therapeuten zum hypothetischen Bedingungsmodell und zum davon abgeleiteten weiteren Vorgehen diskutiert werden.

Nach dem kognitiv-behavioralen Ansatz des Skriptkonzepts können therapeutische Interventionen in einem oder mehreren der folgenden Bereiche erfolgen:

a) Modifikation des offenen Verhaltens (Ergreifen der sexuellen Initiative, Vorspiel, genitale Stimulation, Nachspiel),
b) Integration von kognitivem und behavioralem Skript (Elaboration des behavioralen Skripts und/oder Anpassung des Idealskripts an die Realität),
c) Modifikationen des individuellen kognitiven Skripts (Phantasien, Ängste, Erwartungen, Mythen; Gagnon et al. 1982).

5.4 Paartherapie

Die Paartherapie funktioneller Sexualstörungen kann inzwischen als Standardmethode der Sexualtherapie bezeichnet werden. Sexualstörungen wurden von

Masters u. Johnson (1970) als Problem des Paares definiert, was die Behandlung beider Partner zur Folge haben mußte.

Grundlage der Paartherapie ist das schrittweise Vorgehen zum Aufbau positiven Erlebens bei sexuellen Aktivitäten, wie es Masters u. Johnson 1970 veröffentlicht haben. Das Paar muß zunächst bereit sein, Einschränkungen und Übungen, die parallel zur Therapie durchzuführen sind, zuzustimmen. Die Übungsanweisungen beschreiben Streichelübungen ("sensate focus"), bei denen anfangs auf direkte sexualle Stimulation und Orgasmus verzichtet wird. Dabei können verschiedenartige Probleme deutlich werden, die ebenso Ursachen wie Veränderungsmöglichkeiten aufzeigen: z.B. Ängste, besonders die die sexuelle Reaktion hemmende Leistungsangst; Ärger, der zwischenmenschliche Nähe verhindert; Einstellungen zu Sexualität und Körper, die eine emotionale Befriedigung unterbinden; Schuldgefühle; Selbstunsicherheit; Kommunikationsschwierigkeiten usw. Die Partner gelangen über ihre Schwierigkeiten bei der Ausführung von Übungen und über die Anleitung des Therapeuten zur Problemlösung zum Verständnis ihrer Probleme. So kommt es in der Regel sowohl zu einer Beseitigung der sexuellen Probleme als auch zu einem verständnisvollen Umgang miteinander.

Allein durch das schrittweise Befolgen von Verhaltensregeln werden verschiedenartige Faktoren wirksam, die zur Besserung des sexuellen Befindens beitragen: Reduktion von Leistungsangst, Gewinn von Sicherheit und Vertrauen, Aufklärung, direkte sexuelle Kommunikation und die "Erlaubnis" durch den Therapeuten.

Die Schritte des Standardprogrammes sind im Therapiemanual von Hauch et al. (1980) ausführlich beschrieben und umfassen:

1) Besprechung der Explorationsergebnisse mit dem Paar,
2) Streicheln des Körpers ohne Brüste und Genitalien,
3) Streicheln von Brüsten und Genitalien ohne orgasmusorientierte sexuelle Stimulation,
4) erkundendes Streicheln im Genitalbereich,
5) stimulierendes Streicheln,
6) einführen des Penis ohne "Vollzugszwang",
7) Koitus mit erkundenden und stimulierenden Bewegungen,
8) Koitus in verschiedenen Stellungen,
9) Abschlußgespräch, um offene Fragen und Ängste bzw. mögliche Probleme hinsichtlich der Zeit nach dem Therapieabschluß zu besprechen.

In Anlehnung an Fliegel u. IWF (1982) erweitern wir die Phase des Streichelns um die Selbsterkundung des eigenen Körpers, weil diese Übung die emotionale Öffnung für eine nicht orgasmusfixierte Sexualität unterstützt und Vermeidungsverhalten aufgrund von Körperentfremdung vermindert.

In Übereinstimmung mit Bancroft (1985) arbeiten wir bei der Paartherapie mit einem Therapeuten und verteilten Sitzungen mit einer durchschnittlichen Therapiedauer von 12 Sitzungen (für weitere Ausführungen zur Gestaltung der Therapie s. Kap. 6).

5.5 Individualtherapie

Haben Patienten keinen (kooperativen) Partner oder ist die Störung vorwiegend
ein Problem des Individuums, kann nicht auf das Standardverfahren der Paartherapie
zurückgegriffen werden. Je nach Art der Störung können dann Masturbationsprogramme, Hypnotherapie und Training soziosexueller Kompetenz zur Anwendung kommen.

5.5.1 Masturbationsprogramme

Bekannt wurden Masturbationsprogramme durch Berichte von gleichgeschlechtlichen Gruppentherapiekonzepten, in denen Masturbation und körperliche Selbsterfahrung eine wesentliche Rolle spielen (Barbach 1977; Zilbergeld 1983). Im
deutschsprachigen Raum kommt diesen Konzepten in ihrer Anwendung als Gruppentherapie, wie überhaupt der Gruppentherapie bei sexuellen Funktionsstorungen
(Kockott, persönliche Mitteilung), nur untergeordnete Bedeutung zu. Ursachen
hierfür sind u.a. geringe Patientenzahlen, ablehnende Haltung der Patienten und die
Erfahrung kontraproduktiver Gruppenprozesse.

Die Publikation dieser Konzepte in Form von Selbsthilfemanualen ermöglicht
jedoch ihre Anwendung als bibliotherapeutisches Hilfsmittel. Inhalte dieser Manuale
sind zunächst Informationen zur menschlichen Sexualität und Erörterrung sexueller
Mythen. Es folgt eine Reihe von Übungen für die Patienten: Entspannungsübungen
gegen Angst und Verkrampfung, Körpererkundung und Experimentieren mit
sexueller Stimulation. Frauen werden Vibratoren und Übungen der Beckenboden-
muskulatur (M. pubococcygeus, PC-Muskel) zur Verstärkung der sexuellen Empfindungen empfohlen, Männern prardoxe Übungen zur Erwartungsangst.

Bei der Therapie unter Begleitung dieser Manuale bilden die Erfahrungen mit
den Übungen – vergleichbar der Paartherapie – und der Transfer des Gelernten
auf die sexuelle Interaktion den inhaltlichen Schwerpunkt der Therapiesitzungen.

Die Bücher von Heiman et al. (1977) und Barbach (1977) haben sich für Patientinnen, das Buch von Zilbergeld (1983) hat sich für Patienten bewährt. Hinweise für Therapeuten finden sich auch in Kaplan (1979) und zum Vaginismus und
und frühzeitiger und ausbleibender Ejakulation bei Arentewicz u. Schmidt (1980).

Neuere Selbsthilfebücher, die auch die Möglichkeiten der Stimulation der Graefenberg-Zone (G-Spot) für Frauen (Senger 1983) und der multiplen Orgasmen für
Männer (Hartman u. Fithian 1985) darstellen, sind für Patienten weniger geeignet,
da die Ausführungen dieser Phänomene, die eher als Randerscheinungen einzustufen
sind, geeignet sind, Leistungsdruck auf das sexuelle Geschehen der Leser auszuüben.

5.5.2 Training soziosexueller Kompetenz

Sexualtherapeutische Übungen wurden mit Trainings zur sozialen Kompetenz verbunden, weil Patienten mit sexuellen Funktionsstörungen häufig den Eindruck mangelnder Selbstsicherheit vermitteln (Carlson u. Johnson 1975; Liss-Levinson et al. 1975; Munjack 1976; Wendt 1979). Fahrner (1983) konnte jedoch zeigen, daß die Selbstunsicherheit bei diesen Patienten auf spezifische, mit der sexuellen Störung im Zusammenhang stehende Verhaltensbereiche beschränkt ist.

Diese soziosexuelle Selbstunsicherheit oder heterosoziale Inkompetenz ist gekennzeichnet von fehlendem Wissen, wo man potentielle Partner kennenlernen kann, Unfähigkeit zum Blick- und Gesprächskontakt mit dem anderen Geschlecht und Schwierigkeiten bei Verabredung und Gestaltung von Rendezvous (Konversation, Selbstdarstellung, Umgang mit nichtsexueller Intimität und Ausdruck sexuellen Interesses bei potentiellen Sexualpartnern).

Wie im allgemeineren Bereich der sozialen Kompetenz (vgl. Hinsch u. Pfingsten 1983) bilden kognitive Schemata, Erwartungen, Wahrnehmungen, Bewertungen und motorisches Verhalten wesentliche Komponenten des therapeutischen Umgangs mit dieser Problematik.

Bei der Behandlung funktioneller Sexualstörungen bei Männern ohne Partner und der Behandlung von sexuell abweichendem Verhalten findet dieser Bereich verstärkt Beachtung (Barlow 1984; Brownell 1980; Lobitz u. Baker 1979; Reynolds et al. 1981; Schwartz u. Masters 1983).

Die aktive Exploration dieses Bereichs ist Voraussetzung für Interventionen in diesem Bereich. Die Intervention kann in der Praxis verschiedenes beinhalten: die Erörterung von Möglichkeiten, Partner des anderen Geschlechts kennenzulernen, oder von Konzepten von Partnerschaft, Beratung in Kleidungsfragen, Rollenspiele (nach Möglichkeit mit andersgeschlechtlichen Kotherapeuten) zu Small talk u.a. Besonders wichtig sind hier die therapiebegleitenden Hausaufgaben. Nach unserem Eindruck vermögen bereits wenige passende Anstöße einiges in Gang zu setzen. Anregungen finden sich bei Reynolds et al. (1981) und Schwartz u. Masters (1983).

5.5.3 Hypnotherapie

Viele Patienten – auch bei Individualtherapie – zeigen nur eine geringe Bereitschaft zu Körperübungen zu Hause, was ja gerade die direkte Sexualtherapie ausmacht. Dies ist nicht überraschend, wenn man bedenkt, daß die Patienten in einem Bereich üben sollen, in dem sie keine Erfolgserwartung haben und über gewisse Zeit fast ausschließlich aversive Erfahrungen gemacht haben. So sind Maßnahmen gefordert, die von einer kooperativen Partnerschaft unabhängig in Individualtherapie durchführbar sind und es dem Patienten erleichtern, sich mit seiner Sexualität und den damit verbundenen Schwierigkeiten auseinanderzusetzen. Ferner sollten diese Maßnahmen eine Integration in die Paararbeit erlauben, damit die Möglichkeiten dieses Ansatzes erhalten bleiben. Was eine Person zu sich selbst bezüglich seiner

Sexualität sagt, entscheidet nach Ellis (1976) darüber, ob es zu funktionellen Störungen kommt bzw. darüber, ob diese chronisch werden. Diese inneren Gespräche laufen bei sexuellen Störungen in der Regel irrational und weitgehend unbewußt ab und können als negative Autosuggestion interpretiert werden.

Zielpunkt hypnotherapeutischer Intervention ist das Bewußtseinsniveau, das die mentale Begleitaktivität bei sexuellen Vorstellungen und Verhalten steuert. Zudem spricht Hypnotherapie alle 5 Sinne und den ganzen menschlichen Empfindungsbereich an. Grundlegend für die genitalen Funktionen sind Vorstellungen von Druck, Hitze und Feuchtigkeit und ihre Übertragung auf erogene Bereiche.

Neben direkten Suggestionen zum spezifischen Problemverhalten und zu übergeordneten Bereichen, wie etwa Selbstbewußtsein in der Partnerschaft, wurden bei verschiedenen Störungen der Transfer hypnotischer Phänomene angestrebt (Araoz 1984; Crasilneck u. Hall 1985). Die Utilisation von Armkatalepsie bei Erektionsstörungen und Zeitausdehnung bei schneller Ejakulation illustrieren Möglichkeiten dieses Transfers.

Mentales Training

Zur Modifikation negativer Selbstgespräche und Vorstellungen zugunsten von Phantasien von erfolgreichem sexuellen Verhalten ist das mentale Training geeignet. Das mentale Training als individualtherapeutisches Verfahren zur Behandlung von Sexualstörungen wurde von Christmann (1987) vorgestellt.

Charakteristisch ist das fokussierte behaviorale Vorgehen unter Nutzung hypnotherapeutischer Möglichkeiten. Das hypnotherapeutische/hypnobehaviorale Verfahren wurde wegen der mit dem Begriff der Hypnose häufig verbundenen unangemessenen Erwartungen und/oder Ängsten "mentales Training" genannt.

Mentales Training bedeutet, daß etwa gelernt werden kann, daß es aber auch geübt werden muß; und es betont, daß innere Vorgänge, die Vorstellungen des Patienten, eine ganz wesentliche Rolle bei der Problembewältigung spielen (vgl. Fallbeispiel unter 5.8.2).

In der Therapie werden nach einer lerntheoretischen Erklärung der Problematik und dem Einüben von daraus abgeleiteten Bewältigungsreaktionen mentale Übungen durchgeführt, die formal in 4 Phasen unterteilt werden können: Entspannungsinduktion, Konfrontation, Bewältigung, Erfolgsinduktion.

a) Die Entspannungsinduktion leitet die Wendung der Aufmerksamkeit nach innen ein, soll die Lebendigkeit der Vorstellung steigern und den Patienten gegenüber den psychischen Anteilen des Problems öffnen. Hier kommt die ganze Bandbreite entspannungsfördernder Maßnahmen zum Einsatz, wobei diese Entspannungsinduktion entsprechend den Lernfortschritten des Patienten im Laufe der Therapie in der Regel mehr und mehr reduziert wird.

b) Die Konfrontation in sensu mit einer für den Patienten typischen sexuellen Situation dient dazu, problemrelevante Emotionen auszulösen. Lerntheoretisch ist zu erwarten, daß prolongiertes Erleben von Gefühlen nach vorübergehendem

Anstieg der Gefühlsintensität von spontanem Rückgang gefolgt wird, wodurch Löschung und Habituation wirksam werden können. Solch ein Bewältigungserlebnis kann den Patienten motivieren und ihm helfen, Vermeidungsverhalten abzulegen. In der Regel wird im mentalen Training kein vollständiger Emotionsabbau angestrebt, sondern dieser Vorgang ist abhängig vom Inhalt der angestrebten Bewältigung. Treten in dieser Phase kathartische Erlebnisse auf, die sich auf frühere traumatische Erfahrungen beziehen, dann bestimmen deren Bearbeitung den Verlauf der weiteren Sitzung.

c) Der Abschnitt "Bewältigung" ähnelt den Vorgehensweisen, die "kognitive Probe" (Beck u. Greenberg 1979), "verdeckte Übung" (Bandura 1969) und "Training von Bewältigungsverhalten" (Mahoney 1977) genannt werden und nach einem gemeinsamen Prinzip vorgehen:

"Ein Verhalten, das schlecht beherrscht wird, in seinen Einzelheilten wenig ausdifferenziert ist, mit Angst besetzt ist oder bisher vermieden wurde, wird zu Übungszwecken in der Vorstellung praktiziert, um die effektivere Ausführung zu erleichtern oder zu ermöglichen (Hoffmann 1981, S. 111).

Anders als in der kognitiven Probe werden im mentalen Training nicht nur der Verhaltensablauf in der Situation vorzustellen versucht, sondern es werden suggestive Elemente hinzugenommen. So kann die ganze Bandbreite therapeutischer Interventionsmöglichkeiten (z.B. kognitive Umstrukturierung, paradoxe Intention, Stimuluskontrolle, Fokussieren, Zeitprojektion, Sensualitätstraining, Phantasietraining, Selbstverstärkung, Aktivitätsaufbau, Ankern und Reframing) z.T. auch abgewandelt im mentalen Training sinnvoll zur Anwendung kommen. Welche Methode in dieser Phase des mentalen Trainings eingesetzt wird, hängt von der individuellen Problematik des Patienten ab.

d) Mit der Erfolgsindikation endet die mentale Übung, um Unsicherheiten und Ängste, die während der Übung entstanden sein könnten, abzubauen oder um das vorgestellte Bewältungsverhalten zu verstärken. Dabei wird immer eine "realistische" Erfolgsvorstellung induziert, um positive Erwartungen zu entwickeln, die glaubwürdig erscheinen. Dies entspricht den Erfahrungen zum Modellernen (Marlatt u. Perry 1977).

Die Bedeutung jedes der 4 Abschnitte des mentalen Trainings hängt von der Situation des Patienten und dem Fortschritt des Therapieprozesses ab. Anfangs haben die Entspannungsübungen in der Regel größeren Anteil als später. Zeitlich dominiert die Bewältigungsvorstellung. Die Erfolgsinduktion darf nicht gering geschätzt werden, da sie für die Motivation des Patienten von großer Bedeutung ist. Aus Untersuchungen zu direkten bzw. indirekten Suggestionen ist bekannt, daß Patienten weniger die Bewältigungshilfen als die dadurch aufgebaute allgemeine Erfolgserwartung für die Besserung ihrer Problematik verantwortlich machen (Hoppe 1985). Genau diese Wirkkomponente versucht die 4. Phase des mentalen Trainings zu realisieren.

Im Anschluß an jede mentale Übung erfolgt ein Gespräch über die Erlebnisse des Patienten während der Übung. Das Verhalten des Patienten in der Vorstellung sollte in der Regel jedoch nicht analysiert und korrigiert werden. Vielmehr geht es um die Reaktivierung des Patienten und um dessen Bestätigung durch eine nicht-direktive und verständnisvolle Gesprächsführung (auch um eventuelle Widerstände gegen das vorangegangene Problemlösungsangebot offenzulegen).

Im Laufe der Therapie werden die mentalen Übungen zur Förderung des Transfers verändert und dem Patienten wird mehr Selbständigkeit und Eigenverantwortung übertragen: die Entspannungseinleitungen werden gekürzt und nur die Expositions-vorstellung ausführlich induziert; der Patient initiiert danach selbständig die Bewältigungsreaktion, die der Therapeut dann nur noch bestätigt oder in einer abschließenden Erfolgsinduktion verstärkt.

In einer empirischen Untersuchung zum Vergleich therapeutischer Interventionen (Christmann 1987) erwies sich diese hypnobehaviorale Intervention einer Paarsexualtherapie als ebenbürtig und einer Kontrollgruppe überlegen. Die Paartherapie war zwar besser geeignet, die Kommunikation der Partner zu fördern, die Einzeltherapie war jedoch effektiver in der Entwicklung von Selbstkontroll-überzeugungen und in der Reduktion von Ängsten, insbesondere hinsichtlich der Erwartungsangst vor möglichem Versagen.

5.6 Sexuelle Bereicherung in der Partnerschaft

Die Prävalenz sexueller Unzufriedenheit bei Paaren ohne funktionelle Sexualstörung liegt nach LoPiccolo u. Miller (1975) zwischen 30% und 54%. Zur Prävention sich eventuell bereits anbahnender Funktionsstörungen und den damit verbundenen Beziehungskonflikten und zur Förderung der sexuellen Zufriedenheit entwickelten LoPiccolo u. Miller (1975) ein Programm zur sexuellen Bereicherung. Elemente dieses Programms sind u.a. Übungen in den Bereichen Sensitivität, sexuelle Stimulation, sexuelle Initiative und verbale sexuelle Kommunikation. Christmann et al. (1985, unveröffentlicht) haben zur Förderung der sexuellen Zufriedenheit eine modifizierte Form des Programms von LoPiccolo u. Miller vorgeschlagen. Neben den bereits erwähnten Bereichen werden die Themen Phantasien und Tantra eingeführt.

Bei der Einbeziehung von Anregungen aus dem Tantra geht es weniger um die Vermittlung von Verhaltensübungen als vielmehr um die Vermittlung eines Modells, das einer nichtfordernden Sexualität huldigt und Sexualität "zelebriert". Über die Diskussion der tantrischen Lebens- und Liebensweise soll die Bereitschaft zu Experimenten gefördert und damit die Möglichkeit geschaffen werden, als Paar neues Verhalten ganz bewußt auszuprobieren, ohne einer die Spontaneität lähmenden Hausaufgabe unterworfen zu sein.

Es ist eine nicht direkte Aufforderung, die die Patienten aus einem Dilemma befreien kann, die für simple Übungen wenig Motivation aufbringen, auch wenn daraus ihre Fortschritte resultieren könnten.

Entwickelt wurden die Programme zur sexuellen Bereicherung als mehrtägige Wochenendworkshops für Gruppen von 3–5 Paaren. Solche Maßnahmen zur sexuellen Bereicherung sind jedoch auch in Einzeltherapie durchführbar und mit hypnotherapeutischem Vorgehen und den Verfahren der direkten Übung kombinierbar. In der oben erwähnten Untersuchung von Christmann konnte der Therapieerfolg durch eine solche integrative Behandlungsmaßnahme zwar nicht mehr gesteigert werden, aber sie erwies sich für die Patienten als außerordentlich befriedigend; u.a. deshalb, weil ihre Durchführung flexibel sein kann und somit mehr Spielraum für die Bedürfnisse der Patienten bleibt.

Bei dieser Kombination von direkter Sexualtherapie, mentalem Training und sexueller Bereicherung sind sowohl Paar- als auch Einzelgespräche vorgehen. Zum einen ist es für den Therapeuten sinnvoll, beide Partner und ihre Interaktion kennenzulernen, viele Paare sind auch zu einer gemeinsamen Problemlösung bereit und gewisse therapeutische Effekte lassen sich eher in der Paartherapie erzielen. Andererseits kann die Paartherapie als sehr anstrengend erlebt werden, lassen sich manche Effekte besser durch Einzeltherapie erzielen und haben viele Patienten auch den Wunsch nach Einzelgesprächen. So folgt bei der Kombinationsbehandlung auf eine Paartherapiephase eine Phase mit einzeltherapeutischen Sitzungen; die Therapie wird als Paartherapie beendet. Das mentale Training kann in Einzel- und Paarsitzungen zur Anwendung kommen.

Das Bemühen, in der Sexualtherapie von den Pflichtübungen und der ernsten Verrichtung abzurücken, fordern auch andere Therapeuten. So beschreibt Wendt (unveröffentlicht) in seinem Vierstufenprogramm zur Masturbation eine Variation der Paartherapie, mit der besonders die Klischees und Tabus überwunden werden sollen, z.B. indem sich die Patienten den Koitus als Selbstbefriedigung vorstellen. Nach Wendts Erfahrungen zeigt dieses Programm, "ob die Wiederbelebung der gemeinsamen Sexualität überhaupt möglich ist und ob dann über diese Wiederbelebung die Rettung der Beziehung möglich ist" (S. 17). Dabei sind es weniger die therapeutischen Übungen (z.B. Rollentausch, romantischer Abend), als vielmehr die Einbeziehung voyeuristischer und exhibitionistischer Impulse in die Therapie, die Wendts Vorgehen vom üblichen therapeutischen Geschehen unterscheidet.

Gegen Langeweile und Alltagstrott in der Partnerschaft wird eine Übung mit Sofortbild- bzw. Videokamera empfohlen, in der ein Partner den Fotograf und der andere das Fotomodell spielen. Diese "Peep-Show zu Hause" erlaubt den Ausdruck von Bedürfnissen, sich sexuell zur Schau zu stellen und sich Sexuelles anzusehen, die normalerweise unterdrückt werden müssen, weil sie in unserer Gesellschaft als Perversion verunglimpft werden.

Wendt fordert den Sexualtherapeuten auf, sich an dieser Grenze des Erlaubten zu bewegen, will er "frischen Wind" in die Sexualität seiner Patienten bringen. Er wünscht sich die Sexualtherapie weniger "bourgeois", weniger "medizinisch", dafür "geiler" und hält den Sexualtherapeuten vor, sich zu sehr an den herrschenden Tabus und Verboten zu orientieren.

Wendts Empfehlungen sind allerdings kaum für die Therapie generell nützlich; viele Paare könnten damit überfordert werden. Zudem liegt oft der Grund für sexuelles Desinteresse in verlorengegangener körperlicher Attraktivität der Partner, so daß beim Zur-Schau-Stellen sogar negative Bewertungen und Selbstbeurteilungen aktualisiert werden könnten. Auch liegt der Reiz mancher sexuellen Handlung gerade in der Verbotsübertretung, so daß mit der Erlaubnis und Aufforderung des Therapeuten vielleicht weniger das Bedürfnis befriedigt als eher der Reiz genommen wird.

5.7 Kritik der Sexualtherapie

Die Effektivität direkter Sexualtherapie ist empirisch gut dokumentiert; sie hat vielen Menschen geholfen, "denen man vor der Einführung dieser Therapieform nicht wesentlich helfen zu können glaubte" (Kaplan 1981, S. 2).

Trotz aller Unzulänglichkeiten der wissenschaftlichen Untersuchungen sprechen für die direkten Sexualtherapien die größeren Erfolgsraten in den Studien der letzten Jahre (Kaplan 1981; Buddeberg 1983; Zimmer 1985). Es stellt sich jedoch die Frage, ob diese Erfolgsbeurteilungen nicht zu hoch ausgefallen und ähnlich wie bei der systematischen Desensibilisierung inzwischen vorsichtiger zu beurteilen sind. Die frühen Untersuchungen zur systematischen Desensibilisierung berichten von hohen Erfolgsraten (z.B. Wolpe u. Lazarus 1966), die inzwischen nicht mehr aufrechterhalten werden können (Kockott 1977).

Jede therapeutische Methode ist in ihrem Erfolg auch von der gesellschaftlichen Situation abhängig. Es besteht kein Zweifel daran, daß Verhalten und Einstellungen zur Sexualität heute im Vergleich zu den Arbeiten von Masters und Johnson in den 60er Jahren durch größere Liberalität, aber auch durch höheres Anspruchsniveau gekennzeichnet sind. Es bleibt aber offen, welche Schlußfolgerungen sich daraus für Auftreten und Behandlung sexueller Störungen ergeben. So wenig, wie sich klar sagen läßt, ob es früher mehr oder weniger sexuelle Probleme gab als heute, weil dies von der Selbstetikettierung und damit von den Einstellungen zur Sexualität abhängt, so wenig läßt sich sicher sagen, ob frühere Erfolgsraten heute noch erwartet werden können.

Tatsächlich beklagen viele Therapeuten zunehmend schwieriger werdende Fälle (Pervin u. Leiblum 1980). Sicher ist, daß heute im allgemeinen Patienten weniger durch körperliche Sexualaufklärung zu helfen ist als in den Anfängen der Sexualtherapie.

Inwieweit therapeutische Mißerfolge mit neuen therapeutischen Verfahren begegnet werden kann, ist unklar. Leicht wird die subtile Form von Leistungsdruck, die vielen neueren Konzepten inhärent ist, übersehen. Es war das besondere Verdienst von Masters und Johnson, daß sie sich radikal von der allgemeinen Erwartung gelöst hatten, wonach der beste Weg zu Behandlung sexueller Probleme darin bestehe, eine erotische Atmosphäre zu schaffen und einen geduldigen und geschickten Partner zu haben, und die herausragende Bedeutung von Leistungsängsten für die Bearbeitung in der Therapie erkannten.

Anstelle von Leistungsdruck "performance anxiety" — dem nach Masters und Johnson wichtigsten Hindernis für befriedigendes sexuelles Erleben — spricht Apfelbaum (1985) von "response anxiety", um deutlich zu machen, daß es sich nicht nur um Erektions- oder Orgasmusschwierigkeiten handelt, sondern um die Angst, den allen sexuellen Gelegenheiten und den Geschlechtsrollenstereotypen imanenten Erwartungen nicht genügen zu können.

Am Beispiel von Kaplan (1979) zeigen Apfelbaum u. Apfelbaum (1985), daß Kaplans geringere Erfolgsquote bei sexuellem Desinteresse nicht auf die tieferliegenden Probleme ihrer Patienten, sondern auf ihre Art der Durchführung der Masters-Johnson-Therapie zurückzuführen sind, nämlich den untauglichen Versuch der Integration unterschiedlicher Modelle von Sexualtherapie, der nicht mehr, sondern weniger Effektivität erzielt.

Dieser kritischen Einschätzung der "neuen Sexualtherapie" muß deshalb so großes Gewicht beigemessen werden, weil im deutschsprachigen Raum eine Tendenz zum Konfliktkonzept nach Kaplan vorherrschend ist, wonach den Verhaltensanleitungen primär die Funktion zugewiesen wird, unbewußtes psychodynamisches Material zum Vorschein zu bringen, das dann in der Therapie bearbeitet wird (Pfäfflin u. Clement 1981). Diese "Integration" wird dem verhaltensorientierten Vorgehen nicht gerecht und birgt die Gefahr geringerer therapeutischer Effizienz (vgl. auch diese Problematik bei sexueller Devianz in Kap. 7).

Die dargestellten neueren Interventionsmaßnahmen können das von Masters und Johnson entwickelte Verfahren in der Sexualtherapie nicht ersetzen. Die Erfahrungen verschiedener Autoren machen aber Mut und fördern die Hoffnung, daß auch für Patienten, die mit dieser Standardmethode nicht zurechtkommen, Wege der Hilfe gefunden werden können.

5.8 Anhang

5.8.1 Fragebogen zur sexuellen Zufriedenheit (FSZ)

Dieser Fragebogen befaßt sich damit, wie zufrieden Sie mit Ihrer Sexualität und der Sexualität in Ihrer Partnerbeziehung sind. Bitte geben Sie durch Ankreuzen an, wie zufrieden oder unzufrieden Sie mit den einzelnen Punkten sind. Konzentrieren Sie sich dabei jeweils darauf, wie Sie den beschriebenen Punkt im letzten Monat erlebt haben.

	Damit bin ich					
	sehr zufrieden				sehr unzufrieden	
	1	2	3	4	5	6
1) Mein Interesse am Sex	1	2	3	4	5	6
2) Mein Selbstvertrauen in sexuellen Dingen	1	2	3	4	5	6
3) Wie oft mein Partner und ich kleine Zärtlichkeiten im Alltag austauschen	1	2	3	4	5	6
4) Wie wir mit sexuellen Schwierigkeiten umgehen	1	2	3	4	5	6
5) Wie wir sexuell die Initiative ergreifen	1	2	3	4	5	6
6) Die Häufigkeit sexueller Aktivitäten	1	2	3	4	5	6

Damit bin ich

sehr zufrieden					sehr unzufrieden
1	2	3	4	5	6

7) Die Tageszeit sexueller Aktivitäten	1	2	3	4	5	6
8) Der Abwechslungsreichtum bei sexuellen Aktivitäten	1	2	3	4	5	6
9) Wie sehr mein Partner an sexueller Aktivität mit mir interessiert ist	1	2	3	4	5	6
10) Wie mein Partner sexuell auf mich eingeht	1	2	3	4	5	6
11) Wie oft mein Partner sexuelle Wünsche zum Ausdruck bringt	1	2	3	4	5	6
12) Wie mein Partner sexuelle Wünsche zum Ausdruck bringt	1	2	3	4	5	6
13) Wie häufig mein Partner einen Orgasmus erlebt	1	2	3	4	5	6
14) Der Zeitpunkt, an dem mein Partner einen Orgasmus erlebt	1	2	3	4	5	6
15) Der Körper meines Partners	1	2	3	4	5	6
16) Mein Körper	1	2	3	4	5	6
17) Wie oft ich sexuelle Wünsche zum Ausdruck bringe	1	2	3	4	5	6
18) Wie ich sexuelle Wünsche zum Ausdruck bringe	1	2	3	4	5	6
19) Wie mein Partner meinen Körper liebkost	1	2	3	4	5	6
20) Wie sehr ich bei sexuellen Aktivitäten mit meinem Partner erregt bin	1	2	3	4	5	6
21) Wie sehr ich mich sexuellen Gefühlen hingeben kann	1	2	3	4	5	6
22) Wie ich gefühlsmäßig auf die Geschlechtsteile meines Partners reagiere	1	2	3	4	5	6
23) Wie häufig ich einen Orgasmus erlebe	1	2	3	4	5	6
24) Der Zeitpunkt, an dem ich einen Orgasmus erlebe	1	2	3	4	5	6
25) Was mir während sexueller Aktivitäten mit meinem Partner durch den Kopf geht	1	2	3	4	5	6
26) Wie ich mich nach sexuellen Aktivitäten mit meinem Partner fühle	1	2	3	4	5	6
27) Meine Erfahrungen mit der Selbstbefriedigung	1	2	3	4	5	6
28) Der Inhalt meiner sexuellen Phantasien	1	2	3	4	5	6

5.8.2 Falldarstellung

Patientin, 36 Jahre, Ausbleiben des Orgasmus seit 6 Jahren. Die Therapie umfaßte 13 Sitzungen mit folgenden Themen:

1) Zusammenhang zwischen Selbstbewußtsein, Übernahme von Verantwortung und Verhalten und Erleben,
2) Entspannung zur Angst- und Streßbewältigung und Empfindungsvertiefung,
3) Auseinandersetzung mit den erziehungsbedingten sexualfeindlichen Grundeinstellungen,

4) Auseinandersetzung mit dem eigenen Körper und den übernommenen Körper-klischees,
5) fokussieren als Möglichkeit nichtdrängender Problemlösung und zur Förderung der sexuellen Selbsterfahrung,
6) mentales Training einer bejahenden Haltung zur Sexualität,
7) mentale Anleitung zur Selbstbestimmung (vgl. 5.8.3, Sitzungsprotokoll),
8) mentales Training zum Streicheln als Quelle für sexuelle Lustempfindungen und zur Partnerkommunikation
9) mentale Übung zu Mut und Selbstbewußtsein, um Neues zu wagen,
10) Phantasietraining und Auseinandersetzung mit den eigenen Hemmungen,
11) Phantasietraining,
12) Anleitung zum selbständigen Gebrauch von sexuellen Phantasien,
13) mentales Durchleben eines freien Wochenendes mit der Möglichkeit, die neuen Verhaltensansätze zu initiieren.

Die Therapie wird beendet, weil die Patientin große Fortschritte gemacht hat (die auch 4 Monate später noch bestätigt werden) und weil durch den Jahresrhythmus (kurz vor Weihnachten) der Abschluß erleichtert wird.

5.8.3 Illustration des mentalen Trainings

Es handelt sich um die 7. Sitzung des oben beschriebenen Falls, die Anleitung zur sexuellen Selbstbestimmung. Diese mentale Übung dauert 25 min. Nach einer Entspannungsinduktion werden folgende Anweisungen erteilt:

Nun gehen Sie in Gedanken zu sich nach Hause. Es ist abend. Sie begeben sich ins Badezimmer, um sich fürs Bett fertigzumachen. Sie fühlen sich müde / Ihr Mann kommt jetzt auch ins Bad / Sie bemerken, daß Ihr Mann sich beeilt — jetzt ist er fertig, er geht nackt ins Schlafzimmer — damit ist es Ihnen klar, daß er noch etwas von Ihnen will /
Sie lassen sich Zeit im Bad — Sie gähnen, aber es nützt nichts / Ihr Mann krabbelt zu Ihnen unter die Decke / Sie wollen Ihre Ruhe haben — aber Ihr Mann gibt nicht auf — er muß es doch spüren, wie Sie sich verspannen /
Sie lassen es über sich ergehen — Sie sagen sich, daß es ja bald vorbei ist, wenn Sie nicht viel dazu beitragen / Jetzt ist Ihr Mann erregt — er hat wieder einmal sein Vergnügen, das macht Sie aggressiv /
Sie sind für sein Vernügen da — aber Sie selbst bekommen nichts, Sie zählen nicht / Hoffentlich beeilt er sich wenigstens — Sie starren an die Decke und hoffen, daß es bald vorüber ist /
Da fängt Ihr Mann auch noch an, Ihre Genitalien zu streicheln — das soll Ihnen wohl gefallen /
Sie spüren, wie Ihr ganzer Körper angespannt ist — und wie Ihnen der Kopf voll ist /
Sie wollen jetzt endlich Ihre Ruhe haben — jetzt muß er doch allmählich genug haben — je länger es dauert, um so mehr stört Sie alles /
Sie wollen nicht mehr — es ist Ihnen lästig /
Hoffentlich ist er bald fertig — Sie schauen sich mal wieder die Tapete an — Sie wollen sich ablenken /
Doch dieses Mal sehen Sie, daß auf der Tapete steht: Sorg doch selbst für Dein Vergnügen; laß Dir mal wieder etwas einfallen!

Das ist wahr; Sie müssen selbst etwas tun, können nicht nur abwarten und blockieren.
Sie sagen nun zu Ihrem Mann: "Laß mich mal etwas ausprobieren — ich weiß nicht, was dabei herauskommt, aber ich will es versuchen."
Dann legen Sie sich mit Ihrem Rücken und Ihrem Po gegen seinen Bauch.
Nehmen Sie seine Hände und führen Sie sie — streicheln Sie sich mit seinen Händen.
Streicheln Sie sich, wo es Ihnen gefällt — und lassen Sie sich Zeit. Es kommt auf nichts an.
Sie lassen sich Zeit und streicheln sich. Sie spüren, wie die Berührungen jetzt Spannungen aus Ihrem Körper wegnehmen — jetzt, wo Sie es bemerkt haben, achten Sie deutlicher darauf: die Berührungen, das Streicheln tut gut — Sie entspannen sich /
So allmählich fühlen Sie sich wohl — Sie nehmen auch mal seinen Penis und streicheln damit die Genitalien / Sie spüren, daß es gut tut, daß Streicheln erregen kann, wenn Sie wollen /
Jetzt führen Sie den Penis in die Scheide und bleiben ganz ruhig dabei. Zu Ihrem Mann sagen Sie: "Bleib mal ganz ruhig, bewege Dich nicht und achte mal nur auf die Empfindungen im Penis und in der Scheide." /
Und Sie tun das gleiche /
Spüren Sie sich selbst / Spüren Sie den Penis in Ihnen /
Es ist egal, wenn er etwas schlapp wird /
Spannen Sie zwischendurch mal Ihre Genitalmuskeln an — und lassen Sie wieder locker /
Anspannen — festhalten, spüren Sie den Penis — und locker lassen /
Und wieder Ruhe, gänzliche Ruhe /
Wenn es Spaß macht, spielen Sie wieder mit den Genitalmuskeln /
Und dabei spüren Sie die Nähe und die Wärme des Körpers Ihres Mannes — Sie empfinden das jetzt angenehm — und die Muskeln Ihres Körpers sind locker und Sie spüren, wie Sie schwer auf dem Bett aufliegen /
Und nur Ihre Genitalmuskeln spannen sich ab und zu an/
Und das bewirkt etwas — langsam — aber es ist angenehm /
Ganz leicht streicheln Sie mit Ihren Händen über Ihren Körper, Brüste und Klitoris — so, wie Sie es mögen, nur für Sie selbst — und die Konzentration ist ganz auf die Empfindungen des Körpers gerichtet /
Jetzt, da Sie sich besser fühlen, gehen Sie noch einmal gedanklich ganz in die Situation von vorhin, als Ihnen das alles zum Hals heraushing — Und dann finden Sie heraus, was Ihnen geholfen hat, aus dieser miesen Situation herauszukommen; gehen Sie in sich, was ist es, was Sie brauchen, welche inneren Möglichkeiten sind es, die Ihnen das sexuelle Zusammensein angenehm machen? . . .
Patientin: "Ich muß mich wieder von mir aus dafür interessieren, darf es nicht nur über mich ergehen lassen" — Ja, Sie haben sich wieder für sexuelle Aktivitäten mit Ihrem Mann geöffnet; Sie können die Initiative ergreifen, Sie können aktiv sein und Sie wissen dann, was Ihnen gut tut /
Stellen Sie sich vor, wie Sie diese Eigenaktivität und Offenheit gegenüber dem Sex beim nächsten Mal wieder zeigen — Wie könnte das aussehen, wann fängt es an? Schon vor dem Fertigmachen und Ausziehen im Bad?
Patientin: "Ja, nach dem Abendessen." — Ja, schon so früh können Sie die Weichen stellen für sexuelle Zufriedenheit!
Stellen Sie es sich jetzt so vor; stellen Sie sich vor, daß Sie sich heute entsprechend verhalten hätten . . . gelingt es Ihnen? — Patientin: "Jetzt ja!" — Gut, erleben Sie, wie es gelingen kann /
Und nun sind Sie zusammen mit Ihrem Partner; Sie spüren seine Nähe, die Wärme und Sie spüren Ihren Körper, der gelöst ist und bereit, der berührt werden will /

Und dann lassen Sie Ihren Mann Ihre Brüste streicheln — Sie zeigen es ihm und er macht es so, daß es angenehm ist /
Das tut gut — Ruhe und Entspannung, Nähe und Wärme, Streicheln und Stimulation — so sollte es bleiben /
Und jetzt gehen Ihre Gedanken zu den schönen Stunden, die Sie mit Ihrem Mann hatten — und Sie erleben wieder, wie spannend es war, als Sie früher auf ihn gewartet haben /
Und wie angenehm es war, daß er sich an Sie herangemacht hatte — Sie wollten es; es war ein Kompliment für Sie, eine Bestätigung — und es hat Ihnen auch körperlich gut getan; es war schön/
So wie jetzt! Und wie Sie jetzt immer wieder leicht die Beckenbodenmuskeln anspannen und Ihre Aufmerksamkeit auf die Empfindungen in den Genitalien gerichtet haben, spüren Sie, daß Ihr Körper sexuell erregt ist — Sie spüren, daß die Genitalien feucht sind — vielleicht empfinden Sie auch schon die Vergrößerung der Vagina — auch Ihre Brüste werden etwas größer und die Brustwarzen eregieren — die Schamlippen werden anschwellen und Ihr Kitzler wird noch größer werden /
Und während Sie sich so voller Stolz beobachten, wissen Sie, daß Ihr Körper noch viel beitragen kann zum sexuellen Spiel: die Muskeln werden sich anspannen, Ihr Puls wird schneller, Ihr Blutdruck wird steigen, die Haut wird sich röten — Und schließlich wird sich der Eingang der Scheide zur orgastischen Manschette verengen, die Atmung wird rascher und Sie werden rhythmische Kontraktionen erleben — bevor — der ganze Körper zu einer totalen Entspannung, Entspannung von Muskeln und Nerven, zurückkehrt . . .
Sie wollten sich für die sexuelle Reaktion öffnen und es tut *Ihnen* gut — es ist wieder so angenehm /
Sie haben noch keinen Orgasmus, aber Sie freuen sich, daß Ihr Körper Spaß hat an den Berührungen. Sie genießen diese Ruhe (ein Räucherstäbchen verbreitet jetzt seinen Duft), Entspannung, Wärme, das Bett, Nähe, Berührungen, die Küsse, das Anspannen der Beckenmuskeln, die Luft, die nach Intimität riecht /
Es macht Ihnen Spaß, selber aktiv zu sein — Sie sind wieder beteiligt / Und das spürt auch Ihr Mann — er küßt Sie viel intensiver /
Es beginnt wieder schön zwischen Ihnen zu werden. Und Sie sind dabei — ja, Sie haben es bewirkt — für Sie selbst und für Ihren Mann.
Und dann werden Sie müde, Sie spüren, wie Sie dahintreiben, Sie fließen, Sie schweben . . . es ist keine Sorge in dieser Welt, so nah bei Ihrem Mann, ruhig und schwer . . .''

Literatur

Apfelbaum B (1985) Masters und Johnson's contribution: A response to the interview with Harold Lief and Arnold Lazarus. J Sex Ed Ther 11:5—11
Apfelbaum B, Apfelbaum C (1985) The ego-analytic approach to sexual apathy. In: Goldberg DC (ed) Contemporary marriage handbook. Dorsey, Homewood
Araoz DL (1984) Hypnosis in the treatment of sexual dysfunctions. In: Wester WC, Smith AH (eds) Clinical hypnosis. Lippincott, Philadelphia
Arentewicz G, Schmidt G (Hrsg) (1980) Sexuell gestörte Beziehungen. Springer, Berlin Heidelberg New York
Arentewicz G, Bulla R, Schoof-Tams K, Schorsch E (1975) Verhaltenstherapie sexueller Funktionsstörungen. In: Schorsch E, Schmidt G (Hrsg) Ergebnisse der Sexualforschung II. Kiepenheuer & Witsch, Köln

Bancroft J (1985) Grundlagen und Probleme menschlicher Sexualität. Enke, Stuttgart

Bandura A (1969) Principles of behavior modification. Holt, Rinehart & Winston, New York

Barbach LG (1977) For Yourself. Ullstein, Frankfurt am Main

Barlow DH (1984) The treatment of sexual deviation: Forwards a comprehensive behavioral approach. In: Calhonn KS, Adams HE, Mitchel KM (eds) Innovative treatment methods in psychopathology. Wiley, New York

Beck AT, Greenberg RL (1979) Kognitive Therapie bei der Behandlung von Depressionen. In: Hoffmann N (Hrsg) Grundlagen kognitiver Therapie. Huber, Bern Stuttgart Wien

Brownell K (1980) Multifaceted behavior therapy. In: Cox D, Daitzmann R (eds) Exhibitionism. Garland, New York

Buddeberg C (1983) Sexualberatung. Enke, Stuttgart

Carlson NR, Johnson DA (1975) Sexuality assertiveness training. Couns Psychol 4:53—59

Chapman R (1982) Criteria for diagnosing when to do sex therapy in the primary relationship. Psychother Theory Res Pract 3:359—367

Christmann F (1987) Empirische Untersuchung zum Mentalen Training als Einzeltherapie bei sexuellen Funktionsstörungen. Dissertation, Universität Tübingen

Crasilneck HB, Hall JA (1985) Clinical Hypnosis: Principles and applications. Grune & Stratton, Orlando

Crombach-Seeber B, Crombach G (1977) Sexual Interaction Inventory (SII) — Fragebogen zur sexuellen Interaktion. DGVT, Tübingen

Crombach-Seeber B, Crombach G (1982) Gesprächsführung bei der Exploration sexueller Inhalte (Tonkassette). Pfeiffer, München

Ellis A (1976) Sex and the liberated man. Stuart, New York

Fahrner E-M (1983) Selbstunsicherheit — ein allgemeines Symptom bei funktionellen Sexualstörungen? Z Klin Psychol 1:1—11

Fliegel S Institut für den wissenschaftlichen Film (IWF) (1982) Therapie sexueller Beziehungsstörungen (Film). IWF, Göttingen

Gagnon JH, Rosen RC, Leiblum SR (1982) Cognitive and social aspects of sexual dysfunction: Sexual scripts on sex therapy. J Sex Marital Ther 8:44—56

Haeberle EJ (1983) Die Sexualität des Menschen. De Gruyter, Berlin New York

Hartman WE, Fithian MA (1985) Jeder Mann kann. Ullstein, Berlin

Hauch M, Arentewicz G, Gaschae H (1980) Manual zur Paartherapie sexueller Funktionsstörungen. In: Arentewicz G, Schmidt G (Hrsg) Sexuell gestörte Beziehungen. Springer, Berlin Heidelberg New York

Heilman JR, Hatch JP (1981) Conceptual and therapeutic contributions of psychophysiology to sexual dysfunction. In: Haynes SN, Gannon L (eds) Psychosomatic disorders: A psychophysiological approach to etiology and treatment. Praeger, New York

Heiman JR, LoPiccolo L, LoPiccolo J (1979) Gelöst im Orgasmus. Flach, Frankfurt am Main

Hinsch R, Pfingsten U (1983) Gruppentraining sozialer Kompetenzen. Urban & Schwarzenberg, München Wien Baltimore

Hoffmann N (1981) Kongitive Probe. In: Linden M, Hautzinger M (Hrsg) Psychotherapiemanual. Springer, Berlin Heidelberg New York

Hoppe F (1985) Direkte und indirekte Suggestionen in der hypnotischen Beeinflussung chronischer Schmerzen. In: Peter B (Hrsg) Hypnose und Hypnotherapie nach M.M. Erickson. Pfeiffer, München

Kaplan HS (1979) Sexualtherapie: Ein neuer Weg für die Praxis. Enke, Stuttgart

Kaplan HS (1981) Hemmungen der Lust. Enke, Stuttgart
Kockott G (Hrsg) (1977) Sexuelle Störungen. Urban & Schwarzenberg, München Wien Baltimore
Liss-Levinson N, Coleman E, Brown L (1975) A program of sexual assetiveness training for women. Couns Psychol 4:74–78
Lobitz WC, Baker EL (1979) Group treatment of single males with erectile dysfunction. Arch Sex Behav 8:127–138
Lobitz WC, LoPiccolo J, Lobitz G, Brockway J (1974) A closer look at the simplistic behavior therapy for sexual dysfunction: two case studies. In: Eysenck HJ (ed) Case studies in behavior therapy. Routledge & Kegan, London
LoPiccolo J, Miller VH (1975) A program for enhancing the sexual relationship of normal couples. Couns Psychol 5:41–45
Mahoney M (1977) Kognitive Verhaltenstherapie. Pfeiffer, München
Marlatt GA, Perry MA (1977) Methoden des Modellernens. In: Kanfer FH, Goldstein AP (Hrsg) Möglichkeiten der Verhaltensänderung. Urban & Schwarzenberg, München Wien Baltimore
Masters WH, Johnson VE (1970) Human sexual inadequacy. Little Brown, Boston (dtsch. Übers. 1973: Impotenz und Anorgasmie. Goverts, Frankfurt am Main)
Munjack D (1976) Behavioral treatment of orgasmic dysfunction. A controlled study. Br J Psychiatry 129:497–502
Pervin LA, Leiblum SR (1980) Overview of some critical issues in the evaluation and treatment of sexual dysfunctions. In: Leiblum SR, Pervin LA (eds) Principles and practice of sex therapy. Tavistock, London
Pfäfflin F, Clement U (1981) Sexualstörungen. In: Baumann U, Berbalk H, Seidenstücker G (Hrsg) Klinische Psychologie, Bd 4. Huber, Bern Stuttgart Wien
Reynolds BS, Coken BD, Schocket BV (1981) Dating skills training in the group treatment of erectile dysfunction for men without partners. J Sex Marital Ther 3:184–194
Schmidt G, Arentewicz G (1980) Symptome, Vorkommen. In: Arentewicz G, Schmidt G (Hrsg) Sexuell gestörte Beziehungen. Springer, Berlin Heidelberg New York
Schwartz MF, Masters WH (1983) Conceptual factors in the treatment of paraphilias: A preliminary report. J Sex Marital Ther 1:3–18
Senger G (1983) Was heißt schon frigid. Ariston, Genf
Strauß B, Appelt H (1983) Ein Fragebogen zur Beurteilung des eigenen Körpers. Diagnostica 2:145–164
Stuart F, Stuart RB, Maurice WL, Szasz G (1975) Sexual Adjustment Inventory. Research Press, Champaign/Ill
Wendt H (1979) Integrative Sexualtherapie. Pfeiffer, München
Wolpe J, Lazarus AA (1966) Behavior therapy techniques. Pergamon, New York
Zilbergeld B (1983) Männliche Sexualität. DGVT, Tübingen
Zimmer D (1985) Sexualität und Partnerschaft. Urban & Schwarzenberg, München Wien Baltimore

6 Ich-analytische Sexualtherapie*

B. Apfelbaum

6.1 Sexualität und Sexualtherapie

Die Arbeit von Masters und Johnson ist bahnbrechend wie vielleicht nie ein Beitrag
zuvor in der Geschichte der Sexualwissenschaft. Allerdings wird dies nicht einmal
von Sexualwissenschaftlern allgemein erkannt. Die maßgebliche Ursache für dieses
Phänomen kann in der Art und Weise gesehen werden, wie Masters und Johnson
ihre Arbeit präsentieren. Wer nicht an dem Ausbildungsprogramm oder den Fort-
bildungsseminaren von Masters und Johnson teilnimmt, hat keine Möglichkeit, mit
den Grundzügen ihres Modells wirklich vertraut zu werden, was eine neue und
vielleicht fragwürdige Form der Präsentation wissenschaftlicher Arbeit darstellt.
Infolge dessen wurde die Arbeit von Masters u. Johnson (1970) auch von Sexualwissenschaftlern anhand von *Human Sexual Inadequacy* beurtcilt, obwohl die
Autoren darauf hinweisen, daß sie in diesem Werk lediglich allgemeine Richtlinien und Übungen der Therapie und nicht die Therapie an sich darstellen. Masters
und Johnson sind sich darüber bewußt, daß fälschlicherweise weithin angenommen
wird, daß die Übungen die Therapie sind.

Nachfolgende Publikationen des Masters-und-Johnson-Instituts haben wenig
zusätzliche Informationen gclicfert. Im *Textbook of Sexual Medicine* (Kolodny
et al. 1979, Kap. 19) finden sich einige zusätzliche Details, jedoch lediglich auf dem
beabsichtigten Lehrbuchniveau. In *Homosexuality in Perspective* (1979) − neben
Human Sexual Inadequacy eine weitere herausragende klinische Arbeit von Masters
u. Johnson − beschränken sich die Autoren darauf, auf die vorhergehende Arbeit
und die grundlegenden therapeutischen Techniken zu verweisen und eine detaillierte
Darstellung des Therapiekonzepts in Aussicht zu stellen (S. 258), − ein Versprechen,
das bis heute nicht eingelöst wurde. In *Human Sexual Inadequacy* fehlt eine formale
Darstellung des Therapiekonzepts und der Vergleich mit anderen Ansätzen. Dargestellt wurden v.a. die Übungen und selbst ihr Anwendungsmodus wird knapp
präsentiert; die Art und Weise, wie Masters und Johnson mit Übungserfahrungen in
der Therapie umgehen, wird nicht diskutiert.

6.1.1 Die Angst, zu versagen, vs. die Angst, Lust zu empfinden

Allgemein bekannt ist, wieviel Gewicht Masters und Johnson der Angst zu versagen
und nicht erregt zu werden beimessen, im Vergleich zur Angst, Lust zu empfinden

---

* Aus dem Amerikanischen übersetzt von S. Hoyndorf.

und erregt zu werden. Bei der Bewertung ihres Konzepts ist die Position eines Therapeuten diesbezüglich von zentraler Bedeutung. So illustriert Lazarus (in Slowinski 1984; S. 17) folgendermaßen seine Ansicht, daß die Beseitigung von Leistungsangst mit Hilfe von "sensate focus"[1] kaum nützlich ist, wenn der Patient etwa an der Angst, Lust zu empfinden, aufgrund inzestuöser Assoziationen leidet:

Stellen wir uns vor, daß ich im Verlauf der Therapie zu dem Schluß komme, daß die Impotenz eines Patienten ihre Ursache in der Mutter-Sohn-Beziehung hat. Unbewußt hat der Patient Herabsetzungen durch seine Mutter akzeptiert. Er erinnert sich, seine Mutter einmal nackt gesehen zu haben und entwickelte daraufhin eine Reihe sexueller Mythen. Muß man dann überrascht sein, wenn dieser Mann impotent ist? Dieser Patient würde solange erfolglos Sensate-focus-Übungen machen, bis diese fundamentalen Erfahrungen aufgearbeitet sind.

Diese Position beruht auf der Ansicht, daß der Mann an Angst vor der Lust und weniger an Angst zu versagen leidet. Nach Lazarus würde es diesem Patienten wenig helfen wenn er durch die Beseitigung des Leistungsdrucks mit Hilfe der Sensate-focus-Übung spontan Erektionen hätte, da er aufgrund seiner Erfahrung mit der Mutter Angst vor der Erektion hat und nicht davor, keine Erektion zu haben. Auch Kaplan (1976) beurteilt Sensate-focus-Übungen als ineffektiv in schwereren klinischen Fällen. Nach ihrer Ansicht sind Belange der sexuellen Leistungsfähigkeit bei schwereren Störungen oberflächlicher Natur und verdecken lediglich tiefersitzende Ängste vor sexueller Erregung. Ihr maßgeblicher Beitrag zur Sexualtherapie ist ihre Konzeptualisierung von sexuellen Störungen als Phobien. So vertritt sie die Meinung, daß Sensate-focus-Übungen die Klienten darin unterstützen, den phobischen Stimulus zu vermeiden, indem sie die sexuelle Erregung begrenzen, was eine länger Behandlungsdauer zur Folge habe. Als Konsequenz dieser Überlegungen verschreiben Kaplan und Mitarbeiter auch "Vorspiel" oder gemeinsam duschen. Nach Kaplan (in Witkin 1980, S. 105) kamen vor 10 Jahren Patienten aufgrund von Informationsdefiziten oder Leistungsangst zur Therapie, während die Patienten nun mit komplizierteren Problemen zur Therapie kommen, deren Behandlung ein hohes Maß an klinischen Fertigkeiten erfordert. Nach Witkin waren Sensate-focus-Übungen für die Patienten von früher hilfreich, jetzt aber sei insbesondere bei schwierigen Fällen "die intime Dusche" (Witkin 1980) ein effektiverer erster Schritt.

Kaplan äußert sich nirgendwo dahingehend, daß ihr Ansatz einen radikalen Bruch mit dem Ansatz von Masters und Johnson darstellt. Vielmehr vertritt sie die Meinung, daß sie lediglich das Konzept von Masters und Johnson erweitert habe, indem sie psychoanalytische Tiefe einem oberflächlichen behavioralen Modell hinzugefügt habe. Nach Kaplan ist es so möglich, mehr Fälle sexualtherapeutisch zu behandeln.

---

1 "Sensate-focus" wird im folgenden nicht übersetzt; die Übersetzung ins Deutsche — wie etwa "sensorische Fokussierung" in der Übersetzung von *Human Sexual Inadequacy* (*Impotenz und Anorgasmie*) erhöht die Gefahr von Mißverständnissen (vgl. 6.1.2; Anm. d. Übers.).

Das Modell von Masters und Johnson ist allerdings nicht oberflächlich behavioral und Kaplans Modell kann nicht einfach als das psychoanalytische Modell bezeichnet werden, da es nur eines unter vielen psychodynamischen Modellen repräsentiert (Apfelbaum 1977b). Kaplan ist eine Schülerin von Sager (1976), dessen Konzept der destruktiven Systeme sie auf die Sexualität übertragen hat, besonders in bezug auf die verborgenen Beziehungsverträge. So gilt ihr Augenmerk der Angst vor der Lust und der selbstzerstörerischen Vermeidung von Lust.

Folglich wäre es irreführend, von einer Integration ihres Denkens mit dem von Masters und Johnson zu sprechen. Tatsächlich läßt sich die Rolle, die Kaplan der Angst vor sexueller Lust zuschreibt, viel leichter mit den meisten anderen Ansätzen integrieren. Der behaviorale Ansatz, wie er etwa von Lazerus repräsentiert wird, mißt der Angst vor der Lust ebensoviel Bedeutung zu (s. oben). Der einzige Unterschied liegt darin, daß Kaplan die Angst vor der Lust als Folge ödipaler Schuldgefühle sieht, während der Verhaltenstherapeut sie als ein Resultat einer Konditionierung betrachtet. Auch die Konzepte für sexuelle Bereicherung oder persönliches Wachstum berufen sich auf die Angst vor der Lust, auch wenn sie hier als Produkt kultureller und religiöser Tabus verstanden wird.

Im Gegensatz dazu berücksichtigt das Konzept von Masters und Johnson zwar die Angst vor der Lust, betont jedoch die Bedeutung der Angst zu versagen und das zwanghafte Streben *nach* Lust. So formulieren Masters u. Johnson in *Human Sexual Inadequacy* (1970, S. 12): *"Die Angst zu versagen ist nach bisherigem Wissensstand die wichtigste Ursache für eine gestörte sexuelle Funktion".* Nach meinem Eindruck sind viele Sexualtherapeuten nicht dieser Ansicht, sondern sehen in der Furcht vor Erfolg die Hauptursache sexueller Störungen, wobei sie den Widerspruch zu Masters und Johnson ausräumen, indem sie davon ausgehen, daß deren Fälle weniger schwer waren. Diese Therapeuten sind auch in der Lage, die Therapie von Masters und Johnson so zu interpretieren und zu assimilieren, daß sie zu ihren eigenen Therapieansätzen paßt. Eine wesentliche Rolle spielt dabei der jeweilige Gebrauch von Sensate-focus-Übungen.

6.1.2 Sensate focus

Manche Sexualtherapeuten sehen in den Sensate-focus-Übungen lediglich einen Weg, um Vorlieben und Abneigungen zu kommunizieren. Andere Sexualtherapeuten betrachten Sensate focus als ein verhaltenstherapeutisches Interventionsverfahren zur Desensibilisierung. Wer Sensate focus so versteht, bleibt jedoch in seinem Therapieansatz befangen, ohne das Wesentliche des Ansatzes von Masters und Johnson zu erkennen.

Sensate focus im Sinne von Masters und Johnson ist eine Strategie, um zwanghafte sexuelle Verhaltensmuster zu unterbrechen. Diese zwanghaften sexuellen Verhaltensmuster wurden erstmalig von Masters und Johnson als solche erkannt und umfassen den Zwang zu reziprokem Verhalten, zur Penetration, zum Orgasmus des Mannes und dem Zwang zur Dominanz des Mannes. So liegen Sinn und Zweck der Sensate-focus-Übungen wesentlich in der Blockierung dieses zwanghaften Verhaltens, um spontane Reaktionen zu ermöglichen. Es waren Masters und Johnson, die die zwanghafte Orientierung auf den Orgasmus (insbesondere den männlichen) wahrnahmen und benannten ("Zielorientiertheit"). Sie erkannten, daß eben diese zwanghafte Orientierung auf den Orgasmus das Kennzeichen dysfunktionaler [und, so möchte ich anmerken (Apfelbaum 1977a), auch funktionaler oder normaler] Sexualität ist.

Wird man berührt, geküßt oder umarmt, so fühlt man den Zwang, ebenso zu reagieren, was Masters u. Johnson (1970, S. 73) die Hast, den Gefallen zu erwidern, nennen.

Wenn Lazarus im obigen Fall an der Effektivität von Sensate focus zweifelt und die Bearbeitung grundlegender Aspekte fordert, so äußert er die weitverbreitete Ansicht, daß Sensate focus ein Training ist, das entweder erfolgreich oder erfolglos ist und von dem Ansatz von Masters und Johnson isoliert werden kann.

Tatsächlich jedoch kann Sensate focus im Ansatz von Masters und Johnson nicht erfolglos sein: ist die Übung vordergründig erfolglos, so kommt jedoch auf diese Weise die Angst zum Vorschein, auf die die Therapie ausgerichtet werden sollte. Als Verfahren zur Blockierung zwanghafter sexueller Verhaltensmuster kann Sensate focus spontane sexuelle Gefühle ermöglichen, häufiger jedoch zeigt sich die Angst, die hinter diesem zwanghaften Verhalten steckt. Der Mann, der in seinem zwanghaften Bestreben, dominant zu sein, blockiert wird, mag seine erste Erfahrung mit der Rolle des passiven Empfängers genießen. Mindestens ebenso wahrscheinlich ist jedoch, daß er – in Anbetracht seiner Sorge, daß nichts passiert, wenn er nicht dafür sorgt – Angst darüber verspürt, keine Kontrolle über das sexuelle Geschehen zu haben. Seine Angst ist dann offen und kann therapeutisch bearbeitet werden. Sensate focus war dann erfolgreich in seiner diagnostischen Funktion.

Masters u. Johnson (1985, S. 7) haben vor kurzem diesbezüglich folgendes angemerkt:

Der umsichtige Gebrauch von Sensate-focus-Übungen erlaubt vielfältige Anwendungen. So werden Sensate-focus-Übungen beispielsweise nun zu Anfang dazu benutzt, das Ausmaß sexueller Luststörungen bzw. sexueller Aversion zu erkennen und zu bewerten. In diesem Sinne erfüllen Sensate-focus-Techniken sowohl diagnostische als auch therapeutische Funktion.

Sensate-focus-Übungen stellen im Ansatz von Masters und Johnson ein elegantes Mittel für Diagnostik und Exploration dar. Werden sie jedoch aus diesem Ansatz herausgenommen (wobei man sich noch immer auf Masters u. Johnson beruft) und lediglich als Training betrachtet, können sie nur als Training erfolgreich sein. Dies wiederum macht ihren Mißerfolg wahrscheinlich. So betrachtet kann Sensate focus tatsächlich überflüssig erscheinen, wie Witkins Argument gegen ihren Gebrauch (Witkin 1982, S. 112) belegt:

Da bei Sensate focus jeder Partner eine definierte Rolle einnimmt, ist es ziemlich einfach zu vermeiden, spontan aufeinander zu reagieren. Es gibt Paare, die die Übung im Dunkeln durchgeführt haben, und zwar mehr in Form einer Massage, um die Muskeln zu stärken, anstatt sie zu entspannen. Vermeidung wird ferner dadurch begünstigt, daß der passive Partner häufig die Augen geschlossen hält, so daß sich die Partner nicht wirklich anschauen.

Offensichtlich hält Witkin die Sensate-focus-Übungen für grundlos restriktiv, was die Vermeidung von Spontaneität zu einfach mache (hier wird wieder deutlich, daß die Arbeitsgruppe um Kaplan ihr Augenmerk auf die Angst vor Spontaneität richtet und nicht auf die Angst, nicht spontan zu reagieren). Nach Witkin vereiteln Partner, die die Übungen im Dunkeln, als Massage und mit geschlossenen Augen durchführen, Sinn und Zweck von Sensate focus. Folglich profitieren sie nach Witkin von der "intimen Dusche", die die Vermeidung nicht so leicht ermöglicht, da man nicht im Dunkeln duscht und die Partner gezwungen sind, sich anzuschauen, miteinander reden und sich zu offenbaren oder in anderen Worten: miteinander in Beziehung zu treten (Witkin 1982).

Wer sagt, daß Partner, die die Übung im Dunkeln und mit geschlossenen Augen durchführen, nicht miteinander in Beziehung treten, meint, daß sie nicht den Erwartungen entsprechen, die in sie gesetzt werden. Aber sie interagieren, und zwar in einer Weise, die ihr Problem ausmacht. Wenn Sensate focus im Sinne von Witkin bzw. Kaplan ineffektiv war, so war es effektiv im Sinne von Masters und Johnson, indem es seine diagnostische Funktion erfüllt hat. Für Witkin liegt der Zweck von Sensate focus nicht in der Diagnostik. Ihre Position lautet folgendermaßen: "Sensate focus dient primär dazu, die Partner mit den eigenen Vorliegen und Abneigungen und denen des anderen vertraut zu machen" (Witkin 1982). Wenn dies vertraut klingt, so deshalb, weil es ein Eindruck ist, den man durch die Lektüre von *Human Sexual Inadequacy* bekommen kann, und Witkin ist nicht die einzige, die meint, daß diese Konzeptualisierung von Sensate focus dem Ansatz von Masters und Johnson entspricht. Kolodny (persönliche Mitteilung) bemerkt in diesem Zusammenhang, daß es leider möglich ist, die Therapeuten des Masters-und-Johnson-Instituts lediglich als Stimmungsmacher für das längst gelaufene Sensate-focus-Spiel zu betrachten.

In dieser Version hat Kaplan den Ansatz von Masters und Johnson tatsächlich "integriert". Nach dieser Betrachtungsweise wird kaum deutlich, daß die Arbeit von Masters und Johnson einen entscheidenden Durchbruch in der Sexualwissenschaft darstellt. So betrachtet, wirken ihre Erfolgsraten besonders irritierend. Die jetzt populäre Anwort zu diesem Rätsel wurde zuerst von Kaplan (1979) formuliert und propagiert. Demnach litten die Patienten von Masters und Johnson (ebenso wie die Patienten, die in den 10 Jahren nach der Veröffentlichung von *Human Sexual Inadequacy* behandelt wurden) einfach nicht an schwerwiegenden sexuellen Störungen. Diese Antwort übersieht jedoch die Tatsache, daß die gegenwärtigen Therapieergebnisse des Master-und-Johnson-Instituts (Kolodny 1981) mit den Ergebnissen übereinstimmen, über die in *Human Sexual Inadequacy* berichtet wurde.

Auch wenn es nach der Position von Witkin so erscheinen mag, daß Masters und Johnson nicht hinreichend auf die richtige Interaktion der Partner achten, wird dabei übersehen, daß sie bewußt die Position vertreten, es gebe keinen richtigen

Weg bei Sensate focus. So wurde allgemein nicht darauf geachtet, daß sie keine Instruktion bezüglich der Streichel- und Stimulationstechniken geben.

Einige Sexualtherapeuten, die dies bemerkten, halten dies für Nachlässigkeit oder einfach eine Frage des persönlichen Stils. Wenn diese Therapeuten berührungstechnische Anleitungen geben, glauben sie, ein Stück weiter als Masters und Johnson zu gehen. Typisch ist dabei der Kommentar, daß Masters u. Johnson Pionierarbeit geleistet haben und man in ihrer Schuld stehe, aber daß man ein Stück weiterzugehen habe, denn — um es mit den Worten eines bekannten Sexualtherapeuten zu sagen — "wie können wir sicher sein, daß er sie zärtlich streicheln kann, solange er es nicht vor unseren Augen kann?"

Solche Therapeuten sehen in dem Ansatz von Masters und Johnson eine unnötige Beschränkung darin, daß er nicht deutlicher positiv zu Sex Stellung bezieht, daß keine Sexfilme oder andere Mittel der sexuellen Bereicherung verwendet werden und daß sogar der Gebrauch von Vibratoren nicht empfohlen wird. Hinter dieser Kritik steht die Ansicht, daß Patienten primär aufgrund sexnegativer Propaganda leiden und deshalb einen Ansatz benötigen, der uneingeschränkt Gegenpropaganda betreibt. Ihre Sorge gilt nicht dem Leistungsdruck, der durch ihre Position geschaffen wird, da sie, wie Kaplan und Lazarus, ihr Augenmerk auf die Angst vor der Lust richten.

6.1.3 Ära der Ehemanuale

Das Paradigma von Masters und Johnson hat derart tiefe Spuren hinterlassen, daß man sich nur schwer an die Sexualberatung vor dieser Zeit erinnert.

Man erfaßt den Geist der Zeit vor Masters und Johnson am besten, wenn man sich an die Sorge um "das Vorspiel" und "die erogenen Zonen" erinnert. Diese Zeit kann die Ära der "Ehemanuale" genannt werden, an deren Beginn Van de Velde steht, für den "die Ejakulation das Ziel, der Gipfel und das Ende des sexuellen Akts" ist (Van de Velde 1930, S. 133).

Mehr als alles andere wurde von einem guten Sexualpartner erwartet, methodisch vorzugehen und zu lernen, wie und in welcher Reihenfolge die erogenen Zonen zu behandeln sind. Dieses Wissen um die erogenen Zonen, die einst als so fundamental angesehen wurde, ist nun überflüssig. Seit *Human Sexual Inadequacy* erscheint das Stichwort der erogenen Zonen in keiner maßgeblichen Publikation, in jüngerer Zeit ausgebildete Sexualtherapeuten sind sich ihrer Existenz nicht bewußt.

Ein ausgedehntes Vorspiel wurde als Lösung aller Sexualprobleme angesehen; dies bedeutet die "Bearbeitung" der erogenen Zonen, um sexuelle Erregung zu erreichen. Lewis u. Brissett (1967) veröffentlichten ihre Kritik der Ehemanuale unter dem Titel *Sex as Work* und kamen zu dem Schluß, daß die Berater das eheliche sexuelle Spiel als Arbeit definierten.

Grundlage dieser Kritik war die Untersuchung der 15 populärsten Ehemanuale, von denen 10 in den 60er Jahren veröffentlicht bzw. wiederveröffentlicht wurden. Dies war die Bilanz der Sexualberatung vor der Ära von Masters und Johnson.

Einige Beispiele von Lewis und Brissett verdeutlichen, wieviel sich in der Zwischenzeit verändert hat:

- Die Dauer des Vorspiels sollte niemals weniger als 15 Minuten betragen, auch wenn eine Frau bereits nach 5 Minuten erregt sein mag (Butterfield 1964).
- Eheleute sollten niemals mit Vorspiel beginnen, das zum Koitus führen konnte, sofern sie nicht eine Stunde ungestört Zeit haben (Street 1959).
- Sex ist häufig etwas, an dem man arbeiten und hinter dem man her sein muß, so wie der Künstler an einem Gemälde oder einer Skulptur arbeitet (Ellis u. Harper 1961).
- Eine Frau, deren Erregung der Ehemann nicht durch Koitus befriedigen konnte, hat das Recht auf intensive genitale Stimulation, um zum Höhepunkt zu kommen (Eichenlaub 1961).
- Es verbleibt die desillusionierende Tatsache, daß der Zeigefinger eines Mannes das nützlichste Gut im Umgang mit dem anderen Geschlecht ist (Street 1959).

Im Jahr 1967 hatten Lewis und Brissett offensichtlich keinen Hinweis auf das Revolutionäre der Sexualtherapie, die diese Empfehlungen als Teil des Problems und nicht als Weg zu dessen Lösung erkennen sollte. Sie waren derart von Permanenz und Einfluß des Ansatzes "Arbeit statt Spiel" überzeugt, daß sie ihn als Symptom der amerikanischen Industriegesellschaft und der herrschenden Arbeitsmoral verstanden.

Lewis und Brissett berücksichtigten jedoch nicht, daß der Ansatz der Ehemanuale selbst eine aufklärerische Reaktion auf die vorhergehende Ära war. Vorher war Sex weder Arbeit noch Spiel, sondern viel zu flüchtig, um eines von beiden sein zu können. Ängstlich wurde Sex kurz und im stillen Kämmerlein abgehandelt. Spätestens ab dem 17. Jahrhundert geschah dies mit Unterstützung moralischer und medizinischer Autoritäten (Comfort 1967). Mit der für vorwissenschaftliche Denken typischen Tendenz, Ängste auf den Punkt zu bringen, zeigt sich eine Furcht vor Vergiftung bei Unterdrückung sexueller Ausscheidungen und die Furcht vor Entkräftigung bei sexueller Freizügigkeit. Beide Befürchtungen hielten sich bis in jüngere Zeit. Erstere zeigt sich in Freuds Konzept der Aktualneurose, die ihre Ursache in aufgestauter Libido hat; die zweite erscheint bei Jones (1918; zit. nach Comfort 1967), der versicherte, daß Neurasthenie (Nervenschwäche) die Folge exzessiver Onanie und Ejakulation sei. Letzeres war durchaus weitverbreitet und kann als Externalisierung und Rationalisierung der Angst vor der Lust interpretiert werden. Warnten Jones und andere davor, daß zuviel sexuelles Vergnügen zur Neurasthenie führt, so konterte Van de Velde mit der Drohung, daß zu wenig sexuelles Vergnügen oder auch nur der mangelnde Höhepunkt zu Neurasthenie führe. Selbst der Coitus interruptus mit Orgasmus führte nach Van de Velde zu Neurasthenie, da die Ejakulation außerhalb der Vagina die Intensität der Lust und des Sich-gehen-Lassens verringere und beeinträchtige (Van de Velde 1930, S. 190).

Wurde zuvor das Streben nach sexueller Lust sowohl als unmoralisch als auch ungesund angesehen, so vertraten die Ehemanuale nun entgegengesetzt die Auffassung, daß es unmoralisch ist, den Partner nicht zum Orgasmus zu bringen. Wer einen Partner erregte, dessen Pflicht war es, diesen nicht unerfüllt zu lassen und nachdrücklich wurde eine Etikette der umsichtigen Gegenseitigkeit vertreten.

Da es in der vorhergehenden Ära die Frauen waren, die unbefriedigt blieben, war es das Anliegen der Ehemanuale, diese Einseitigkeit auszuräumen, was zu ausgeprägtem Sexismus führte. Vom Mann wurde umsichtiges Eingehen auf die sexuellen Bedürfnisse der Partnerin erwartet und von der Frau Passivität. Die Ehemanuale bekämpften so den vorhergehenden Sexismus, der die sexuellen Bedürfnisse der Frau unberücksichtigt ließ. Das strenge Beharren darauf, ja keine flüchtige Sexualität zu leben, das heute komisch wirkt, war Teil einer energischen Kampagne gegen die phobische Unterdrückung der Sexualität und für das Recht eines jeden auf sexuelle Befriedigung. Aber die Ehemanuale führten nicht zu größerer Lust, sondern dazu, darauf hinzuarbeiten. In dem Maße, wie sie Erfolg hatten, verwandelten sie phobisches Verhalten in zwanghaftes Verhalten.

6.1.4 Paradigma des Nichtforderns

Masters und Johnson erkannten, daß die direkte "Arbeit" an der Erregung die Erregung erschwert. Ihr Schlüssel zu diesem Problem war daher, alle Anstrengungen zu unterbrechen, die direkt auf Erregung abzielen. Sie erkannten, daß die Orgasmusfixierung der Schlüssel war, um das zwanghafte sexuelle Verhaltensmuster aufzubrechen und argumentierten überzeugend gegen das Konzept des "Vorspiels". Dieses Konzept, das einmal so notwendig und erhellend erschien, verschwand aus dem Vokabular und Wertesystem des Sexualberaters ebenso wie das der erogenen Zonen.

Selbst heute noch besticht die Arbeit von Masters und Johnson durch ihre radikale Vermeidung von Techniken zur sexuellen Bereicherung; weder Filme noch Bücher werden verwandt. Sensate focus ist im Sinne einer Kommunikationsübung strukturiert und nicht als Training für Streicheltechniken, im Gegensatz zu den "Liebkosungen" unter Therapeutenaufsicht, wie etwa bei Hartman u. Fithian (1972).

Wenn die Ära von Masters und Johnson als Kampf gegen flüchtigen Sex charakterisiert werden kann, so vertraten Masters und Johnson im Gegenzug nachdrücklich, daß die Sexualität etwas Natürliches ist und nicht etwas, das erarbeitet und erzwungen werden kann.

Auch wenn sie ihre Arbeit als atheoretisch verstehen, können wir den Versuch machen, sie konzeptuell zusammenzufassen. Nach meinem persönlichen Verständnis modifizierten Masters und Johnson das Ziel der Sexualtherapie, indem nun nicht mehr gelernt werden soll, den Partner zu erregen, sondern die sexuelle Beziehung zu kontrollieren und so zu gestalten, wie man sie sich wünscht. Die Partner lernen ihre Erwartungen und Wünsche zu spezifizieren und sich darüber auszutauschen. Das grundlegende Prinzip von Masters und Johnson ist, daß der sexuellen Erregung Versagensängste entgegenstehen. In der Absicht, Versagensängste abzubauen und so die Möglichkeit zu schaffen, daß sexuelle Erregung spontan auftritt, wurde das Ziel der Sexualtherapie von der sexuellen Erregung weg — und zu Kommunikation und gegenseitigem Vergnügen hingeführt.

6.1.5 Neutralität

Der unbekannteste, aber bedeutendste Aspekt bei Masters und Johnson ist der Nachdruck, den sie auf therapeutische Neutralität legen. Es ist genau die Art der Zurückhaltung, die anderen als überflüssige Begrenzung erscheint, tatsächlich aber den Durchbruch von Masters und Johnson ausmacht. So erhalten die Paare bei ihnen keine Anleitung in Streicheltechniken, sondern die Aufforderung, den Partner nach eigener Lust und Laune zu streicheln, und zwar nicht mit der Absicht, ihn zu erregen oder ihm zu gefallen. Eben diese Abkehr vom Naheliegenden modifiziert Verhaltensmuster und reduziert den Leistungsdruck.

Der vielleicht innovativste Aspekt bei Masters und Johnson ist ihre radikale Abwehr von der allgemeinen Erwartung, daß zur Behandlung von Sexualproblemen eine erotische Umgebung und ein geduldiger und erfahrener Partner erforderlich ist. So hatte niemand vorher das allgemeine Vorgehen der Sexmanuale hinterfragt, die etwa bei Frigidität von Frauen den Männern Ratschläge gaben, um geduldiger und geschickter zu werden. Wer damit nicht zurechtkam, wurde entweder als ganz einfach unwillig betrachtet oder als jemand, der tieferliegende Probleme hat und umfassendere psychiatrische Hilfe braucht. So war es unmöglich, den Leistungsdruck, der durch diese Art der Ratschläge geschaffen wurde, zu erkennen.

Vor Masters und Johnson dachte niemand an die Möglichkeit, daß eine erotische Umgebung und ein geduldiger und geschickter Partner zu intensivem Leistungsdruck führen können, der möglicherweise wie eine tiefsitzende Hemmung wirkt. Aus diesem Grunde sollen Sensate-focus-Übungen nicht in romantischer Atmosphäre durchgeführt werden. Dieser systematische Aspekt wird bei Masters und Johnson häufig übersehen oder als Begrenzung betrachtet und in seiner Bedeutung nicht wahrgenommen.

Der behaviorale Ansatz der graduellen Annäherung nach Wolpe ähnelt dem von Masters und Johnson durchaus, verfolgt aber einen anderen Zweck. Die graduelle Annäherung versucht den Patienten davor zu bewahren, von erotischer Stimulation überwältigt zu werden. Dies war ein durchaus bahnbrechender Gedanke, da niemand zuvor auf die Idee kam, sexuelle Stimulation beim ersten Anzeichen von Angst zu unterbrechen. Andererseits ist dies eben der behaviorale Ansatz bei jedem bedrohlichen Stimulus, während Masters und Johnson sich darum bemühen, zwanghafte sexualspezifische Verhaltensmuster zu erkennen und zu modifizieren.

6.1.6 Die Angst, Erwartungen nicht zu genügen[2]

Die Diskussion von Sensate focus sollte zeigen, wie Sexualtherapeuten, die mit Masters und Johnson nicht übereinstimmen, Sensate focus nichtsdestoweniger assimilieren und auf ihre Weise verwenden. Die Folge ist eine Trivialisierung des

---

[2] Im Original "response anxiety", Anm. d. Übers.

Modells von Masters und Johnson. Ich habe oben erwähnt, daß viele Sexualtherapeuten mit der Formulierung von Masters und Johnson, derzufolge die Angst zu versagen, die wichtigste Ursache für eine gestörte sexuelle Funktion ist, nicht übereinstimmen. Diese Therapeuten glauben, daß die Angst vor Ungenügen, also Leistungsängste, nur in weniger schweren Fällen den pathogenen Faktor darstellen. Die Formulierung von Masters u. Johnson beruhe demnach auf der Behandlung von weniger schweren Fällen, so die Schlußfolgerung, obwohl dafür keine Hinweise vorliegen. Dieser Schlußfolgerung liegt die Annahme zugrunde, daß Leistungsängste etwas relativ Oberflächliches sind, – eine Annahme, die es schwerlich ermöglicht, zu erkennen, warum Masters u. Johnson Leistungsängsten solche Bedeutung zumessen. So beruft sich Kaplan (1979, S. 29) auf tiefersitzende sexuelle Ängste, die die Patienten im Kontrast zu Leistungsängsten in der Regel nicht wahrnehmen. Zudem zeigt Witkins Kaplan-Zitat ("vor 10 Jahren kamen Patienten aufgrund von Informationsdefiziten oder Leistungsängsten" (s. oben, S. 103), daß Leistungsängste und Informationsdefizite in einen Topf geworfen werden. Daraus kann nur der Schluß gezogen werden, daß Kaplan Leistungsängste als relativ oberflächlichen Faktor bei Sexualproblemen behandelt.

Tatsächlich passiert es leicht, die subtilen und weitverbreiteten Formen der Angst zu versagen, zu übersehen. Betrachten wir noch einmal das Beispiel der Person mit Sexualproblemen, die Hilfe von einem geduldigen und geschickten Partner in erotischer Umgebung erhält. Weder die helfende noch die betroffene Person merken, daß sie sich in einer Situation befinden, die Druck, sexuell adäquat zu reagieren, heraufbeschwört. Wird die betroffene Person trotz geduldigem und geschicktem Partner nur noch ängstlicher, bleibt nur die Folgerung, daß das Problem zu tiefsitzend ist, als daß es sich mit einer derartigen kurzen Behandlung beheben lassen kann. So kam auch Van de Velde (1930) nicht auf die Idee, daß sein Rat, der Ehemann solle umsichtig auf seine frigide Frau eingehen, einer Verschreibung von Leistungsangst entsprach. Reagierte sie trotz der entschlossenen Bemühungen ihres Gatten nicht, blieb – vor Masters und Johnson – nur der Schluß, daß sie wirklich frigide ist.

Wenn Masters und Johnson von Versagensangst sprechen, muß berücksichtigt werden, daß dies alle Aspekte des sexuellen Geschehens betrifft, in denen ein Versagen möglich ist. Die Angst zu versagen bezieht sich nicht nur auf Angst vor Schwierigkeiten mit Orgasmus oder Erektion, sondern auf die Angst, nicht alle Erwartungen des typischen sexuellen Szenariums und der Geschlechtsrollenstereotypen zu erfüllen, oder, mit anderen Worten, die Angst, sich nicht erwartungsgemäß zu verhalten.

Tatsächlich ist in der Sexualität nur Positives vorgesehen und entsprechend viel gilt es zu erfüllen. Sexualtherapeuten, die sexpositiv auftreten, machen sich offensichtlich keine Gedanken darüber, daß sie riskieren, den Druck, sich sexpositiv zu verhalten, erhöhen. Diese Position – im Gegensatz zur Neutralität von Masters u. Johnson – ist nur möglich, wenn man ein enges Verständnis von Versagensangst hat. Wenn aber diese Therapeuten nicht all die Aspekte erkennen, in denen wir uns gezwungen sehen, die sexuelle Rolle zu erfüllen, wie kann man dies dann von Patienten erwarten?

An anderer Stelle (Apfelbaum 1984b) habe ich vorgeschlagen, daß das Leistungs-angstkonzept von Masters und Johnson Konzept der "Angst, Erwartungen nicht zu genügen" genannt werden sollte, da dieser Begriff besser seine Bedeutung zum Ausdruck bringt. Der Begriff der "Leistung" scheint sich nur auf physischen Funk-tionen zu beziehen, während der Begriff "sich erwartungsgemäß verhalten" deut-licher auf das zwanghafte Verhalten, das Masters und Johnson im Auge haben, Bezug nimmt (Zwang zu Gegenseitigkeit, zu Befriedigung des Partner, zu Steigerung der Erregung, zu männlicher Dominanz etc.), also auch auf den Zwang, sich so zu verhalten und zu reagieren, wie wir glauben, daß dies von uns erwartet wird. So wie man davon ausgehen kann, daß viele Frauen hin und wieder einen Orgasmus vor-täuschen, so kann man mit größerer Gewißheit davon ausgehen, daß alle Frauen (und Männer) Gefühle vortäuschen. Dies ist kein sexualspezifisches Phänomen, denn ein vorgetäuschter Orgasmus entspricht dem sozialen Lächeln oder dem Lachen über den Witz des Vorgesetzten.

Vielleicht ist Leistungsangst so subtil, weil sie so offensichtlich erscheint. Masters (1983) bemerkt in seinem Vortrag "Rückblick über 3 Jahrzehnte Masters-und-Johnson-Institut":

"Unser größtes Versagen liegt darin, daß wir es nicht geschafft haben, Medizin und Verhaltenswissenschaften davon zu überzeugen, daß Sexualität eine natürliche Funktion ist. Jeder von Ihnen weiß davon, aber niemand verhält sich danach, und sehr wenige verfahren in der Therapie dementsprechend."

Diese verzweifelte Bemerkung muß dem Auditorium sonderbar vorgekommen sein, dachten sie doch alle, sie wüßten, daß Sexualität eine natürliche Funktion ist. Alles schien so offensichtlich zu sein. Da wir nach Masters alle wissen, daß Sex etwas Natürliches ist, was sollte uns davon abhalten, uns dementsprechend zu verhalten? Eine Antwort darauf ist: Leistungsangst. Damit ist aber natürlich nicht die Furcht vor einfachem sexuellem Versagen gemeint, sondern alle Bereiche, in denen wir uns gezwungen sehen, "es sexuell zu bringen", d.h. alles, worauf wir alle (Sexualthera-peuten eingeschlossen) stolz sind, wenn es leicht und befriedigend "geklappt" hat oder gedemütigt, wenn wir es nicht "gebracht" haben.

Kehren wir zurück zu dem Beispiel von Lazarus und seiner Ansicht, daß Sensate focus bei diesem Mann erfolglos wäre in Anbetracht der tieferliegenden Ängste aufgrund der Mutter-Sohn-Beziehung (s. oben, S. 100). Nach meiner Ansicht ist in einem solchen Fall Sensate focus die Therapie der Wahl. Gehen wir zunächst davon aus, daß sich der Mann wahrscheinlich unzulänglich fühlt und daß er Druck verspürt, positiver auf Sex zu reagieren. In Anbetracht des allgemeinen Drucks, positiv auf Sex zu reagieren, können die Herabsetzungen durch seine Mutter durchaus eine Quelle seiner Schwierigkeiten sein.

Seine Angst beim Anblick seiner nackten Mutter kann auch durchaus eine Quelle seiner Schwierigkeiten sein, da er vermutlich — wie wir alle — der Ansicht ist, man dürfe beim Sex keine Angst haben. Diese Form von Leistungsangst wird leicht über-sehen, wenn man den Begriff der Leistungsangst nur auf die physische Funktion bezieht. Mit Sensate-focus-Übungen ist es möglich, die Angst bezüglich seiner Angst offenzulegen (zum Problem der "performance-anxiety anxiety" s. Apfelbaum

1984b). Dann könnte man dem Patienten dabei helfen, einen Teil seiner Unsicherheiten seiner Partnerin mitzuteilen, was eine sehr entlastende Erfahrung darstellen kann. Anders formuliert: statt von ihm zu verlangen, daß er mit Hilfe des Therapeuten die Angst überwindet, könnte er lernen, wie er gerade bei sexueller Interaktion Selbstbestätigung erhalten kann.

Betrachten wir den Ansatz von Lazarus noch genauer, um den Unterschied zu verdeutlichen: Im gleichen Interview geht er folgendermaßen auf den Gebrauch der Hypnose ein (S. 16): "Ich gehe davon aus, daß es weniger effektiv ist, wenn sich eine Person sagt 'Ich werde bei sexueller Aktivität ganz entspannt sein' und dies stetig wiederholt, als wenn ein Klient die Augen schließt und sich warm, schwer und entspannt fühlt" (was nach Lazarus mit hypnotisch induzierten Vorstellungsbildern erreicht werden soll).

Diese Bemühungen um Entspannung des Klienten, sei es durch Selbstverbalisation oder durch hypnotisch induzierte Vorstellungsbilder, erhöhen aller Wahrscheinlichkeit nach den Leistungsdruck. Nach meiner Einschätzung riskiert Lazarus die Leistungsanforderung nach Entspannung und damit die Möglichkeit der Angst des Klienten, sich nicht entspannen zu können, deshalb so bereitwillig, weil er das Problem in der Angst vor der Lust und nicht in Leistungsangst sieht. [Die Leistungsanforderung wird bei dem von Hartman u. Fithian vorgeschlagenen Gebrauch der Hypnose noch deutlicher: Hypnose wird "bei etwa der Hälfte der Paare" angewandt, um z.B. "stärkere und länger anhaltende Erektionen" zu induzieren (Hartman u. Fithian 1972, S. 193)].

Bei Kaplan (1979) finden sich noch deutlichere Beispiele dieser Art der Behandlung (für eine detaillierte Diskussion s. Apfelbaum 1981). Dort versichert Kaplan, daß die Strategie des Nichtforderns und der Vermeidung der Zielorientiertheit von Masters und Johnson wenig erfolgversprechend sein, da — abgesehen von den leichteren Fällen — die Betroffenen unbewußt gar keine störungsfreie Sexualität wünschen.

Indem Kaplan die Leistungsangst zum Deckmantel für den unbewußten Wunsch, sexuell zu versagen, erklärt, den erfolgreichen Koitus betont und empfiehlt, am Sex zu arbeiten, hat sie alles Wesentliche von Masters u. Johnson ins Gegenteil verkehrt.

6.1.7 Resultate

Zilbergeld u. Evans (1980, 1983) kritisieren die Art und Weise, wie Masters u. Johnson ihre Therapieergebnisse dargestellt haben. Diese Kritik wurde viel beachtet und zwar insbesondere deswegen, weil die publizierte Erfolgsrate deutlich über der vieler anderer Sexualtherapeuten liegt. Obwohl diese Kritik häufig als Kritik an der Art der Therapie fehlinterpretiert wurde, bezog sie sich jedoch ausschließlich auf methodologische Mängel der Datensammlung und -analyse. Die hohe Erfolgsrate von Masters und Johnson konnte dadurch nicht geklärt werden. Die Erfolgsrate wirkt besonders suspekt, wenn man ihre Therapie einfach als behavioral versteht und so eben nur als zur Behandlung oberflächlicher und bewußter Ängste beeignet betrachtet. Die allgemeine Erwartung, daß die Erfolgsrate von Masters und Johnson sich mit der anderer Therapeuten decken sollte, kann nur von der Ansicht herrühren, daß die Therapie aller Sexualtherapeuten auf der Therapie von Masters und Johnson basiert.

Folgt man dem Interview von Lief u. Lazarus (Slowinski 1984) über den Beitrag von Masters und Johnson zur Sexualtherapie, so gibt es auch keinerlei Grund, eine besonders hohe Erfolgsrate bei Masters und Johnson zu erwarten. Einen Hinweis besonderer Art bezüglich dieser Frage liefert Kaplan (1979), indem ihre Einschätzung bezüglich der Effektivität der Therapie von Masters und Johnson bei Luststörungen im deutlichen Kontrast zu den Angaben des Masters-und-Johnson-Instituts steht.

Wie ich an anderer Stelle dargelegt habe (Apfelbaum 1981), rechtfertigt Kaplan ihre Therapie bei Luststörungen maßgeblich damit, daß nach ihrem "Eindruck" die Erfolgsrate von Masters und Johnson bei Luststörungen 10–15% beträgt; ihre eigene Erfolgsrate wird nicht explizit genannt, beträgt jedoch allem Anschein nach nicht mehr als 50%.

Es bleibt unklar, wie Kaplan zu ihrem "Eindruck" kam, da Kolodny (1979) eine vorläufige Erfolgsrate von 80% des Mastes-und-Johnson-Instituts bei Luststörungen angibt. Dem fügt Kolodny (persönliche Mitteilung) folgendes hinzu:

Bei einer rückblickenden Bewertung dutzender Fälle anhand von Kassetten und Akten aus den frühen 70er Jahren zeigte sich, daß eine Vielzahl dieser Fälle heute als "Luststörungen" diagnostiziert würden; früher wurden diese Fälle als Impotenz klassifiziert, da dies das präsentierte Symptom war. Nichtsdestoweniger wurden diese Fälle bei Masters und Johnson recht erfolgreich behandelt, mit einer Erfolgsrate von mindestens 75%. Der Umstand, daß diese Fälle nicht die nun zeitgemäße Diagnose erhielten, bedeutet nicht, daß wir nicht wußten, was vor sich ging oder wie wir damit umgehen sollten.

So wurde für mich offensichtlich, daß Kaplans Eindruck die Erfolgsrate der Therapie von Masters und Johnson bei Luststörungen bzw. sexueller Apathie liege bei 10–15%, auf *ihrer* Interpretation des Masters-und-Johnson-Modells bzw. von Sensate focus beruht. Wie ich jedoch versucht habe darzulegen, beruht Kaplans Arbeit auf einer begrenzten Konzeptualisierung von Sensate focus, die mit den Prinzipien von Masters und Johnson unvereinbar ist. So charakterisiert Verständnis und Gebrauch von Sensate focus den Behandlungsansatz eines jeden Sexualtherapeuten.

Die Therapie von Masters und Johnson ist revolutionär und stellt eine Abkehr von allen vorangegangenen — und vielleicht auch von vielen noch immer praktizierten — Behandlungsansätzen dar. Da dieses Therapiekonzept erst noch vollständig publiziert werden muß, verhinderten die schwer zu begreifenden Feinheiten des Konzepts seine angemessene Würdigung. Die Vermutung liegt nahe, daß die im Vergleich zu anderen Therapeuten unterschiedliche Erfolgsrate von Masters und Johnson tatsächliche Unterschiede der Behandlungsansätze widerspiegelt.

6.1.8 *Sexuelle Apathie*

Ich werde nun die Therapie von Masters und Johnson in ihrer Anwendung bei einem der häufigsten sexuellen Symptome, der sexuellen Apathie, illustrieren. Unter sexueller Apathie verstehe ich dabei das, was früher Frigidität genannt wurde und heute meist als Hemmung der sexuellen Appetenz bezeichnet wird.

Wer schon immer wenig sexuelle Appetenz verspürt hat, scheint in der Regel weder an Sex interessiert zu sein noch scheint dies als Problem wahrgenommen zu werden. So kann sexuelle Apathie einfach als Abwesenheit sexueller Appetenz erscheinen, die mit Techniken der sexuellen Bereicherung, wie etwa Anregung durch explizit sexuelle Materialien oder Phantasietraining, behandelt werden sollte. Da dieser Eindruck täuscht und Techniken der sexuellen Bereicherung in der Regel scheitern, folgt dann gern die Erklärung, daß die Abwesenheit sexueller Appetenz die Folge unbewußter Widerstände gegen sexuelle Erregung (Kaplan 1979) oder hormoneller Störungen ist.

Was als einfache Apathie oder als Fall unbewußter Widerstände erscheinen mag, entspricht nach meiner Ansicht vielmehr einem Sichzurückziehen vor negativen Reaktionen. Dieses Sichzurückziehen ist die Folge des allgemeinen kulturellen Druckes, positiv auf Sex zu reagieren. Dieser Druck resultiert aus der Erwartung, man dürfe sich in allen Sozialbeziehungen nur positiv verhalten und keine Spannungen aufkommen lassen — ein Druck der in bezug auf die Sexualität besonders ausgeprägt ist aufgrund der Ansicht, daß man in der Sexualität — da biologisch angelegt — automatisch reagiert.

Eine offensichtliche Manifestation dieses Leistungsdrucks ist das Gefühl der tiefen Demütigung und des Unvermögens, das die empfinden, die nicht automatisch reagieren können oder der Stolz derer, die dies können. Diese Reaktionen sind derart häufig, daß einschlägige Selbsthilfebücher lauter Empfehlungen geben, Sex nicht als Leistung oder Wettkampf zu verstehen, sondern als Gelegenheit für Vergnügen und Intimität. Wem es gelingt, der Erwartung einer schnellen Reaktion zu genügen, braucht in der Regel einen Partner, der sich anpaßt oder — was häufiger der Fall ist — hat keine Schwierigkeiten, sexuelle Phantasien über einen solchen Partner wachzurufen. Dies mag ein Grund sein, warum Männer sexuell schneller reagieren als Frauen. Männer können leichter eine Partnerin, die sich anpaßt, erwarten oder phantasieren, wohingegen Frauen elaborierte Vorstellungen brauchen, um einen Partner, der sich anpaßt, glaubwürdig erscheinen zu lassen.

Wer in der Sexualität nicht automatisch einen Partner erwartet, der sich anpaßt, sondern erwartet, sich selbst anpassen zu müssen und sexuell ausgebeutet zu werden, hat keine Möglichkeit, diese Ängste in der sexuellen Interaktion zu thematisieren, werden sie doch sowohl von der eigenen Person als auch vom Partner als unberechtigt abgetan. Dies gilt insbesondere für Ehepartner. Diese Disqualifizierung des Gefühls der sexuellen Beklemmung kommt in Maximen wie "Sex ist schön", "Sex ist natürlich" oder "Sex ist Kommunikation" zum Ausdruck. Zwar ist allgemein bekannt, daß es Vergewaltigung, sexuellen Mißbrauch und Belästigung gibt, jedoch wird dies einfach als pathologisch und als Verzerrung der wahren Sexualität abgetan.

Eine Frau, die sich von ihrem Mann benutzt fühlt, hat die Wahl, dies als Teil ihrer Rolle zu betrachten oder zu dem Schluß zu kommen, daß sie frigide ist und sich dann apathisch auf Sexualität einzulassen. Sie ist sich nicht bewußt, daß sie unter sexuellem Leistungsdruck steht, und auch eine oberflächliche Betrachtung der Dinge vermag dies nicht zu offenbaren. Bei genauerer Untersuchung zeigt sich jedoch — wie ich versuchen werde zu demonstrieren — daß sie sich alleingelassen und unbeteiligt fühlt und daß sie diese gefühlsmäßigen Reaktionen als unberechtigt abtut, was zu dem Gefühl von Schuld und Unzulänglichkeit führt. In anderen Worten: sie glaubt, daß sie sexuell falsch reagiert. Sie erlebt Sex nicht als schön, sondern als Bereich, in dem sie versagt. Sex ist schön, sie jedoch reagiert nicht dementsprechend. Sie kommt unter Druck, positiv zu reagieren, aber da dies als selbstverständlich angenommen wird, wird der Druck nicht als solcher wahrgenommen. Gäbe es diesen Druck nicht, würde sie sich nicht gefühlsmäßig zurückziehen, sondern ihrem Mann aktiv zu verstehen geben, daß sie das Gefühl der Ausbeutung antizipiert und ihr so die Lust vergeht. Ich weiß, daß es schwer ist, sich vorzustellen, daß eine Frau dies zu ihrem Mann sagt. Wer kann schon solche Reaktionen auf Sex zum Ausdruck bringen; und eben dies ist der entscheidende Punkt. Der Druck, nicht so zu empfinden, ist derart verbreitet und wird als einfach gegeben erlebt, daß er als solcher gar nicht sichtbar wird.

Wie wohl allgemein bekannt ist, empfehlen alle Bücher über Sexualität, außerordentlich behutsam zu sein, wenn man Unzufriedenheit im Bereich der Sexualität zur Sprache bringt. So empfehlen Hartman u. Fithian in *Treatment of Sexual Dysfunction* (1972, S. 186 ff.) unter der Überschrift "Das Positive betonen — immer ja sagen" (was das Prinzip auf den Punkt bringt): "Eine negative Reaktion unterdrückt häufig jede weitere sexuelle Interaktion und sollte deshalb nach Möglichkeit vermieden werden". Wenn man das, was der Partner gerade tut, nicht mag, soll man demnach den Partner dazu bringen, etwas zu tun, was man mag. Hartman u. Fithian wissen aber keinen Rat, wenn man sich nichts Angenehmes vorstellen kann. Dies gilt auch für Sexbuchautoren, die lediglich geringfügig negative Reaktionen auf Sex in Betracht ziehen, und selbst dann sind Kunstfertigkeiten an Takt nötig, die einen Partner mit Schuldgefühlen und Selbstvorwürfen überfordern.

So kann wirklich nicht erwartet werden, daß jemand, der sich sexuell unterdrückt fühlt, zu dieser Empfindung steht. Daher ist in solchen Fällen ein gefühlsmäßiger Rückzug unvermeidlich. Aus diesem Grunde wäre es auch falsch anzunehmen, die Lösung des Problems bestehe einfach darin, diese Empfindungen auszudrücken. Dies hilft wenig, da das Problem darin liegt, daß sowohl die eigene Person als auch der Partner solche Empfindungen als ungerechtfertigt abtun, ganz gleich, ob sie ausgedrückt werden oder nicht.

Ebenso sollte offensichtlich sein, daß der Versuch, mit Hilfe von Interventionen zur sexuellen Bereicherung positive Empfindungen zu erreichen, etwa durch sexuell stimulierendes Material oder durch Training sexueller Phantasien, zumindest problematisch ist, da dies zu einer Erhöhung des Leistungsdrucks führt. Und eben dies mag die Erklärung für Kaplans relativ geringe Erfolgsrate bei dieser Symptomatik sein. Wie ich weiter darlegen werde, besteht genau darin die grundlegende Erkenntnis von Masters und Johnson, was in einem Gebiet, das bis dahin vom Ansatz der sexuellen Bereicherung dominiert wurde, etwas Revolutionäres darstellt.

Die Lösung für die, die sexuelle apathisch sind, liegt darin, den allgemeinen Druck "immer ja zu sagen", wahrzunehmen. Diese Konzeptualisierung beschreibt das Grundlegende des Dilemmas und entlastet gleichzeitig von den in diesem Zusammenhang so bedeutsamen Selbstbeschuldigungen. So kann — häufig zum ersten Mal — die Frage gestellt werden, was es denn eigentlich ist, was der sexuellen Lust im Wege steht. Hier sind die relativ offensichtlichen Ursachen für sexuelle Apathie bedeutsam. Wesentlich ist nach meiner Auffassung, daß es nur dann zur Sackgasse der sexuellen Apathie kommt, wenn diese Ursachen im Druck, Erwartungen nicht zu genügen, eingebunden sind.

6.1.9 Der Neo-Van-de-Velde-Ansatz

Da viele Leute sexuell schnell reagieren, kann man den Eindruck bekommen, daß sie sich einfach "gehenlassen". Ebenso mag es den Anschein haben, daß diejenigen, die damit Schwierigkeiten haben, sich dagegen sträuben, sich gehenzulassen, sei es nun aus Angst oder aus Feindseligkeit. Diese Logik beschreibt den Neo-Van-de-Velde-Ansatz und als bestes Beispiel dafür den Ansatz von Kaplan (1974b, 1979), in dem der Patient dazu gebracht werden sell, diese Widerstände zu überwinden.

Die besondere Bedeutung eines schnellen sexuellen Reaktionsstils liegt darin, daß er mit sexueller Freiheit, also dem freien Ausleben des Sexualtriebs, gleichgesetzt wird. Die Fähigkeit zu vom Kontext unabhängigen sexuellen Empfindungen wird allgemeinhin als überwiegender Beleg dafür genommen, daß Sexualität in erster Linie ein biologischer Trieb ist. Wer die Fähigkeit hat, sexuell leicht zu reagieren, kann dies häufig in allen sexuellen Beziehungen und auch unter Bedingungen, von denen man erwarten könnte, daß sie der Sexualität abträglich sind, wie etwa ein apathischer, funktionell gestörter oder unsympathischer Partner, bei Müdigkeit, Krankheit oder ungünstigen Rahmenbedingungen (Apfelbaum 1977a, 1977c).

Eine Erklärung, die ohne den Verweis auf die Biologie auskommt, ist nicht schwer zu finden. Wenn sie einem dennoch nicht sofort einfällt, dann zum einen deshalb, weil die Erklärung des biologischen Triebs so kritiklos akzeptiert wird, daß ein alternativer Erklärungsansatz gar nicht betrachtet wird, zum anderen, da dieser im Widerspruch zu unseren Idealisierungen der Sexualität steht. Betrachten wir dazu Helen Kaplans Skizze einer Person, die eine konfliktfreie Sexualität hat (Kaplan 1979, S. 84 ff.):

Wer im Besitz einer konfliktfreien Sexualität ist, tut innerlich das Gegenteil von der Person, die gehemmt ist, d.h. diese Person läßt es nicht zu, daß negative Gedanken oder Gefühle das sexuelle Vergnügen beeinträchtigen. So achtet ein Mann darauf, das Wochenende von beruflichen Dingen freizuhalten und nicht mit seiner Partnerin zu streiten; vielmehr verhält er sich so, daß er das Beste an seiner Partnerin zum Vorschein bringt. Um sie in Stimmung zu bringen, schenkt er nur ihren positiven Attributen seine Aufmerksamkeit und gibt ihr das Gefühl, etwas ganz Besonderes zu sein – ein Vorgehen, das allein seinem Vergnügen dient. In einer sexuellen Situation kritisiert er nicht die Einrichtung des Schlafzimmers seiner Partnerin, bemerkt keinen Makel an der Figur und läßt keine Bemerkung darüber fallen, daß der Beitrag seiner Partnerin zur Konversation nicht gerade brillant ist. Mit seinem Verhalten maximiert er instinktiv sein sexuelles Vergnügen.

In bezug auf die Abneigung von Frauen, ihren Partner innerlich beiseite zu schieben, empfiehlt Kaplan (1974 b, S. 358):

Eine Frau muß lernen, Feinheiten des Verhaltens ihres Partners, zumindest in dem Maße "auszuschließen", daß ihre sexuelle Reaktionsfähigkeit nicht beeinträchtigt wird; kurz gesagt: sie muß einen autonomen sexuellen Reaktionsstiel erlernen.

So berichtet Kaplan (S. 169, S. 172) auch affirmativ von einer Frau, die in fast jeder Situation multiorgastisch war und dies selbst dann, wenn sie sich abgelehnt fühlte. Dies wurde als Beleg angesehen, daß die Frau keine sexuellen Probleme hat. Um dorthin zu gelangen, empfiehlt Kaplan bekanntermaßen alles dafür zu tun, um bei den sexuellen Phantasien zu bleiben und trainiert Partner darin, einander nicht in der Konzentration auf sexuelle Phantasien zu stören.

Mit diesen Ausführungen erinnert Kaplan daran, daß sexuelle Erregung nicht in das Konzept eines Triebes paßt, der nach Ausleben drängt, sondern vielmehr eine Reaktion ist, die auf Autonomie vom Partner und fokussierter Aufmerksam beruht, einer Art von innerem Verhalten, für das Übung unabdingbar sein kann. Sexuelle Erregung kann also von ungünstigen Bedingungen unabhängig werden, wenn man darauf abzielt, dies zu erreichen. Dies hat weder mit Reife oder Fähigkeit zu Intimität zu tun, noch mit dem Vertrautsein mit dem eigenen Körper und noch weniger mit guter Ernährung und hinreichend Schlaf. Dies ist nicht augenfällig, was zum einen daran liegt, daß ältere Betrachtungsweisen unser Denken noch immer beeinflussen und zum anderen daran, daß dies im Widerspruch zu unserer Idealisierung der Sexualität steht. So beinhaltet die Therapie sexuell apathischer oder anorgasmischer Frauen häufig Übungen zur körperlichen Wahrnehmung (Streicheln des Unterarms, leichte Berührungen mit einer Feder, ein Schaumbad nehmen) und Masturbationstraining, um eine Routine zu entwickeln, die in die Partnersexualität eingebracht werden kann. Obwohl dieses Training in völliger Übereinstimmung zu Kaplans Empfehlung einer sexuellen Automonie durch Fokussierung auf körperliche Empfindungen und eines "Ausschließens" des Partners mit Hilfe sexueller Phantasien steht, wird dieser Umstand nie erwähnt. Statt dessen wird diese Art des Training unter der Rubrik "sensory awareness" geführt und der Leitgedanke ist, daß Frauen ihren Körper zurückgewinnen sollten (vermutlich von Männern). Das Schlagwort heißt Berechtigung: Frauen haben das Recht auf ihren eigenen Körper. Niemand erwähnt dabei, daß es darum geht, den Partner auszuschließen. Das liegt daran, daß wir Sexualität nicht gern als Aktivität des einzelnen betrachten, wofür Schuldgefühle wegen Masturbation ein guter Beleg sind. Diese Klarstellung wirkt jedoch sehr entlastend für die Frauen, die sich weigern, solche Übungen durchzuführen oder sie als wenig hilfreich und unangenehm empfinden. Wenn Sexualtherapeuten von sexueller Apathie reden, haben sie als Gegensatz gewöhnlich ein Ideal

vor Augen, jemanden, der sich sexuell im Einklang mit seiner Umgebung befindet
oder gar bereit ist, verletzlich zu sein, entgegen der Tatsache, daß eine sexuell freie
Person nach Kaplan jemand ist, die den Kontext ignorieren kann und sich kaum
darüber Gedanken macht, verletzlich zu sein.

Wenn wir[3] dies aufzeigen, entdecken einige sexuelle apathische Personen, daß
sie gar nicht sexuell frei sein wollen, oder sie erkennen, daß ihre sexuelle Apathie
zumindest teilweise die Folge ihrer Skrupel ist, den Partner "auszuschließen".
Vielleicht erkennen sie auch, daß das nicht ihrer Art entspricht und ziehen es vor,
in Kontakt mit dem Partner zu sein, auch wenn dieser Kontakt den Verlust der
Erregung mit sich bringt, die Phantasien ermöglichen könnten.

Viele Sexualtherapueten haben sich unter dem Einfluß des biologischen Modells
in ihrer Therapie an denen orientiert, die keine Schwierigkeiten haben, den Partner
(und die Beziehung) "auszuschließen" und haben diesen Reaktionsstil zum Refe-
renzkriterium normaler Sexualität erhoben. Das hat nicht nur zu der Empfehlung
geführt, Beziehungsprobleme nicht ins Schlafzimmer mitzubringen, sondern auch
dazu, daß Sexualtherapeuten die Art und Weise, wie Sexualpartner einander beeinflussen, wenig beachten. Dies bedeutet, daß die Bedingungen sexueller Erregung
wenig Aufmerksamkeit fanden. Vielmehr wurde Erregung quasi vorausgesetzt, und
ihre Abwesenheit führt den Therapeuten gewöhnlich zur Frage "warum?". Im Gegensatz dazu bin ich der Auffassung, daß die Bedingungen für Erregung nicht notwendigerweise erfüllt sind, und wenn sie erfüllt sind, möchte ich wissen warum.

Diese Punkte sollen im folgenden an einer Falldarstellung verdeutlicht werden.
Im Anschluß daran wird es einfacher sein, die Interventionsstrategien zu unterschieden, die aus einer Konzeptualisierung von Luststörungen als Folge der Angst,
Erwartungen nicht zu genügen, resultieren, im Gegensatz zu denen der Konzeptualisierung von Luststörungen als Folge der Angst, Lust zu empfinden.

6.1.10 Ein Fall von Luststörung

Nan und Len waren Mitte 30, seit 11 Jahren verheiratet und hatten 2 Kinder. Als
Grund für die Aufnahme der Therapie nannten sie das geringe sexuelle Interesse von
Nan. In ihrer Beziehung hatte Nan nie sexuell die Initiative ergriffen und Len hatte
den Eindruck, daß sie dies auch nie tun würde. Nan hatte keine Schwierigkeiten,
beim Oralverkehr zum Orgasmus zu kommen, brauchte aber lange, um sexuell
erregt zu werden und Sex gab ihr wenig. Nan war für den Therapiekontakt die trei-
bende Kraft, da sie sich wegen dieses Problems immer mehr entmutigt fühlte,
obwohl sich in der Zeit vor Aufnahme der Therapie nichts besonderes ereignet hatte.
Nan und Len gaben an, gut miteinander auszukommen und daß es ansonsten keine
ernsthaften Beziehungsprobleme gab. Das Kotherapeutenteam kam zu dem selben
Eindruck.

---

[3] Berkeley Sex Therapy Group; Anm. d. Übers.

Am Ende des Erstkontakts (jede Sitzung dauert rund 2 Stunden) erhielten sie eine Sensate-focus-Übung, die sie 3mal durchführen und über die sie sich jeweils Notizen machen sollten. [Wir verlangen immer schriftliche Notizen; ein Aspekt, der auch in der schriftlichen Anleitung zu den Übungen, die wir dem Paar geben, betont wird. Sowohl der Gebrauch von schriftlichen Übungsanleitungen als auch die Forderung nach schriftlichen Berichten wird meines Wissens nach nur von unserer Arbeitsgruppe praktiziert[4] und spiegelt unser Interesse an dem wider, auf was die Patienten tatsächlich reagieren. Nan und Len kamen nach 3 Wochen (der übliche Zeitraum) zur 2. Sitzung und lasen hier die Berichte vor (nachdem sie nach ihren Eindrücken von der Kassette der letzten Sitzung — das Paar erhält jeweils eine Kopie — gefragt wurden und nach sonstigem, was inzwischen passiert war)]. Sie erhielten dann die 2. Sensate-focus-Übung.

Es folgt nun ein Exzerpt von der Kassette der 3. Sitzung. Es behinhaltet den Anfang von Nans Bericht über die erste Durchführung der 2. Sensate-focus-Übung und ein kurzes Exzerpt von Lens Bemerkungen. In ihrem Bericht erwähnt Nan die "passive Vorderseite", d.h. Nan lag passiv auf dem Rücken und Len streichelte die "Vorderseite" (in der Übungsanleitung wird der Klient aufgefordert, die Übung in 4 Schritten durchzuführen; aktiv und passiv, "Vorderseite" und "Rückseite"). Angemerkt sei, daß Nan anfängt zu reden, dann ihren Bericht vorliest, den sie einmal unterbricht, um eine Bemerkung hinzuzufügen [das gleiche Transskript wurde in einer anderen Publikation (Apfelbaum u. Apfelbaum 1985) einer detaillierteren Analyse unterzogen. Die Angaben zum Fall sind dort die gleichen wie hier].

Exzerpt einer Paartherapiesitzung

Nan: "Wenn Sie mich bisher fragten, wie es mir geht, wenn Len mich berührt, habe ich gesagt, daß ich gar nichts empfinde. Als wir dann zum ersten Mal die Übung machten, merkte ich, daß ich nicht nichts fühlte, sondern daß ich dieses Gefühl beiseite schob. Ich wollte es nicht wahrnehmen oder darüber nachdenken. Ich merkte, daß ich, wenn Len mich berührt, mir keiner Empfindung, keines Gefühls bewußt werden will. Ich scheine mir nur Gedanken darüber zu machen, wie ich auf seine Berührungen reagieren soll und nicht darüber, wie es mir wirklich geht. Als ich anfing, mir über die 'passive Vorderseite' Notizen zu machen darüber nachdachte — als er mich berührt hat, habe ich nicht wirklich darüber nachgedacht, aber dann, als ich anfing, mir Notizen zu machen . . .
Ich fing an, richtig wütend zu werden, daß ich mich berühren lassen mußte, und ich wußte nicht, ob es was mit ihm oder mit Männern im allgemeinen zu tun hatte. Ich konnte mir nicht darüber klar werden. Ich war aber auf '180' darüber, daß ich mich berühren lassen mußte . . .
Was mich noch mehr durcheinanderbrachte war, daß ich wußte, daß ich gestreichelt und geliebt werden will — aber das schien nicht zusammenzupassen — und mit dem normalen Leben, das ich führen will, würde es nicht klappen . . .

---

[4] Die Arbeitsgruppe Sexualität hat diese Vorgehensweise übernommen; Anm. d. Übers.

Ich saß da und überlegte ein ganze Weile, und ich konnte es mir nicht erklären wie es dazu kam. Ich glaube, daß der Streit, den wir tagsüber hatten, damit zu tun haben könnte. Aber ich glaube, ich fühle — ja, die meiste Zeit. Wenn Len anfängt, mich zu berühren, bin ich zornig, durcheinander oder feindselig. Vermutlich ziehe ich es deshalb vor, *ihn* zu berühren . . .
Eine ganze Menge Fragen ging mir dann durch den Kopf; z.B. 'warum kann ich es nicht einfach genießen?', 'warum kann ich es nicht einfach so nehmen, wie es gemeint ist: ein Ausdruck von Liebe und Nähe, eine Erfüllung von Bedürfnissen und Wünschen?'. An dieser Stelle war ich sehr frustriert.''

Len (später in der Sitzung): "Sie hat immer viel Zeit gebraucht, das habe ich von Anfang an gewußt. Ich mußte eben geduldig sein und wirklich vorsichtig. Zuerst (in der High-School, am Anfang der Beziehung) erstarrte sie ja förmlich. Die anderen Typen haben dann aufgegeben, aber ich wußte, was ich will. Ich ließ mir viel Zeit und so, und schließlich kam sie darüber hinweg . . .
Sie genießt es wirklich, wenn wir erst mal dabei sind, aber zuerst ist da ihr Widerstand. Wenn sie den überwunden hat, ist sie so gut, wie keine andere, mit der ich im Bett war. Sie hat einfach Angst, ein schlimmes Mädchen zu sein (lacht). Ihnen muß ich da ja nichts erzählen . . .
Ich wünsche mir jetzt, daß es nicht immer so mühsam ist, sie soweit zu kriegen, aber ich weiß, daß sie es will.''

Verlauf der Therapie

Nach meiner Ansicht zeigt Nans Bericht Angst, Erwartungen nicht zu genügen. Ihr Bericht ist hier jedoch deshalb so bedeutsam, weil er leicht als Momentaufnahme der Angst, Lust zu empfinden, interpretiert werden kann. So wurde dieses Transkript von fast allen Therapeuten, die unsere Seminare zur Sexualiät besuchten (die überwiegende Mehrheit mit abgeschlossener Therapieausbildung, wenig Sexualtherapeuten), dahingehend interpretiert, daß Nan an Angst, Lust zu empfinden, leide oder bemüht sei, ihre sexuellen Empfindungen zurückzuhalten. Von 426 Therapeuten waren nur 11 der Ansicht, daß Nan Angst habe, Erwartungen nicht zu genügen, und das, obwohl sie gerade einen Vortrag über dieses Thema gehört hatten und auch trotz der Tatsache, daß viele der Ansicht waren, daß Len zum Problem beitrage.

Als Nan ihre Notizen vorgelesen hatte, meinten wir (das Kotherapeutenteam): "Das hört sich so an, daß Sie der Meinung sind, Sie sollten es genießen, gestreichelt zu werden". Wir waren der Auffassung, daß das der Kern ihres Problems war. Für die Therapeuten in unseren Seminaren war es deshalb so schwierig, dies ebenso zu sehen, weil auch sie der Ansicht waren, daß Nan es genießen sollte, gestreichelt zu werden. Dies war die Grundlage ihrer Interpretationen, daß Nan an Angst, Lust zu empfinden, leide oder sexuelle Empfindungen zurückhalte. Hätten sie so in der Therapie mit Nan reagiert, hätten sie Nans Glauben verstärkt, daß sie Streicheln eben einfach genießen sollte.

Als Reaktion auf Nans Bericht sagten wir ihr, daß sie sich nach unserer Ansicht stark unter Druck setze, positiv zu empfinden, dies jedoch als selbstverständlich voraussetze. Wir fügten hinzu, daß sie sehr genau ihre Bemühungen, richtig zu reagieren, wahrnehme, daß dies anscheinend zur Folge habe, daß sie gar nichts empfinde, sie also die Empfindungen, die sie tatsächlich habe, ausblende und daß diese Erkenntnis der erste Schritt sei. Um ein detaillierteres Bild ihrer Empfindungen zu erhalten, baten wir sie in Ergänzung zur 3. Sensate-focus-Übung (genitale Stimulation, evtl. mit Orgasmus), die 50-Item-Gedankenliste (s. Anhang) auszufüllen. In der nächsten Sitzung (die 4. Sitzung) berichtete Nan, daß sie die folgenden 18 Items als für sie passend ansehe:

- Ich habe den Eindruck, ich sollte alles mögen, was Du tust.
- Ich bin besorgt darüber, was Du denkst.
- Ich mag das gerade nicht, aber ich weiß nicht, was besser wäre.
- Ich glaube, Du bist zu vorsichtig.
- Ich glaube, Du bemühst Dich zu sehr.
- Im Moment empfinde ich gar nichts.
- Ich wünsche mir, ich könnte Dein Streicheln genießen.
- Das kommt mir wie Arbeit vor.
- Mir ist die Lust vergangen.
- Ich habe Angst, daß Du Dich zurückgestoßen fühlst, wenn ich es nicht mehr genieße.
- Ich glaube, für Dich ist es nötig, daß ich mehr bei der Sache bin.
- Ich will etwas, aber ich weiß nicht was.
- Ich habe Angst, daß Du enttäuscht sein wirst.
- Ich habe Angst, daß Du Dich langweilst.
- Ich glaube, es gibt einfach zu viel, was ich nicht mag.
- Ich habe Angst, Dich zu entmutigen.
- Ich glaube, ich bin zu anspruchsvoll.
- Ich wollte, das wäre nicht so wichtig.

Wir brachten Nan auch dazu, über ihre Schuldgefühle bezüglich ihrer Empfindungen zu sprechen und über ihre Sorge, wie ihre Empfindungen auf Len wirkten. Len hingegen beharrte darauf, daß dies in Ordnung sei und ihm nichts ausmache.

Daraufhin ließen wir Nan und Len die 3. Übung wiederholen (das tun wir in der Regel immer), um mit Nan unsere Art des Selbstsicherheitstrainings durchzuführen, d.h. sie anzuleiten, nicht ihre Wünsche oder Rechte zum Ausdruck zu bringen, sondern ihre Schuldgefühle und ihre Ängste. Wir arbeiteten daran, es auszudrücken, wenn sie sich bei Lens Streicheln unter Druck fühlte, dieses zu genießen und unter Anspannung, wenn ihr dies nicht gelang. In anderen Worten, wir unterstützten sie, ihre Angst, Erwartungen nicht zu genügen, auszudrücken, nachdem wir diese erkannt hatten.

In der 5. Sitzung berichtete Nan, wie sehr sie es als entlastend erlebe, diese Angst auch nur ein wenig zum Ausdruck zu bringen, wohingegen Len meinte, er beginne, sich entmutigt zu fühlen und daß e schwierig sei, die Übungen zu machen, wenn Nan so "klage".

In Anbetracht von Lens Reaktion entschlossen wir uns, Nans "Klagen" zu unterbrechen und ließen das Paar einen Bericht über eine spontane sexuelle Aktivität der beiden schreiben.

In der 6. Sitzung zeigte der Bericht, daß Nan — trotz ihrer Öffnung während der Übungen — noch immer ihre Empfindungen unterdrückte. Um Nan eine Möglichkeit zu geben, mehr über ihre Empfindungen zu sprechen und Len die Möglichkeit, darauf einzugehen, machten wir den Vorschlag, in den spontanen sexuellen Aktivitäten Pausen zu machen. Zu diesem Zweck sollten sie die "Stop"übung machen, eine formale Methode, um Pausen zu machen und zu reden. Auf diesen Vorschlag hin war Len zum ersten Mal plötzlich erregt. Nach seiner Meinung wurde es so unmöglich, den Verkehr zu Ende zu bringen. Das Gespräch ergab, daß er es bei den Übungen kaum hatte aushalten können, nicht zum Geschlechtsverkehr überzugehen und keinen Orgasmus zu erleben und daß er von Anfang an gegen diese Begrenzung war. Wir teilten ihm mit, daß dies nach unserer Erfahrung ein Hinweis darauf war, daß man sich nicht ganz entspannen könne. Er entgegnete defensiv, daß es unmöglich für ihn sei, sich zu entspannen, wenn er keinen "echten Sex" haben dürfe. Wir sagten ihm daraufhin, daß das zwanghafte Anstreben des Orgasmus häufig die Erregung begrenzt und erklärten ihm, wie Masters und Johnson auf das Konzept der Zielorientiertheit kamen. Wir fügten hinzu, daß größere Entspannung erfahrungsgemäß auch zu besserer Kontrolle der Ejakulation führe. Nan bemerkte an diesem Punkt, daß Len bei den Übungen wesentlich entspannter als sonst gewirkt hatte, aber daß er während sexueller Aktivität eigentlich nie entspannt sei. Len stritt dies zuerst ab, stimmte aber nach weiteren Bemerkungen von Nan zu. Im Gespräch wurde klar, daß Len bereits seit Beginn der Beziehung darauf aus war, den Verkehr immer zu Ende zu bringen.

Während der Berichte in der 7. Sitzung konnten wir bei Len Anzeichen körperlicher Anspannung entdecken, so z.B. unwillkürliche Beckenbewegungen. Zum Zeitpunkt der 8. Sitzung fühlte sich Nan für ihr mangelndes sexuelles Interesse weniger verantwortlich und war in der Lage, Pausen einzuleiten, wenn sie oder Len angespannt schienen. Das System hatte sich deutlich geändert. Len war nun der identifizierte Patient und Nan freute sich auf die Übungen. Sie kam sogar soweit, sexuelle Aktivität ganz abzubrechen, wenn sie den Eindruck hatte, daß die Anspannung von beiden zu groß war.

In der 9. Sitzung berichtete Nan, daß sie nicht länger nichts und auch keine feindseligen Impulse bei Lens Streicheln (s. oben) empfinde. Manchmal freute sie sich auf Sex und übernahm die Initiative. Sie war nun weniger zwanghaft aktiv und hatte mehr Kontrolle über die sexuelle Interaktion (ihre zwanghafte Aktivität diente der Abwehr, die es ihr ermöglicht hatte, ihre Angst, Erwartungen nicht zu genügen, zu vermeiden. Ihrem Zweck gemäß verhinderten die Sensate-focus-Übungen diese Abwehr, indem sie Nan dazu brachten, passiv zu bleiben und Len nicht zu streicheln). Beide Partner berichteten, daß Len nun entspannter war und langdauernde Pause (etwa eine halbe Stunde) genitaler Stimulation genießen konnte, ohne den Drang zum Orgasmus zu verspüren.

Etwa 2 Monate später sahen wir das Paar zum 10. und letzten Mal und erfuhren, daß Nans Apathie nicht wieder aufgetaucht war. Der Follow-up-Fragebogen ein Jahr später zeigte das gleiche Bild.

Diskussion

Auch eine andere Frau hätte vielleicht auf Lens Art, Druck auszuüben, negativ reagiert und vielleicht auch Angst verspürt, Erwartungen nicht zu genügen. Aber vielleicht hätte sie die Motivation und die Fähigkeit gehabt, sich auf das, was sie ansprach, zu konzentrieren und alles andere von Len auszublenden. Dies entspräche dem Typ, dessen Sexualität als etwas rein Körperliches betrachtet wird, obwohl es der Wahrheit näher kommt, diese Art der Sexualität als mentales Geschehen zu betrachten. Kaplan (1974 b) sagt, daß so jemand es nicht zuläßt, daß negative Gedanken oder Gefühle das sexuelle Vergnügen beeinträchtigen. Das ist letztendlich "sexuelle Freiheit" und kommt, wie oben erwähnt, mehr ständiger Betriebsamkeit als Freiheit gleich.

Dieser sexuelle Reaktionsstil wird weithin als Freiheit, sichgehenzulassen und nur noch Empfindung zu sein, interpretiert. Allem Anschein nach führt dieser Reaktionsstil des Sichgehenlassens und Sichhingebens im Sinne Kaplans nur zu positiven Gedanken und Gefühlen. Wenn aber Nan die Freiheit gehabt hätte, sich gehenzulassen und sich in dem zu verlieren, was sie fühlte, so hätte sie Unterdrückung gespürt: sie hätte sich dem Gefühl der Lustlosigkeit in Anbetracht dieses zwanghaften Partners hingegeben, die drohende Möglichkeit, daß seine "Geduld" ein Ende haben könnte, gespürt und schließlich dennoch noch den Druck, positiv zu reagieren.

Die Standardvorstellungen von Sexualität gestatten es nicht, solche Erfahrungen kennenzulernen, denn sie werden als Widerstand, Lust zu empfinden, interpretiert. Wie oben erwähnt, waren fast alle befragten Therapeuten der Ansicht, der Bericht von Nan zeige Angst, Lust zu empfinden, wobei sie außer acht ließen, daß es wenig Lust gab, vor der sie hätte Angst haben können. Grundlage dieser Ansicht war nach meiner Auffassung die Annahme, daß Sexualität ein Trieb ist und daß man erregt ist, sofern man keinen Widerstand zeigt.

Um Nan von ihrer Angst, Erwartungen nicht zu genügen, zu befreien, mußten wir ihr genau aufzeigen, daß sie dafür nicht verantwortlich ist, was wiederum die genaue Untersuchung ihrer sexuellen Realität erforderte. Therapeuten, die die Realität des Patienten für sekundär halten — sei es in der Annahme, daß sich jeder seine Realität selbst schaffe (wo ein Wille ist, ist auch ein Weg) oder in dem Glauben an die Überlegenheit des Sexualtriebs — unterliegen der Gefahr, Nans anfänglichen Bericht wörtlich zu nehmen ("wenn Sie mich bisher fragten, wie es mir geht, wenn Len mich berührt, habe ich gesagt, daß ich gar nichts empfinde").

Nans augenscheinlicher Mangel an Gefühlen wäre von diesen Therapeuten akzeptiert worden und zum Ausgangspunkt entsprechender Interpretationen gemacht worden, d.h. es wäre angenommen worden, daß sie nichts empfinde, weil sie Angst vor Empfindungen habe oder sie zurückhalte. Nan hätte vermutlich diese Auffassung geteilt, da sie ihre Empfindungen nicht wahrnahm und annahm, daß sie keine habe und daß dies ein persönliches Versagen darstelle. Erinnern wir uns daran, daß Nan erst während der 2. Sensate-focus-Übung eine Ahnung davon bekam, daß sie nicht nichts empfand und daß sie sich, nach ihrer Aussage, dieser Empfindungen erst während des Notizenmachens bewußt wurde. Fügen wir dem die Möglichkeit hinzu, daß Nan vielleicht die Konfrontation mit ihrer Empfindungslosigkeit hätte vermeiden können, wenn es in der Übung erlaubt gewesen wäre, Lens Streicheln zu erwidern, also etwa durch Übungen, die die strikte Unterteilung von aktiver und passiver Rolle, wie bei Sensate focus von Masters und Johnson, nicht vorsehen.

6.1.11 Gebrauch von Skriptzeilen (Counterbypassing)[5]

Die Annahme, daß erfolgreiche Therapie sexueller Störungen darauf beruht, das Symptom zu behandeln und die tieferliegende Ursache zu vermeiden, ist weitverbreitet. Man ist der Auffassung, daß bei einer Behandlung der tieferliegenden Ursache die Therapie weder kurz noch weiterhin auf die Sexualität konzentriert sein kann. Diese Auffassung basiert auf dem traditionellen psychoanalytischen Kausalitätsdenken. Jüngere kognitive und Ich-analytische Konzeptionen lokalisieren die Ursachen eines Symptoms in den gegenwärtigen Kognitionen des Patienten und eben diese Konzeptualisierung von Kausalität ermöglicht eine Kurzzeitbehandlung. So kommt es vielleicht weniger durch die Befindlichkeit der Patienten zu Langzeitherapien, sondern aufgrund einer Konzeptualisierung von Kausalität, die beispielsweise nicht zur Kenntnis nimmt, daß die gegenwärtige Art zu denken die Bedeutung vergangener Erfahrungen aufrechterhält.

Es gibt ein weiteres Mißverständnis, das die Auffassung, die kausale Analyse führe von der Sexualität weg, begünstigt, nämlich die Annahme, daß sexuelle Probleme von Problemen in der allgemeinen Beziehung herrühren. Diese Annahme übersieht jedoch die *sexuelle* Beziehung. Nach meiner Erfahrung lassen sich von der allgemeinen Beziehung nur sehr schwer Schlüsse auf die sexuelle Beziehung ziehen, wohingegen es relativ leicht ist, von der sexuellen Beziehung Schlüsse auf die allgemeine Beziehung zu ziehen. Unser Ansatz erfaßt, wie eine sexuelle Beziehung erlebt und über sie gedacht wird, wie der Fall von Nan und Len gezeigt hat. In diesem Fall waren die Skriptzeilen hilfreich, die über die "Gedankenliste" erfaßt wurden, und dieses Hilfsmittel soll nun ausführlicher dargestellt werden.

Die Arbeit mit Skriptzeilen, der charakteristisch für unseren Ansatz des Counterbypassing ist, entwickelten wir bei der Therapie mit Surrogatpartnern.

---

5 "Counterbypassing" bedeutet sinngemäß, den Kern des Problems anzugehen, d.h. diesen nicht zu umgehen ("bypass") wie in Kaplans Ansatz; in Ermangelung eines deutschen Äquivalents bleibt dieser, für den Ich-analytischen Ansatz von Apfelbaum zentrale Begriff unübersetzt; Anm. d. Übers.

Unser Therapiezentrum begann als eine Arbeitsgruppe, die die Möglichkeiten der Surrogattherapie nach Masters und Johnson untersuchte. Die Beziehung zwischen Surrogatpartnern und den Männern, mit denen sie arbeiteten, hatte wenig mit dem "guten Paar" von Masters und Johnson gemein. Diese Beziehungen waren stark belastet, und es zeigte sich viel Mißtrauen und Ambivalenz. Kaplans Ansatz (der auf der Annahme beruht, daß die Sorgen und Klagen des Patienten unrealistisch sind), den Patienten im Gebrauch von Phantasien zu trainieren, um die reale Beziehung auszublenden, funktionierte hier nicht, da der Ansatz von Kaplan und anderen Therapeuten ein hohes Maß an Motivation und Zu-der-Beziehung-Stehen erfordert. Paare, deren Beziehung instabil ist oder geprägt von starken Auseinandersetzungen, werden dort nicht sexualtherapeutisch behandelt. Hätten wir die üblichen Screeeningkriterien verwandt, hätten wir kaum ein Patient-Surrogatpartner-Paar behandeln können. In der Beziehung zwischen Partner und Surrogatpartner waren Sorgen und Vorbehalte offensichtlich berechtigt, und es wäre unmöglich gewesen, diese Übersehen zu wollen. Man hätte die Patienten überfordert, wenn man von ihnen erwartet hätte, den angespannten Charakter dieser Beziehung durch den Gebrauch von Phantasien auszublenden.

Mein Einstieg in die Sexualtherapie begann damit, daß mich eine Frau, die allein für sich als Surrogatpartnerin arbeiten wollte (nur durch Lektüre von Masters und Johnsons *Human Sexual Inadequacy* dazu angeregt) bat, für sie als Berater tätig zu werden. Zu dieser Zeit, 1971, gab es viele derartige Versuche, die auf der fälschlichen Annahme beruhten, daß ein Mann mit Sexualproblemen nur eine Frau braucht, die bereit und geduldig ist (eine Kritik dieses Mythos der Surrogatpartnerin findet sich bei Apfelbaum 1977 d). So traf ich mich regelmäßig mit einer Gruppe von Therapeuten, um die Fälle dieser Frau zu besprechen, was schließlich zum Ausgangspunkt der "Berkeley Sex Therapy Group" wurde.

Am Anfang stand die Frage, ob diese Methode überhaupt funktionieren kann. Hinter dem Begriff Surrogatpartnerin steht die Annahme, daß diese Frau für den Mann als Ersatz einer Partnerin seiner Wahl fungiert. Sie sollte wie eine normale Partnerin an der Therapie teilnehmen, ohne therapeutisch ausgebildet zu sein. Da die Patienten, bei denen Masters und Johnson mit Surrogatpartnern arbeiteten, sowohl sozial als auch sexuell unerfahren waren, war jede Auseinandersetzung mit einer sozialen und sexuellen Beziehung für diese Patienten hilfreich. Die meisten unserer Patienten waren jedoch sozial und sexuell sehr erfahren, so daß das Surrogatkonzept von Masters und Johnson bei dieser Patientengruppe nur begrenzt sinnvoll war. In diesem Konzept wurde von der Surrogatpartnerin erwartet, sich gemäß der traditionellen Frauenrolle anpassend zu verhalten; die Patientinnen litten jedoch selbst darunter, sich zu sehr anzupassen, und so wäre die Surrogatpartnerin ein schlechtes Modell gewesen.

Bei Masters und Johnson war für eine Surrogatpartnerin ausschlaggebend, daß sie sexuell leicht und problemlos reagierte. Von ihr wurde erwartet, auch dann sexuell ansprechbar zu sein, wenn sie den Mann nicht attraktiv oder auch unsympathisch fand. In dieser Hinsicht war sie ein schlechtes Modell für den Mann, der an dem Druck litt, immer, ganz gleich in welchem Kontext oder mit welchen Gefühlen, sexuell funktionieren zu müssen. Sie verstärkte also den Leistungsdruck. Für uns bedeutet dies, einen anderen Ansatz zu entwickeln, einen Ansatz, in dem die Surrogatpartnerin nicht länger Ersatz war, sondern zur Arbeit mit und am Körper ausgebildet, etwas das wir "Körpertherapeutin"[6] nannten (für eine ausführliche Darstellung dieser Arbeit und einen Vergleich mit anderen Surrogattherapiekonzepten s. Apfelbaum 1984).

Unsere erste Erkenntnis des neuen Ansatzes war ein Bericht eines Patienten, der sich in einer körpertherapeutischen Sitzung genau in dem Moment erregt fühlte, als er der Körpertherapeutin mitteilte, wie sehr ihm die Lust vergangen sei. Das war ein dramatisches Beispiel von Counterbypassing und davon, wie man sich vom Druck, sich so zu verhalten, als ob man Lust habe, befreien kann.

Um therapeutisch zu arbeiten, darf sich die Körpertherapeutin in erster Linie nicht einfach anpassen. Das bedeutet beispielsweise, nur dann die Squeezetechnik anzuwenden, wenn ihre Empfindungen dem nicht im Wege stehen. Das bedeutet weiter, dem Mann nicht "zu Diensten" sein, wenn dieser sich so verhält, daß ihr die Lust vergeht. So etwas kann etwa bei einem Mann mit verzögerter Ejakulation passieren, wenn von der Körpertherapeutin kräftige manuelle Stimulation des Penis, rasches Einführen des Penis und Stoßbewegungen erwartet werden. Wenn sie dies als mühsame Arbeit empfindet und dann sagt: Ich bin einfach nicht bei der Sache. Das kommt mühsamer Arbeit gleich, fühlt sich nach unserer Erfahrung der Patient dann eher erleichtert als zurückgestoßen. Er fühlt sich erleichtert, weil auch er den Druck spürt, in der Therapie voranzukommen, was für ihn heißt, sexuelle Lust zu verspüren. Gerade deshalb kann die Körpertherapeutin die Sitzung als mühsame Arbeit empfinden: sie reagiert auf seinen Leistungsdruck.

Die folgende Skizze illustriert Counterbypassing und den Gebrauch von Skriptzeilen in der Therapie mit Männern ohne Partner.

Fred, 27 Jahre, war ein Fall primärer Erektionsstörung. In der 4. Nachbesprechungssitzung (auf jede körpertherapeutische Sitzung folgt unmittelbar ein Nachbesprechung, in der die Körpertherapeutin als Kotherapeutin des die Therapie leitenden Therapeuten fungiert) sagte Fred: "Ich glaube, ich habe wirklich viel zu starke Schuldgefühle, als daß ich die Sexualität genießen könnte; Carol (die Körpertherapeutin) streichelte mich, ich bekam eine Erektion und war froh darüber. Als ich ihr sagte, wie gut sich das anfühlt, verlor ich die Erektion." Er war der Überzeugung, daß es ihm nicht erlaubt sei, die Erektion zu genießen, daß ein Komplex ihm dies verbiete. Wir gingen der Sache nach und erfuhren, daß er die Erektion genießen konnte, solang er nichts diesbezüglich sagte. Allerdings war er sich nicht ganz sicher, da er bei jeder Erektion spontan so etwas wie "Das ist ja toll" sagte, worauf er die Erektion verlor. Fred fand dies merkwürdig und war sich sicher, daß es sein Kompex ihm nicht erlaube, so etwas zu sagen. Dazu bemerkte Carol, daß sie immer den Eindruck habe, daß Fred sie so belohnen wolle. Wir baten ihn, sich diese Szene noch einmal vorzustellen und er kam darauf, daß er — indem er ihr sagte, wie gut er sich fühle — versuchte, ihr ein gutes Gefühl zu vermitteln, sie zu belohnen und sie zum Weitermachen zu bewegen. Darauf teilten wir ihm mit, daß dies möglicherweise

---

6 Im Original "body-work therapist", Anm. d. Übers.

seiner sexuellen Erregung im Wege stehe und er diese Möglichkeit überprüfen solle. Wir schlugen ihm vor, das nächst Mal den Impuls, irgendetwas zu sagen, zu unterdrücken und dann darauf zu achten, was passiert. In der nächsten Sitzung sagte er: "Es hat nicht geklappt. Ich habe nichts gesagt und trotzdem die Erektion verloren." Das weitere Gespräch ergab erwartungsgemäß, daß er sich sehr unwohl fühlte, Carols Streicheln nicht zu erwidern. Um seine Empfindungen genauer zu erfassen, erarbeiteten wir ein Skript seiner Gedanken. Wir baten ihn, sich dieses unangenehme Gefühl zu vergegenwärtigen, und dann schrieben wir die Gedanken auf, die dieses Gefühl am besten beschrieben. Nach etwa 20 min von Versuch und Irrtum hatten wir einige Gedanken zusammen, wie etwa: "Ich habe Angst, daß Du aufhörst". Diese Sorge war derart einfach und augenfällig, daß sie leicht übersehen werden konnte, obwohl er sie in der vorhergehenden Sitzung formuliert hatte. Ein weiterer Gedanke war: "Ich habe Angst, daß Du Dich langweilst". Es brauchte eine Weile, bis er den Gedanken "Ich habe Angst, daß Du glaubst, ich genieße es nicht" identifiziert hatte, zu dem er dann plötzlich "Ich wünsche mir, daß Du an etwas anderes denkst" hinzufügte. Dies spiegelte seine Sorge wider, sie könne zu sehr bei der Sache und dann enttäuscht sein, wenn er die Erektion verliere, oder daß sie sich ignoriert oder benutzt fühlen könnte, falls er sich seinen Empfindungen überlasse. "Ich wollte, ich könnte Dich vergessen" schien dies zum Ausdruck zu bringen.

Diese Gedanken wurden aufgeschrieben, um sie in der nächsten Sitzung auszuprobieren. Als am wirksamsten erwiesen sich "Ich habe Angst, daß Du glaubst, ich genieße es nicht" und "Ich wollte, ich könnte Dich vergessen". Das letzte Item war für ihn noch nicht stimmig, bis er es in "Ich wünschte, ich könnte Deine Anwesenheit ausradieren" modifizierte. Als er dies sagte, verspürte er eine plötzliche Welle sexueller Erregung und hatte seine erste "zuverlässige" Erektion im Verlauf der Therapie und vielleicht das erste Mal überhaupt.

Nach unserer Erfahrung ist der passende Begriff von entscheidender Bedeutung. Dies bedeutet, daß die Erarbeitung der Skriptitems der richtige Weg ist, um Gefühle bewußt wahrzunehmen. Das erfordert von Therapeutenseite viele Angebote. Wir bieten Sätze, Phrasen und Begriffe an, insbesondere bei gehemmten oder weniger artikulierten Patienten. Besonders für Therapeuten, die es wichtig finden, daß Patienten ihre eigenen Worte finden, mag es so erscheinen, als ob wir den Patienten Worte in den Mund legen. Unsere Arbeit kann nach Kontrolle und Planung klingen für Therapeuten, deren Ansatz es ist, Menschen zu helfen, indem diese sich ihrer Gefühle bewußt werden und sie zu ermutigen, eigene Erfahrungen zu erkunden und nicht vorzuschlagen, was sie vielleicht fühlen. Eine Vorsichtsmaßnahme stellt die Überprüfung dar, ob der Begriff auch wirklich für den Klienten paßt. Die beste Vorsichtsmaßnahme ist die Betrachtung der Wirkung des Items, d.h. 1) ob die Patienten tatsächlich in der Lage sind, das Item in der Übung anzuwenden; 2) ob es bei ihnen eine Wirkung zeigt.

Es kommt häufig vor, daß ein Patient bereitwillig oder gedankenlos ein Item verwendet und es dann keine Wirkung zeigt, auch dann, wenn das gleiche Item schon einmal befreiend gewirkt hat. Da ist beispielsweise der Mann, der sagte, ihm sei die Lust vergangen (s. oben) und sich dann erregt fühlte. In der folgenden körpertherapeutischen Sitzung wiederholte er diesen Satz. Er war darauf aus, die magischen Worte zu wiederholen, jedoch hatten sie nicht mehr die gleiche Bedeutung und waren wirkungslos. Wenn er in dieser Sitzung sein Gefühl hatte ausdrücken sollen, wäre vermutlich in etwa der folgende Satz passend gewesen: "Ich glaube, ich sollte jetzt Lust verspüren, wenn ich sage, daß ich keine habe."

Ein weiterer Grund, dem Patienten verbale Angebote bezüglich seiner Gefühle zu machen, liegt darin, daß viele Menschen keine Gefühle wahrnehmen, wenn sie körperlichen Kontakt haben. Selbst wenn sie Pausen machen, sind sie sich ihrer Gefühle vielleicht noch nicht bewußt. Nach unserem Eindruck kommt in vielen Fällen von alleine nichts zum Vorschein, ganz gleich, wieviel Zeit man damit verbringt. Betrachten wir dazu ein Beispiel von Jugendlichen. Ein Junge legt einem Mädchen die Hand auf ihr Knie und sie schiebt die Hand weg. Gehen wir davon aus, daß das häufiger passiert. Natürlich fragt er sie deswegen nie, aber wahrscheinliche hat sie wirklich keine Ahnung, warum sie die Hand wegschiebt. Sie nimmt kein Gefühl wahr und beobachtet nur passiv, wie sie die Hand wegschiebt. Dies kann als Anzeichen dafür interpretiert werden, daß nur wenige sexuelle Erfahrungen akzeptabel sind. Nur ein Teil unserer Erfahrungen ist sozial akzeptiert und "normal". Deshalb wird häufig berichtet, bei sexueller Aktivität nichts oder Leere zu empfinden. Nach unserer Erfahrung gibt es in Fällen wie dem von Nan viele Gefühlsregungen, aber eben solche, die nicht den allgemeinen Erwartungen an sexuellen Empfindungen entsprechen. So lassen sich diese Empfindungen nur schwer bewußt wahrnehmen. So vermögen Jugendliche vielleicht nicht einmal zu sagen: "Ich habe keine Lust." Diese Art der Reaktion lernen viele im Laufe der Jahre, jedoch ist sie zunächst nicht verfügbar. Zu dem Mädchen in unserem Beispiel könnten wir folgendes sagen: "Wenn er seine Hand auf Dein Knie legt, möchtest Du vielleicht sagen: 'Ich weiß nicht, warum du mich berührst'." Dieses Beispiel soll verdeutlichen, daß derartige Angebote eine Möglichkeit darstellen, um Erlaubnis zu geben; wir teilen mit, daß wir eine solche Empfindung uns vorstellen und nachvollziehen können.

In der Paartherapie führt dieser Weg des Sichmitteilens während der Übungen zu mehr Intimität und Verbundenheit — auch wenn das, was gesagt werden muß, "negativ" ist. Wenn also ein Patient dem Partner sagt: "Mir ist die Lust vergangen" oder "Ich glaube, ich irgnoriere Dich", kann dies zu größerer Intimität und Nähe führen, aber nur, wenn der Partner dies nicht als persönlichen Angriff bewertet. Deshalb ist es wichtig, nicht nur den Ausdruck von Gefühlen zu vermitteln, sondern auch den Ausdruck der Gefühle über diese Gefühle.

Nehmen wir als Beispiel den Mann, der der Körpertherapeutin mitteilte, wie sehr ihm die Lust vergangen war. Die Körpertherapeutin bewertet dies nicht als Angriff, ein darauf nicht vorbereiteter Partner jedoch aller Wahrscheinlichkeit nach. Um defensiven Reaktionen des eigenen Partners zuvorzukommen, muß ein Patient lernen, zum Ausdruck zu bringen, wie es ihm geht, wenn er merkt, daß ihm die Lust vergangen ist. Der Patient sollte sagen, wie schwer es gefallen ist, dies mitzuteilen und welche Schuldgefühle er dabei empfindet. Er sollte klar machen, daß er diese Empfindung nicht als berechtigt erlebt, daß er sich für abnormal hält und daß er das Gefühl hat, den anderen "hängen" zu lassen. Der Therapeut kann auch darauf hinweisen, daß es viel leichter gewesen wäre nichts zu sagen und daß man es vielleicht auch lieber unterlassen hätte. Dies verdeutlicht, daß das Gesagte zum Wohl der Partnerschaft ist. Wenn ein Partner sagt: "Mir ist die Lust vergangen", kann der andere dies nun auch viel leichter. Wenn *er* sagt: "Ich glaube, ich ignoriere dich", fällt es *ihr* leichter zu sagen: "Ich wäre froh darüber, so wie du mich immer beobachtest, fühle ich mich unter Druck gesetzt."

Sofort drängt sich bei vielen die Frage auf, wie man etwa "du erregst mich nicht", "du bist zu fett" oder "du bist ein erbärmlicher Liebhaber" sagen kann. Dazu gilt es zunächst festzuhalten, daß solche Formulierungen Patzer sind. Hinter ihnen stehen eine Reihe angestauter Gefühle, die spezifiziert und konkretisiert werden müssen. Dazu dienen 2 Schritte der Skriptübung: zum einen, die Items des Skripts dann zu sagen, wenn sie passend sind, zum anderen die Erarbeitung des Skripts. Die Erarbeitung des Skripts hilft, Gefühle bewußter und differenzierter wahrzunehmen. Im Sprachgebrauch beinhaltet dies notwendigerweise den Wechsel vom "Du" zum "Ich". Zudem lernen die Patienten, sich spezifisch auszudrücken. So mag etwa der Patzer "du bist ein erbärmlicher Liebhaber" überführt werden zu "ich mag nicht, wie Du mich berührst". Dahinter könnte auch stehe: "Ich glaube, ich sollte Deine Berührungen mögen". Oder — falls der Klient ähnlich wie Kaplan denkt — "Ich glaube, es sollte mir nichts ausmachen, wie Du mich berührst". Wenn dies alles dargelegt wurde, ist die Wirkung völlig von patzigen Anschuldigungen verschieden. Wir nennen die Aussagen, bei deren Gebrauch wir die Patienten unterstützen, "Skriptzeilen", wobei "Skript" wörtlich gemeint ist: die Zeilen des Skripts werden erarbeitet, wir lassen sie tippen und geben den Patienten dann ein Skript mit, das bei den Übungen zu Hause zur Anwendung kommt.

Die 50 verbreitesten Skriptzeilen sind in unserer "Gedankenliste" aufgeführt (s. Anhang). Darin sind die Zeilen enthalten, die sich häufig in den schriftlichen Berichten unserer Patienten über die Übungen zu Hause zeigten. Diese Liste wurde zusammengestellt, um den Patienten einen Hinweis darauf zu geben, worauf wir aus sind, und um damit ihre spontanen Berichte zu ergänzen.

Zur Bedeutung einzelner, besonders häufiger Skriptzeilen:
— "Ich fühle mich unwohl".
  Diese erscheint einfach, jedoch sagt man in der Regel nichts, was auch nur im entferntesten negativ ist. Die meisten Leute würden es noch nicht einmal in Erwägung ziehen, so etwas zu sagen. Wenn jedoch die eine Person so empfindet und die andere auch, so mag es eine Erleichterung sein, dieses Gefühl miteinander zu teilen.
— "Ich glaube, deine Art zu streicheln ist mechanisch."
  Dies klingt durch das "Ich glaube" etwas merkwürdig, bringt aber so genau das Zögern bezüglich einer kritischen Äußerung zum Ausdruck.
— "Ich habe das Gefühl, ich sollte alles mögen, was Du tust."
  Dieses Item kann es einfacher machen, das kritische Item "Ich glaube, deine Art zu streicheln ist mechanisch" im Anschluß zu sagen. So kann der Partner nachvollziehen, wie schwer es ist, Kritik zu üben.
— "Ich mache mir Gedanken darüber, was du wohl denkst."
  Dies ist ebenso subtil wie "Ich habe den Eindruck, ich sollte alles mögen, was du tust." Diese Items sind subtil, da sie etwas zum Ausdruck bringen, was jedem vertraut ist, jedoch kaum jemals gesagt wird.

Diese Items zeigen, daß wir nicht restriktiv vorgehen. Nach unserer Ansicht sollte man etwas sagen dürfen, wie "Ich mag das nicht, aber ich weiß nicht, was besser wäre". Viele, wenn nicht sogar die meisten Sexualtherapeuten würden diese Äußerung nicht zulassen, denn sie sind der Ansicht man sollte eine Alternative vorschlagen können, wenn man etwas nicht mag. Andere Therapeuten wiederum würden Äußerungen nicht zulassen wie: "Ich glaube, Du bist zu vorsichtig" oder "Ich glaube, Du bemühst Dich zu sehr", da derartige Äußerungen als unzulässige Vermutungen über die Gefühle des Partners betrachtet werden. Einige Therapeuten würden vielleicht auch Äußerungen wie "Mich ärgert es, daß Du das nicht mehr genießt" als unzulässig erachten, da sie nicht fair sind.

Ebenso mag es einigen Therapeuten merkwürdig vorkommen, Patienten zu ermuntern, beispielsweise "Ich weiß nicht, warum wir das tun" zu sagen. Diese Äußerungen sind aber gerade deshalb bedeutsam, da nur wenige Patienten auf die Idee kommen, diese Empfindung ihrem Partner mitzuteilen, obwohl diese Empfindung häufig ist und etwas Wesentliches zum Ausdruck bringt. Wie oben dargelegt, können derartige Äußerungen das jugendliche Mädchen von ihrer inneren Lähmung befreien.

Der Gebrauch von Skriptzeilen entspricht einem Selbstsicherheitstraining, das dabei hilft, Unsicherheit und Hilflosigkeit "durchzusetzen". Das Item "Ich wünschte, ich könnte dich ignorieren" beispielsweise bringt Schuldgefühle oder Einschüchterung zum Ausdruck. Ähnliche Items sind "Ich weiß nicht, was wir da machen" und "Ich fühle mich gerade völlig leer". Diese Beispiele sollen verdeutlichen, daß wir uns darum bemühen, unvoreingenommen zu sein und keine Empfindungen des Patienten auszugrenzen.

Grundlage dieses Vorgehens ist die Annahme, daß der Patient sich bereits nach einer oder mehreren dieser unterdrückenden und lustabträglichen Regeln verhält. Da es unser Ziel ist, Bedingungen, die unterdrückend wirken, auszuräumen, finden wir es erstrebenswert, keine Regeln darüber zu postulieren, was jemand denken, fühlen oder sagen sollte. Wenn wir Regeln anwenden, also etwa die Regel des "Ich"-Sprachgebrauchs und die Regel, auch Gefühle über Gefühle zum Ausdruck zu bringen, betrachten wir dies weniger als Regeln, sondern als Wege, Erfahrungen des Patienten präziser zu identifizieren und zu kommunizieren.

Es fragt sich, warum diese Items alle so negativ sind: Wo bleibt denn da die Freude am Sex? Warum sagen die denn einander nichts Nettes? Gibt dieses Vorgehen nicht geradezu Veranlassung, daß die Patienten die Sexualität ganz sein lassen? Diese Fragen stellen sich v.a. dem, der in den meisten sexuellen Situationen ziemlich automatisch reagiert. Dann erscheint Sexualität einfach und alle Erfahrungen, auf die die Skriptzeilen Bezug nehmen, erscheinen fremd und merkwürdig. Für wen dies zutrifft, sollte jedoch bedenken, daß er wahrscheinlich einen Sexualpartner hat oder hatte, der einen Teil dieser Erfahrungen gemacht hat. Unser Vorgehen wirkt v.a. für Therapeuten, deren Vorgehen dem unseren entgegengesetzt ist, befremdend. Sie sind der Ansicht, man solle die entgegengesetzten Gefühle zum Ausdruck bringen. Sie glauben, man sollte Zärtlichkeit und Mitgefühl zum Ausdruck bringen und Patienten dazu ermutigen, einander verbale Streicheleinheiten zu geben. Dies sei insbesondere für Partner, die sich einander nicht sicher fühlen, wichtig. Sie betonen, wieviel Anerkennung man braucht und daß man die, die man liebt, dies wissen lassen sollte und daß man dies in der Regel nicht hinreichend zum Ausdruck bringt.

Unser Ziel ist das gleiche, nur unser Vorgehen ist anders. Nach unserer Einschätzung fällt es einigen Leuten sehr leicht, Anerkennung und Zärtlichkeit zum Ausdruck zu bringen. Sie fühlen sich nur wohl, wenn sie dies tun. Für andere ist der Ausdruck von Positivem etwas völlig anderes. Sie haben das Gefühl, daß der Ausdruck von Positivem etwas Verpflichtendes hat, wie ein Vertrag, von dem man nicht zurücktreten kann. Eine Verpflichtung quasi, nichts Negatives zu sagen. Nach unserer Ansicht sind sie wirklich nicht in der Lage, einmal Gesagtes zurückzunehmen. So jemand erhält dadurch Raum, indem man ihn dabei unterstützt, Kritik zu üben.

Was die Skriptzeilen betrifft, so bringen sie Empfindungen zum Ausdruck, die allgemeinhin als unvereinbar mit Sexualität betrachtet werden.

Wir sind der Ansicht, daß, je mehr eine Empfindung bei sexueller Aktivität nicht den Erwartungen entspricht, es desto wichtiger ist, sie wahrzunehmen und, wenn nötig, auch zu kommunizieren. Die Wirkung ist oft derart paradox, daß die Patienten es nicht glauben, obwohl sie es selbst erleben. In einem Fall konnte es der Mann zunächst nicht glauben, daß er erregt wurde, als er sagte, wie wenig ihm das Streicheln gefällt. In einem anderen Fall von sexueller Apathie konnte es der Mann nicht begreifen, warum er sich plötzlich erregt fühlte, als die Körpertherapeutin während einer Sitzung den Penis stimulierte. Er kam zu dem Schluß, daß dies an seiner Entspannung liegen müsse, wußte jedoch nicht, wie es dazu kam, daß er sich entspannen konnte. Er kam auf die Idee, daß dies die Folge des Gleitmittels war, das die Körpertherapeutin verwandte. Die Körpertherapeutin erinnerte ihn daran, daß das Gleitmittel zunächst keine Wirkung hatte. Im Gegenteil schien er damit alle seine Erfahrungen mit Frauen zu verbinden und empfand nur noch überwältigende Verzweiflung. Sie erinnert ihn daran, daß er dann sagte: "Ich glaube, wir sollten es aufgeben. Es ist hoffnungslos". Nach dem Eindruck der Körpertherapeutin zeigten sich genau zu diesem Zeitpunkt Zeichen körperlicher Erregung. Er erwiderte erregt: "Genau das war es. Das machte mich entspannt. Das Gefühl, das ich hatte, als ich das sagte. Genau das hatte ich zu diesem Zeitpunkt gedacht. Ich konnte es mir aber nicht erklären und so schob ich es beiseite".

6.2 Anwendung des Ich-analytischen Ansatzes bei funktionellen und nicht-funktionellen Sexualstörungen

In ihrer Publikation *Human Sexual Inadequacy* (1970) haben Masters u. Johnson den Begriff "funktionelle Sexualstörung" eingeführt. Zunächst wurde dies als Synonym für "Sexualproblem" oder "Sexualstörung" verstanden. Masters u. Johnson haben zusammen mit Kolodny später in der Publikation *Textbook of Sexual Medicine* (1979) die Bedeutung dieses Begriffs verdeutlicht, indem sie sexuelle Apathie und sexuelle Aversion als nichtfunktionelle Störung bezeichneten. Damit ist also klar, daß die Sexualprobleme, die sich als Schwierigkeiten auf der physiologischen Ebene manifestieren, wie Orgasmus, Erektion und Penetration, funktionelle Sexualstörungen sind. Diese physiologischen Symptome sind bei einem Großteil der Sexuaprobleme (nach meiner Schätzung bei ca. 70%) nicht vorhanden oder spielen lediglich eine untergeordnete Rolle. Dazu gehören sexuelle Aversion, Angst, Verkrampfung, Langeweile, sexuelle Apathie, Lustlosigkeit, unterschiedliche sexuelle Appetenz in der Partnerschaft und ein Partnerverhalten, das dazu führt, daß dem anderen die Lust vergeht.

6.2.1 Unterschiedliche sexuelle Appetenz

Das Problem, mit dem wir in unserem Zentrum am häufigsten zu haben, ist unterschiedliche sexuelle Appetenz. Dabei handelt es sich um Paare, in denen ein Partner mehr sexuelle Lust hat als der andere. Da dies, v.a. am Beginn einer Beziehung, bei der Mehrheit aller Beziehungen der Fall ist, stellt sich die Frage, was dazu führt, daß einige Paare damit zur Behandlung kommen.

Verallgemeinernd läßt sich dazu sagen, daß diese Paare stark unterschiedliche Appetenz haben und dies zu einer chronischen Belastung für die Beziehung wird.

In der Ära der Ehemanuale wurde diese unterschiedliche sexuelle Appetenz als "sexuelle Unverträglichkeit" bezeichnet — ein Begriff, der inzwischen nicht mehr gebraucht wird — und als unabänderlich angesehen. Man ging davon aus, daß es eine konstitutionell bedingte "Libido" gebe und daß bei Vorliegen unterschiedlicher sexueller Appetenz ein Partner eine konstitutionell starke und der andere eine konstitutionell schwache "Libido" habe. Die einzige Lösung schien der Kompromiß zu sein, ein Lösungsversuch, den diese Paare alle schon selbst erfolglos probiert hatten. Noch wichtiger ist jedoch, daß unterschiedliche sexuelle Appetenz stark die sexuellen Empfindungen der Partner beeinflußt und daß die "Kompromißlösung" diese nicht adressiert. So kann es etwa dazu kommen, daß sich der stark appetente Partner soweit zurückhält, daß er die sexuelle Initiative dem Partner mit geringer Appetenz überläßt. Der wenig appetente Partner merkt, daß der andere zurücksteckt, was den Druck noch erhöht, da von dem wenig appetenten Partner nun auch noch erwartet wird, sich nicht unter Druck zu fühlen. Wird dieses Phänomen nicht verstanden, wird die Erfolglosigkeit von Therapiebemühungen vorprogrammiert, was dazu beiträgt, geringe Appetenz als konstitutionell bedingt zu begreifen.

Wir betrachten zunächst, was sich bei den meisten Paaren mit unterschiedlicher sexueller Appetenz abspielt. In der Regel kommt es entweder dazu, daß es dem Partner mit hoher Appetenz gelingt, den anderen für Sex zu interessieren, oder der Partner mit geringer sexueller Appetenz setzt der sexuellen Bereitschaft des anderen etwas entgegen. Die Ausgangsbedingungen unterschiedlicher Appetenz wird aus 2 Ursachen zum chronischen Problem: entweder kann der stark appetente Partner den anderen nicht erfolgreich verführen oder der stark appetente Partner ist in der Lage, darüber hinwegzusehen, daß der andere gar keine Lust hat. Beide Bedingungen können extreme Formen annehmen. Wir sehen häufig Fälle, in denen ein Partner weiterhin starke sexuelle Lust hat, auch wenn der wenig appetente Partner Apathie oder Aversion verspürt. Dies erfordert beim Partner mit hoher Appetenz die Fähigkeit, den anderen trotz Apathie oder Aversion als sexuell empfänglich zu erleben. Hohe Appetenz kann nicht aufrechterhalten werden, wenn der Mangel an sexueller Empfänglichkeit des Partners bewußt wahrgenommen wird. So ist bei unterschiedlicher sexueller Appetenz die Lösung inhärent und kann als Resultat zu gegenseitiger sexueller Apathie oder zumindest Abstinenz führen. Warum ist dies nun nicht augenfällig und wie kommt es, daß Paare mit dem Problem unterschiedlicher sexueller Appetenz zur Therapie kommen und nicht mit Folgeproblemen? Normalerweise haben die wenig appetenten Partner Schuldgefühle, den Partner zurückzuweisen und erleben ihre geringe sexuelle Lust als so abnormal, daß sie sich dazu nicht bekennen. Sie versuchen, Demütigungen und ein Verlassenwerden durch den Partner zu vermeiden. Sie fürchten einen Angriff des Partners, wobei "Angriff" durchaus auch wörtlich gemeint ist, wenn der stark appetente Partner der Mann ist. Ursache dieser Angriffe ist nicht nur die sexuelle Frustration des stark appetenten Partners, sondern auch sein Unbehagen, sich sexuell fordernd zu verhalten. Es muß berücksichtigt werden, daß der stark appetente Partner keinen Erfolg dabei hat, den Partner zu verführen. Dies kann zu einem Unbehagen darüber führen, sich sexuell egoistisch zu verhalten. Es ist charakteristisch für solche Partner, sich auf den Ehevertrag oder ihr exklusives Recht zu berufen, um die sexuelle Bereitwilligkeit des anderen zu erreichen. Fügt sich dann der Partner nicht, kommt es nicht nur zu einem Gefühl von Rat- und Ausweglosigkeit, sondern auch zu Schuldgefühlen darüber, sexuelle Forderungen zu stellen. Dies erhöht nur noch ihre Rücksichtslosigkeit, da sie die Position des anderen schwächen müssen, um die eigene zu legitimieren.

Um solche Übergriffe, aber auch Schuld und Scham zu vermeiden, verhält sich der wenig appetente Partner u.U. empfänglich oder zumindest nicht offensichtlich nicht empfänglich. Der stark appetente Partner hingegen ist in der Regel in der Lage, die mangelnde Empfänglichkeit des anderen ohne Schwierigkeiten *nicht* wahrzunehmen. Der stark appetente Partner hat immer eine ausgeprägte Fähigkeit, Gegebenes innerlich beiseite zu schieben[7] (Apfelbaum 1977a; Apfelbaum u. Apfelbaum 1985). Er ist jemand, der sexuell schnell erregt ist und dem es schwerfällt zu glauben, daß der Partner sexuell überhaupt nicht empfänglich sein könnte. Der stark appetente Partner glaubt für gewöhnlich, daß der Druck auf den anderen Partner schließlich zum Ziel führt. Er mag zu der Überzeugung gelangen, daß der andere einfach verstockt ist und ihm bewußt etwas vorenthält. Der Umstand, daß der stark appetente Partner so leicht erregt wird und die mangelnde Empfänglichkeit des Partners mit geringer Appetenz weder verstehen noch nachvollziehen kann, ist die eigentliche Ursache des Problems. Zudem bekommt der wenig appetente Partner leicht Schuldgefühle, nicht empfänglich zu sein, oder fühlt sich unzulänglich,

---

[7] Der Autor nennt diesen sexuellen Reaktionsstil "bypassing"; Anm. d. Übers.

da er bzw. sie die Forderung nach sexuellem Funktionieren nicht erfüllen kann. Der Partner mit geringer Appetenz fühlt sich nicht berechtigt, sich sexuell unter Druck zu fühlen. Selbst starker Druck zu funktionieren wird von den Partnern nicht erkannt, da sie davon ausgehen, daß der wenig appetente Partner versagt und eigentlich sexuelle Lust haben sollte. So fragen wir zunächst den Partner mit geringer Appetenz, ob er bzw. sie sich schon einmal gefragt hat, wie der andere Partner so viel Lust haben kann, wenn er bzw. sie doch selbst gar keine hat. Die Antwort lautet immer "ja". was zum Ausgangspunkt einer Exploration wird, die der Frage nachgeht, was beide Partner tun, das es ermöglicht, die Lustlostigkeit des einen nicht wahrzunehmen. Der wenig appetente Partner mag aktiv dazu beitragen, daß eine Illusion aufrechterhalten bleibt oder aber gar keine Ahnung haben, daß Passivität dies ermöglicht hat. Im nächsten Schritt wird beiden Partnern die Angst, Erwartungen nicht zu genügen des wenig appetenten Partners, sichtbar gemacht. Dabei wird besonders die Rolle des sexuellen Reaktionsstils des stark appetenten Partners verdeutlicht. Wir erklären dann, daß die Angst, Erwartungen nicht zu genügen, die sexuelle Apathie so tiefsitzend erscheinen läßt (eine Erkenntnis von Masters und Johnson) und auch als konstitutionell bedingt (je mehr der stark appetente Partner die Ausgangssituation zu umgehen versucht, indem er Geduld und Verführung aufbringt oder Aggressionen frei und Hemmungen beiseite läßt, desto mehr vergeht dem anderen Partner die Lust).

In einigen Fällen ist nur diese Art der Umstrukturierung nötig, um die Sicht der Sachlage umzukehren (wofür eine Sitzung hinreichend ist), da die bewußte Wahrnehmung des Befindens des Partners mit geringer Appetenz durch den stark appetenten Partner eine Aufrechterhaltung der Ausgangsbedingung unmöglich macht. Weitere Lösungsbemühungen des Paares verstärken dann das Problem nicht länger, sondern beseitigen es. Häufiger jedoch sind zusätzliche Sitzungen nötig, um die neue Sicht der Dinge in Verhalten umzusetzen. Der stark appetente Partner fühlt sich leicht unzulänglich, hat Schuldgefühle und reagiert defensiv, wenn das Erleben des Partners Bestätigung findet, was zu neuem Druck auf den Partner mit geringer Appetenz führt, sich entgegenkommend zu verhalten. Dem stark appetenten Partner hilft es, wenn man ihn bzw. sie darauf aufmerksam macht, daß ein sexueller Stil, der mehr von der Qualität der Bedingungen abhängt, auch seine Vorzüge hat. Wir weisen darauf hin, daß das Ausmaß der möglichen Lust auf der Grundlage eines Ignorierens des Partners begrenzt ist und daß es sehr viel genußvoller sein wird, wenn er bzw. sie das Gefühlt hat, daß auf ihn bzw. sie reagiert wird.

6.2.2 Probleme von Frauen

Primäre Anorgasmie

Primäre Anorgasmie ist die bei Frauen am weitesten verbreitete funktionelle Sexualstörung; 10% aller Frauen haben noch nie einen Orgasmus erlebt. Warum? Tiefenpsychologische Therapeuten machen die einzelne Frau dafür verantwortlich und sehen darin eine Unfähigkeit, sich mit der weiblichen Rolle zu identifizieren, eine negative Grundhaltung und die Unfähigkeit, sich gehen zu lassen. Aber diese 10% stellen einen Querschnitt aller Frauen dar, und der Prozentsatz ist weltweit sogar noch höher. Primäre Anorgasmie ist das augenfälligste Symptom für die Qualität der Beziehungen zwischen Mann und Frau. Der Druck, der diesem Geschlechtsverhältnis inhärent ist, ist häufig nicht erkennbar. Das beste Beispiel dafür ist die sexuelle Belästigung. Von verschiedener Seite wurde geschätzt, daß 30–50% der Frauen (andere Schätzungen gehen von 70% aus) das Opfer von sexueller Belästigung wurden, sei es im Geschäft und Betrieb, beim Militar, während der Lehrzeit oder an der Universität. Warum wird dies hier erwähnt? Dies geschieht deshalb, weil das Problem der Anorgasmie bisher in der Regel "singularisiert" betrachtet wurde. Jede Frau wurde persönlich für die Anorgasmie verantwortlich gemacht und machte sich auch selbst dafür verantwortlich. Der Druck kann in festen Beziehungen noch weniger erkennbar sein. Sex ist ein Teil des Ehevertrages. Der Ehemann versucht in der Regel zu verbergen, daß er nach seinem Erleben einen Anspruch auf Sex hat. Die Ehefrau glaubt, keinen Anspruch darauf zu haben, verführt zu werden, d.h. sie kommt nicht auf den Gedanken, daß sie das, was er von ihr will, sie auch von sich aus gerne tun würde. Der Druck wird durch seine Fähigkeit, auch dann erregt zu sein, wenn sie gar keine Lust hat, vergrößert.

Die Behandlung der primären Anorgasmie besteht aus einer Veränderung der traditionellen Mann-Frau-Verhaltensmuster und erreicht, zumindest was das Erleben des Orgasmus betrifft, eine hohe Erfolgsrate. Der am weitesten verbreitete und populärste Behandlungsansatz besteht darin, das eigentliche Problem zu umgehen. Die Frau lernt ihre Aufmerksamkeit auf Körperempfindungen oder Phantasien zu fokussieren und den Partner (das männliche Ego) auszuklammern. Ein Weg, dies zu tun, sind Masturbationsübungen. Kegel- bzw. PC-Muskel-Übungen dienen demselben Zweck. Einige Therapeuten verschreiben Sensualitätsübungen (sich streicheln, sich im Spiegel betrachten, ein Bad nehmen etc.), obwohl der Widerstand gegenüber solchen Übungen sehr hoch ist (mehr als 50%).

Kaplan ist die einzige Sexualtherapeutin, die sich offen dazu bekennt, daß das Ziel dieser Übungen darin liegt, zu lernen, den Partner zu ignorieren bzw. innerlich auszuklammern (s. ihre Behandlung von Impotenz und vorzeitigem Samenerguß). Andere Sexualtherapeuten erklären euphemistisch, daß diese Übungen dazu dienen, Frauen in Kontakt mit ihrer Sexualität zu bringen.

In gewisser Hinsicht trifft dies zu, wenn auch nur für einen Aspekte der Sexualität, und das ist nicht der Kontakt zum eigenen Körper im eigentlichen Sinn. Vielmehr lernt sie, den Partner nicht einzubeziehen. Die Fähigkeit, den Partner innerlich auszuschließen, ist eine wesentliche sexuelle Fähigkeit, ebenso wie die Fähigkeit, den Partner einzubeziehen. Wird dieses Ziel explizit gemacht, wird der Zweck der Übungen verständlicher und der Widerstand dagegen geringer.

Masturbationsübungen zu Hause sind die Grundlage der therapeutischen Frauengruppen bei primärer Anorgasmie. Die Forderung, die Erfahrungen mit den Übungen der Gruppe zu berichten, überwindet in der Regel den Widerstand gegenüber den Übungen, allerdings ist die Hemmschwelle vor einer solchen Gruppe sehr hoch. Ein großer Nutzen dieser Gruppen besteht darin, daß die Frauen mit anderen Frauen, die auch noch nie einen Orgasmus hatten, in Kontakt kommen und so erfahren, daß davon die unterschiedlichsten Frauen betroffen sind. Dabei besteht die Hoffnung, daß es einen Transfer von neu erworbenem Bewußtsein und Wegen der Stimulation auf die Partnerschaft gibt. Die Frage des Transfers zeigt, warum Vibratoren für Frauen mit Anorgasmie bestenfalls begrenzt hilfreich sind. Vibratoren führen zwar in der Regel zum Orgasmus, aber nicht zum Transfer. Die Aussichten auf einen erfolgreichen Transfer auf die Partnersexualität sind jedoch in jedem Fall nicht hoch (maximal 20%), was gegen den gruppentherapeutischen Ansatz im Vergleich zur Paartherapie (sofern ein Partner vorhanden) spricht. Der größte Nachteil der Masturbationsübungen ist ihr Arbeitscharakter, so daß viele Frauen (Prozentsatz unbekannt) der Ansicht sind, daß ein Orgasmus auf diesem Wege der Mühe nicht wert ist. Anders ausgedrückt: Training, das Problem zu umgehen, ist Schwerarbeit, wenn es nicht auf Anhieb gelingt. Der Leistungsdruck wird stärker, wenn der Orgasmus das unmittelbare Ziel darstellt. Dies war eine wesentliche Erkenntnis von Masters und Johnson. Eine klare Indikation für den bisher beschriebenen Ansatz besteht, wenn die Frau selbst danach fragt und kein Partner verfügbar ist. Die Alternative besteht in der Strategie des Counterbypassing mit dem Ziel, das Bewußtsein der Frau zu erweitern, statt einzuengen und das Mann-Frau-Rollenverhalten zu verändern, statt zu versuchen, sie daran anzupassen. Diese Strategie wurde anhand der Behandlung der sexuellen Apathie dargestellt und anhand des Falles von Nan und Len illustriert.

Situative Anorgasmie

Situative Anorgasmie heißt, daß die Frau Orgasmuserfahrungen hat, jedoch nicht durchgängig. In der Regel bezieht sich der Begriff auf koitale Anorgasmie. Er bezieht sich aber auch auf Frauen, die bei der Masturbation, nicht jedoch mit dem Partner zum Orgasmus gelangen. Dieses Problem ist von der primären Anorgasmie deutlich verschieden, und es ist vielmehr so, daß viele ehemals primär anorgasmische Frauen diese Problem haben, nachdem sie gelernt haben, bei der Masturbation zum Orgasmus zu kommen. Auf diesen Aspekt geht unsere Selbststimulationsübung ein, bei der die Frau dem Unterschied zwischen ihrem Phantasiepartner und ihren realen Erfahrungen nachgeht. Auch hier ist die Fähigkeit, dann zu unterbrechen, wenn der Druck, Erwartungen zu genügen, zu groß wird, der zentrale Punkt. Hinzu kommt die bewußte Wahrnehmung dessen, was der Lust abträglich ist. Eine Übung, in der sich die Frau über alles, was der Partner tut, beklagen soll, bringt in der Regel ihre Angst, so etwas überhaupt zu tun, zum Vorschein. Es ist leicht, sich über den Partner zu beklagen, der aus Angst, daß er die Lust verliert, nicht kooperativ ist, aber ein zu umsichtiger Partner bedroht die Sexualität ebenso. Ein Ziel der Streichelübungen besteht selbstverständlich darin, weg vom Ziel des Orgasmus und hin zu sexuellem Genuß zu kommen.

Koitale Anorgasmie

Die koitale Anorgasmie ist (abgesehen von den nicht-funktionellen Sexualproblemen) die häufigste Beschwerde, die zur Aufnahme einer Sexualtherapie führt. Einige Frauen erreichen beim Koitus leicht den Orgasmus (vielleicht sogar leichter, als auf anderen Wegen). Andere Frauen haben beim Koitus die größten Schwierigkeiten, zum Orgasmus zu gelangen. Viele Sexualtherapeuten halten dies nicht für ein wirkliches Problem, obwohl sie mit dem Paar daran arbeiten. Sowohl Kaplan (1974b) als auch Hite (1976) sehen koitale Anorgasmie als normal an, da mindestens die Hälfte aller Frauen nie einen koitalen Orgasmus erlebt. Auch wenn einige Frauen beim Koitus immer zum Orgasmus konnen, so sind dies doch nur 10–15% (dazu sei angemerkt, daß diese Frauen die Sexualität nicht unbedingt mehr genießen und auch nicht unbedingt freier sind — einige fühlen sich sehr unwohl, wenn sie im Mittelpunkt stehen, wie etwa bei oraler oder manueller Stimulation). Da einige Patient(inn)en der Ansicht sind, daß die meisten Frauen beim Koitus zum Orgasmus kommen, führt die Aufklärung darüber, was "normal" ist, zu einer ganz anderen Wurdigung des Problems.

Was ist denn nun überhaupt ein koitaler Orgasmus? Ich werde diese Frage erörtern, möchte jedoch vorausschicken, daß die Anwort nicht ganz einfach ist. Es gibt eine einfache, quasi wörtliche Antwort: ein koitaler Orgasmus ist ein Orgasmus bei eingeführtem Penis. Dies ist jedoch ein triviales Kennzeichnen. So erreichen die meisten Frauen den koitalen Orgasmus durch Druck an das Schambein des Partners. Viele Frauen kommen zum Orgasmus, auch wenn der Partner keine Erektion mehr hat. Es ist dieser Druck, der entscheidend ist, wobei es unerheblich ist, ob der Penis dabei eingeführt ist oder nicht. Auf ähnliche Weise kommen viele (die meisten?) Frauen bei manueller oder oraler Stimulation der Klitoris zum Orgasmus. Einigen gelingt der Transfer zum Koitus, indem sie sich mit den Fingern dabei selbst stimulieren oder den Partner dies tun lassen. Der Penis in der Vagina kann dabei ablenkend wirken. Kommt es nicht zur Ablenkung oder im Gegenteil sogar zu einer intensiveren Wirkung, so bleibt doch der Penis in der Vagina Nebensache. Andere Frauen können durch Phantasien zum Orgasmus kommen, mit oder ohne eingeführten Penis (und auch mit oder ohne Partner und u.U. auch ohne direkte Stimulation).

Gibt es einen Orgasmus, der so nur beim Koitus erlebt wird, und wenn ja, ist das bedeutsam? Masters und Johnson definierten den Orgasmus als rhythmische Kontraktionen des Beckenmuskels (Motorik des Orgasmusreflexes), unabhängig vom

Auslöser (Sensorik) des Reflexes. Sie führen aus, daß bei einer Definition des Orgasmus über die Sensorik man auch von Brustorgasmus, Kußorgasmus etc. sprechen müßte. Masters und Johnson selbst folgen ihren Ausführungen nicht vollständig, indem sie alle Orgasmen als klitoral bezeichnen, eine Definition, die auf der Sensorik basiert. Dahinter steht die Vorstellung, daß das klitorale System die verschiedenen Reize quasi summiert und den Orgasmus unmittelbar auslöst. Demnach ist jeder sensorische Input letztendlich klitoral. Aber es gibt Frauen, die, etwa im Hite-Report, berichten, 2 Typen von Orgasmus zu erleben. Orgasmusbeschreibungen verschiedener Frauen können 2 Gruppierungen zugeordnet werden. Der klitorale (oder "vulvale") Orgasmus wird nicht von einer Refraktionsperiode begleitet, er kann multipel sein und wird eher bei Anspannung erlebt. Der vaginale (oder "uterine") Orgasmus wird von einer Refraktionsperiode begleitet, ist immer singulär und wird durch Anspannung unterdrückt. Dies könnten Beschreibungen von mehr oder weniger intensiven oder lokalisierten oder emotionalen Orgasmen sein. Masters und Johnson fanden nur eine Art des Orgasmus, ihre Kritiker sind jedoch der Ansicht, daß die Untersuchungen von Masters und Johnson zu oberflächlich waren und daß der intensivere Orgasmustyp vielleicht unter Laborbedingungen nicht oder zumindest nicht hinreichend häufig auftritt. Der Umstand, daß ein vaginaler Orgasmus (falls es so etwas gibt) nicht unbedingt ein koitaler Orgasmus ist, kompliziert das Bild zusätzlich. Forschungsberichte weisen darauf hin, daß die kräftige Stimulation eines Bereiches am Ende der Vagina oberhalb des Beckenknochens, die sog. Graefenberg-Zone, zu einem vaginalen Orgasmus führt. Das Ausmaß der erforderlichen Stimulation scheint die Zuhilfenahme eines Fingers zu erfordern, aber vielleicht nicht, wenn die Frau erregt ist. Anscheinend ist dies ein wirklich anderer Typ von Orgasmus; ein Orgasmus, der kein hohes Maß an subjektiver Erregung erfordert und sogar von einer Ejakulation begleitet wird.

Einige Sexualtherapeuten ziehen das Ziel des koitalen Orgamus ins Lächerliche und nennen ihn "Look Ma, no hands"-Orgasmus. Was sie damit zum Ausdruck bringen wollen ist: "Was soll das Theater darüber, wie ein Orgasmus zustande kommt. Genieße den Orgasmus und laßt uns Spitzfindigkeiten vermeiden". Dies ist einer jener Fälle, in denen das Bemühen, psychisch Ungesundes zu beseitigen, der Gefahr unterliegt, den Patienten nicht ernst zu nehmen. Was Sexualtherapeuten hier beseitigen wollen, entspricht in etwa dem, was man bei Männern die "Ohne-Hand-Erektion" nennen könnte.

Der Unwillen zu manueller Stimulation liegt darin, daß dies ein Test bezüglich der Erregung ist. Dahinter steckt die Annahme, daß bei echter Erregung diese Reaktionen spontan vorhanden sind. Dahinter steckt auch der Wunsch nach Reaktionen ohne Widrigkeiten, ohne daß man um etwas bitten oder etwas erarbeiten muß und ohne daß der Partner etwas erarbeiten muß. Viele Sexualtherapeuten erkennen, daß dies einer Tyrannei des Mythos der Spontanität entsprechen kann und warnen davor, sich darüber aufzuregen, wenn man ein wenig Stimulation benötigt.

Da bei der Behandlung der koitalen Anorgasmie das Risiko besteht, das Kind mit dem Badewasser auszuschütten, stellt sich die Frage, was denn die Frauen tun, die ohne Probleme beim Geschlechtsverkehr zum Orgasmus kommen. Die 10–15%

der Frauen, die leicht zum koitalen Orgasmus kommen, haben in der Regel einen sexuellen Reaktionsstil, in dem sie sich entweder ganz auf eine Phantasie oder auf die körperliche Stimulation konzentrieren und dabei den Partner innerlich ausschließen. Leider bieten Sexualtherapeuten für gewöhnlich lediglich Vorschläge, diesem Reaktionsstil nachzueifern. Dies mag vielleicht erklären, warum es Sexualtherapeuten häufig vorziehen, die koitale Anorgasmie nicht zu behandeln. Sie erkennen, daß viele (die meisten?) Frauen weder die Motivation noch die Fähigkeit haben, einen autonomen (nichtreaktiven) sexuellen Stil zu entwickeln.

Benötigt werden hier die erhellenden Erkenntnisse von Masters und Johnson bezüglich sexueller Spontaneität. Da bei spontaner Sexualität die Koitusbewegungen unter der Kontrolle des Mannes stehen, muß sich die Frau an das, was dem Partner gefällt, anpassen (oder an das, was seiner Vorstellung nach ihr gefällt). So sollte sie zumindest einen Teil der Koitusbewegungen, das Einführen des Gliedes und Pausen während des Koitus, kontrollieren. Dazu ist in der Regel eine Reihe von Anpassungsleistungen erforderlich, wobei das größte Hindernis das zwanghafte Streben beider Partner nach Orgasmus beim Geschlechtsverkehr darstellt. Dies ist der zentrale Aspekt des zwanghaften sexuellen Verhaltensmusters und ohne seine Modifikation ist es schwierig, das anpassende Rollenverhalten der Frau hinreichend zu verändern.

Viele Männer antworten auf diesen Vorschlag, daß dies wenig günstig erscheint, da sie vermutlich die Lust und die Erektion verlieren werden. An dieser Stelle gratulieren wir den Männern zu dem Verständnis, das sie in die weibliche Sexualität gewonnen haben, ein Verständnis der Erlebenswelt der Partnerin, die sich anpaßt, insbesondere, wenn er glaubt, ein Recht auf seine dominante Position zu haben und das dazugehörige Durchsetzungsvermögen. Der Mann muß lernen, es zu tolerieren, wenn er die Lust oder die Erektion verliert oder keinen Orgasmus hat. Das heißt nicht, daß es für die Frau einfach wird, v.a. nicht für die Frau, die sich lieber anpaßt.

Die Stopübung (s. Anhang) ist dabei besonders hilfreich, da sie Pausen und Gespräche ermöglicht. Die Therapie kann viel Anpassung und viel Zeit erfordern, so daß sich die Frage stellt, ob der koitale Orgasmus dies wert ist. Vielleicht ist er es nicht wert, aber man sollte sich vergegenwärtigen, was man auf dem Wege dahin erreichen kann. Dies zumindest spricht dafür, die koitale Anorgasmie nicht einfach als unumstößlich und lebenslang zu akzeptieren.

Probleme der Penetration

Probleme der Penetration beziehen sich auf Vaginismus und Dyspareunie (schmerzhafter Geschlechtsverkehr). Anders als bei Orgasmusproblemen und sexueller Apathie, die so gut wie nie organisch bedingt sind, sollte Dyspareunie dann als organisch bedingt angesehen werden, wenn es sich nicht um Schmerz bei Einführen des Gliedes infolge mangelnder Lubrikation (d.h. infolge mangelnder Erregung) zu handeln scheint und auch nicht um eine Sekundärerscheinung einer spastischen Verkrampfung der Vagina (Vaginismus).

Vaginaler Schmerz kann eine Vielzahl von Ursachen haben. Kolodny et al. listen in ihrem *Textbook of Sexual Medicine* (1979, S. 194 ff.) 38 mögliche Ursachen, und Kaplan nennt 32 in *Disorders of Sexual Desire* (1979, S. 221 ff.) und viele Items jeder Liste finden sich nicht auf der anderen. Leider sind viele Gynäkologen nicht sorgfältig genug, um organische Faktoren nach einer ergebnislosen Untersuchung immer ausschließen zu können. Vaginismus ist ein vaginaler Spasmus, eine Art vaginales Zurückschrecken. Wie erwähnt, kann Vaginismus zu Dyspareunie führen, häufiger jedoch ist Vaginismus die sekundäre Erscheinung, indem es zur Verkrampfung durch Antizipation des Schmerzes kommt.

Bei rein psychogenem Vaginismus wird kein Schmerz antizipiert. Dies ist relativ selten und wird häufig mit dem Typ der schuldgepeinigten Jungfrau in Verbindung gebracht. Dieser primäre Vaginismus kann ähnlich wie die primäre Anorgasmie durch die meisten therapeutischen Verfahren behoben werden, wenn er auch in der Vergangenheit gelegentlich chirurgisch behandelt wurde. Der primäre Vaginismus ist, wie typischerweise auch die primäre Anorgasmie, ein Zeichen für den vollständigen Mangel an Erregung. Darüber hinaus ist es ein Zeichen dafür, daß sich die Frau nicht dazu berechtigt fühlt, sich Gedanken darüber zu machen, ob sie nun erregt ist oder nicht. Die vaginale Verkrampfung tritt auch in nichtsexuellem Zusammenhang auf, beispielsweise bei einer Unterleibsuntersuchung oder selbst wenn die Frau selbst versucht, ein Tampon einzuführen. Der Zusammenhang läßt sich am besten verdeutlichen, wenn man davon ausgeht, daß sich die Penetration für die vaginistische Frau wie eine Unterleibsuntersuchung anfühlt (die ja auch von vielen Frauen traumatisch erlebt wird). Sie fühlt sich jedoch in keinster Weise dazu berechtigt, sie zu hassen. Infolge dessen gehört der Körper quasi nicht mehr ihr selbst (genau diese Art, den eigenen Körper zu verlieren, führt zu einem peinlichen Gefühl bezüglich der eigenen Nacktheit bei Leuten, die eigentlich gar nicht schüchtern sind, was ihren Körper betrifft — Nudisten beispielsweise).

Vaginismus wird üblicherweise mit Dehnungsübungen behandelt, entweder mit Hilfe von Stiften verschiedener Größe oder mit den Fingern der Frau. Der Sinn und Zweck besteht darin, die Vagina zu trainieren, einen erigierten Penis zu akzeptieren. Unser Augenmerk gilt allerdings dem sekundären Vaginismus, wenn also die Frau problemlose Erfahrungen mit dem Geschlechtsverkehr hat und vielleicht sogar schon mehrere Kinder bekommen hat. Wenn also das Problem zunächst nicht bestand und die Frau irgendwann vaginistisch wird. Wir sehen das als einen (von mehreren) Hinweisen darauf, daß die Penetration lustabträglich sein kann. Es gibt verschiedene kritische Zeitpunkte bei sexueller Betätigung, die lustabträglich wirken können, dazu gehört etwa auch der Zeitpunkt vor dem Orgasmus. An diesen Punkten kann es zu besonderem Streß kommen und die erotische Grundstimmung zusammenbrechen. Zum Zeitpunkt des Einführens des Penis kann man sich plötzlich isoliert oder verlassen fühlen, ganz gleich, wie nah und verbunden man sich noch einen Moment vorher gefühlt hat. Ganz besonders wichtig ist dabei, daß solche Gefühle nicht als berechtigt erlebt werden. Dadurch erhalten sie ein übermäßig großes Gewicht. In diesem Sinne nähern wir uns dem Vaginismus als einem Problem, bei dem es um das berechtigte Gefühl geht, daß der Frau die Lust vergeht. Für einige vaginistische Frauen kann es schon befreiend wirken, wenn der Therapeut dazu anregt, die Lust bzw. den Mangel an Lust und die Bereitschaft bzw. die fehlende Bereitschaft zur Penetration in Betracht zu ziehen. Es kann auch sehr befreiend wirken, wenn eine Frau erkennt, daß sie bisher nicht das Gefühl hatte, daß Sex etwas für sie sei. Vaginismus ist ein Symptom derart starker Angst, nicht zu "funktionieren", daß selbst eine geringe Reduktion dieser Angst den Vaginismus beseitigen kann, allerdings führt dies nicht unbedingt zur Erregung. So kann sekundärer Vaginismus behandelt werden, indem man die Frau darin unterstützt, wahrzunehmen, was dazu führt, daß sie sich bei der Penetration verkrampft und zu erkennen, in welchem Maße sie sich sexuell anpaßt.

6.2.3 Probleme von Männern

Genau wie bei Frauen, betrachtet das übliche psychodynamische Modell den Mann mit Sexualproblemen als einen Mann, dem es nicht gelingt, die männliche Rolle auszufüllen und nicht als einen Mann, der unter ihr leidet. Impotenz beispielsweise wird als Resultat von Ängsten und Konflikten bezüglich Aggression, Konkurrenz und Verantwortung gesehen. Impotenz wird wörtlich verstanden, also als Machtlosigkeit. Als gegeben wird die Vorstellung akzeptiert, daß der Mann in der Sexualität der "Macher" sein soll. Diese Vorstellung ist geschichtlich fest verankert. Ein impotenter Mann wurde noch nie als jemand beschrieben, der sich nicht gehenlassen kann; dies wurde immer nur den Frauen zugeschrieben. Das übliche psychodynamische Modell übersieht, daß die meisten Männer (sofern überhaupt pauschale Aussagen gemacht werden können) in der Sexualität zuviel Sicherheit und Initiative zeigen (was es Frauen schwer macht, ihre Sexualität zu erleben) oder sieht dies gar als Zeichen gesunder Sexualität an. Noch bedeutsamer ist, daß Therapeuten, die innerhalb dieses Modells arbeiten, leicht übersehen, daß impotente Männer bereits unter Druck sind, in der Sexualität Sicherheit und Initiative zu zeigen. Ein Therapeut, der versucht, den Mann "potenter" zu machen, erhöht nur den Leistungsdruck, was zu Langzeittherapie mit sehr unterschiedlichen Ergebnissen in bezug auf die Sexualität führt. Im scharfen Kontrast dazu versuchen alle Sexualtherapeuten, den Mann von Sexrollenerwartungen zu befreien; ein Ansatz, der eine zeitlich kurze und unmittelbar entlastende Therapie ermöglicht. Man sagt häufig, daß für Männer Körper und Sexualität lediglich Begleiterscheinungen ihrer männlichen Rolle sind: Die meisten Männer erlauben sich nicht den Luxus von Gefühlen oder achten gar darauf, ob sie erregt sind oder nicht, geschweige denn, daß sie sich von solchen Nebensächlichkeiten leiten ließen. Die meisten Männer fühlen sich dazu getrieben, die (reellen oder imaginären) Forderungen ihrer Partner zu erfüllen, ganz gleich, ob sie erregt sind oder nicht. Sie gestehen sich nie das Recht zu, sich vom Partner vernachlässigt oder ausgeschlossen zu fühlen. Sie müssen funktionieren, ganz gleich, ob sie es nun mögen oder nicht.

Impotenz

Gemäß obiger Ausführungen sehen wir Impotenz als Folge des zwanghaften Bemühens, die männliche Rolle auszufüllen und nicht als Unfähigkeit, diese auszufüllen. So wird beispielsweise allgemeinhin angenommen, daß die Ursache von Impotenz in Depression, beruflicher Belastung und Erschöpfung etc. liegen kann. Dies gilt sicher für viele Fälle von Impotenz, wieviele Männer jedoch sind depressiv und unter Streß jedoch nicht impotent? (Darüber liegen keine hinreichenden Daten vor; eine kurze Umfrage bei 5 Analytikern ergab jedoch, daß von den 40—50 ihrer männlichen Klienten, auf die diese Beschreibung paßt, kein einziger impotent war, was ein bemerkenswertes, wenn auch offensichtlich verzerrendes Ergebnis ist.)

Viele Männer, die an Streß und Depressionen leiden, erleben Sex als *entlastend*. Sie brauchen mehr Sex und er gibt ihnen mehr. Für sie ist Sex etwas zur Selbstbestätigung und Unterstützung und nichts, um Leistungen zu vollbringen. In dem Maß, in dem ein Mann anfällig für Geschlechtsrollenerwartungen ist, ist Sex ein Bereich, in dem er Leistung zu bringen hat und den er zu meiden versucht, wenn er an Depressionen oder Streß leidet oder einfach das Gefühl hat, Sex nicht gewachsen zu sein. In anderen Worten, gerade, wenn er Selbstbestätigung und Unterstützung bräuchte, vermeidet er Sex. Und wenn er keinen Weg findet, Sex zu vermeiden, dann wird er sexuell nicht "funktionieren". Zu Impotenz kommt es häufig, wenn ein Mann aus unterschiedlichen Gründen das Interesse an dem Leistungsaspekt der Sexualität verliert (Sex als Egotrip), jedoch noch immer den Zwang verspürt, zu funktionieren (sexuelle Apathie kann dabei das erste Symptom sein). Zu Impotenz kann es auch kommen, wenn die Partnerin Druck ausübt. Wenn die Partnerin sexuelle Forderungen stellt (aber nicht verführerisch ist) oder Schuldgefühle aufdrängt (indem sie Sex quasi verdient hat oder sie ihre Liebe stark zum Ausdruck bringt). Eine Partnerin, die keine Lust hat, kann die gleiche Wirkung haben. Sie mag zerstreut, passiv oder gleichgültig sein, und er verspürt doch noch immer den Druck zu funktionieren. In der Regel verstärkt die leistungsorientierte Sexualität die Passivität der Partnerin, die ihrerseits zur Impotenz führt, oder erzeugt sie erst. Es kann auch dazu kommen, daß ein Mann impotent wird, wenn seine Partnerin lernt, beim Koitus zum Orgasmus zu kommen. Manche Leute machen sich darüber lustig ("geschieht ihm recht"; "Männer empfinden sowieso nichts"; "Männer wollen keine Lust der Frau"; etc.), aber wer so denkt, verfährt nach der gleichen Annahme wie der Mann selbst, nämlich daß er Lust empfinden *sollte*. Ihm lag etwas daran, daß sie zum Orgasmus kommt, was also stimmt nicht bei ihm? Dies führt uns zu einer kritischen Unterscheidung, dem Unterschied zwischen Impotenz und mangelnder Erregung — eine Unterscheidung, deren Bedeutung das Ich-analytische Modell unterstreicht. Betrachten wir also den Mann, dessen Partnerin gelernt hat, zum Orgasmus zu kommen, indem sie ihn ausblendet und sich Phantasien zuwendet und vielleicht dabei so absichtlich stöhnt, daß es ihn aus der Fassung bringt. Wenn ihn dies impotent werden läßt, dann nur deshalb, weil er den Zwang verspürt zu funktionieren, obwohl er sich ausgeschlossen und vernachlässigt fühlt.

Wenn er sich berechtigt fühlen würde, keine Lust zu haben, dann hätte er eben keine Lust und wäre nicht impotent.

Ich möchte nun genauer abklären, was denn Impotenz eigentlich ist. Typisch sind spontan volle Erektionen (z.B. beim morgendlichen Erwachen), volle Erektion bei der Masturbation und selbst mit einem angekleideten Partner; je näher jedoch der Geschlechtsverkehr rückt, desto mehr verliert der Mann die Erektion, zum Teil vor dem Einführen des Gliedes, zum Teil danach. Es bestehen keine Schwierigkeiten, zum Orgasmus zu kommen, wenn genug Stimulierung angewandt wird, auch wenn keine oder nur eine partielle Erektion dabei besteht.

Gelegentlich erweist sich das Problem als bemerkenswert stabil, so beispielsweise, wenn der Mann immer eine Erektion bekommt, er immer den Penis einführt und dann immer die Erektion verliert. Es kann jedoch auch dazu kommen, daß der Mann infolge dieses Problems ängstlich und depressiv wird und sich das Problem so ausweitet, daß er nicht einmal bei der Masturbation oder sonstwann eine Erektion bekommt. Steht die Impotenz in Zusammenhang mit einer Depression, kommt es vielleicht gleich zu Beginn der Störung zu keiner Erektion mehr. Einige Männer können weiterhin das Glied einführen, stoßen und einen Orgasmus erleben, sind aber impotent, da sich nie eine volle Erektion entwickelt. Einige Männer haben mit einem Partner nie eine Erektion, bei anderen hingegen kommt es regelmäßig zur Erektion, die dann aber wieder verschwindet. Einige impotente Männer verlieren eine einmal entwickelte Erektion nicht wieder, andere haben kein Erektionsproblem bei oralem oder manuellem Sex, sondern nur beim Koitus oder nur dann beim Koitus, wenn sie oben sind und das Glied einführen müssen oder dann, wenn ihre Partnerin sie nicht berührt oder auch nur dann, wenn die Partnerin sie berührt.

Wie erwähnt, kann es nach unserer Auffassung durch mangelnde Lust zur Impotenz kommen. In einigen Fällen ist dies augenfällig. So ein Mann ist offensichtlich apathisch oder geradezu panisch ängstlich. Andere Männer haben erst Lust, die Lust vergeht wieder und dann verlieren sie die Erektion. Wieder andere Männer halten sich selbst gefühlsmäßig für sehr erregt und sind dann völlig überrascht, wenn sie keine oder eine nur partielle Erektion haben. Sie mögen sogar darauf beharren, daß sie Sex genießen und viel Sex wollen, aber sie haben keine Erektion.

In diesen Fällen zeigt sich, daß das, was als sexuelle Lust empfunden wird, ein hohes Maß an Angst beinhaltet, die als sexuelle Erregung interpretiert wird.

Einige Männer haben von Anfang an Erektionsstörungen, so daß sie u.U. ihr Leben lang jungfräulich bleiben, auch trotz Ehe(n). Im Gegensatz dazu hatten einige Männer immer Erektionen und erleben dann schrittweise oder plötzlich, wie es zu Erektionsstörungen kommt. Häufige Lebensumstände, die der Impotenz vorausgehen, sind Tod der Ehefrau, Untreue der Partnerin, die plötzliche Mitteilung, daß die Partnerin sexuelle Probleme hat, Arbeitsplatzverlust oder der Verlust von Vergünstigungen, Pensionierung, Rückenschmerzen, Nachwirkungen von Operationen im Beckenbereich (einschließlich Vasektomie), Besuch einer Prostituierten und die erste sexuelle Erfahrung unter beschwerlichen Bedingungen. (Hier sei daran erinnert, daß dies — analog zur Depression — lediglich potentielle Ursachen von Impotenz sind; sie sind nur dann von Bedeutung, wenn — wie dies üblicherweise der Fall ist — der Mann sich unter Leistungsdruck fühlt.) So bezeichnet der Begriff der Impotenz ein sehr vielfältiges klinisches Erscheinungsbild.

Therapeuten, die keine Sexualtherapeuten sind, bemerken diese Vielfalt jedoch nicht, und Sexualtherapeuten neigen dazu, sie nicht zu erwähnen. Noch hat niemand dieses vielfältige Erscheinungsbild kategorisiert. Hält man sich diese Vielfalt vor Augen, stellt sich die Frage, wie wir zu der Diagnose Impotenz gelangen. Schließlich erleben die meisten Männer, daß die Erektion davon abhängt, wie erregt sie sind. Sie entwickeln und verlieren Erektionen, und während sexueller Betätigung kommt es zu Fluktuationen. Wo zieht man denn nun die Linie zwischen Impotenz und normaler Sexualität?

Unsere Antwort darauf ist, daß Impotenz ein "Kopfproblem" ist und daß wir eigentlich den Glauben, man sei impotent, behandeln. Bedenkt man den Unterschied zwischen Impotenz und Lustlosigkeit, so liegt es auf der Hand, daß der Mann, der sich Sorgen um seine Potenz macht, anfällig für Impotenz ist und nicht der, der sich um sein Vergnügen sorgt. Manche Sexualtherapeuten ziehen ein objektives Kriterium als Maßstab vor, etwa daß ein Mann impotent ist, wenn er bei einem von 4 Malen keine Erektion bekommen oder halten kann. Hinter diesem Maßstab steht nach unserem Eindruck genau die Art zu denken, die für Impotenz in erster Linie verantwortlich ist. Um Mißverständnissen vorzubeugen, sei explizit gesagt, daß unsere Behandlung der Impotenz nicht darin besteht, dem Patienten zu sagen, daß Impotenz ein "Kopfproblem" ist oder gar, daß er in Wirklichkeit gar keine Lust hat und dies nur aufgrund der Anforderungen der männlichen Rolle soviel Gewicht hat. Dies funktioniert deshalb nicht, da die Auffassung, die zu Impotenz führt, von jederman geteilt wird. Der impotente Mann hat das Pech, nicht *unbedingt* zu funktionieren; seine Sexualität ist oder wurde von Bedingungen *abhängig,* was durch die Liste der häufig der Impotenz vorausgehenden Lebensereignisse ersichtlich ist. Der Mann braucht plötzlich etwas von seiner Partnerin. Er kann seine Partnerin nicht mehr länger links liegen lassen und dadurch erregt werden, indem er sich auf Körperempfindungen, Brust und Po und/oder Phantasien konzentriert. Dies mag — insbesondere Frauen — als nichts besonderes erscheinen. Frauen fällt es schwer genug, die männliche Fixierung auf die Erektion zu verstehen, noch weniger verständlich ist für sie jedoch, daß Männer es einfach nicht begreifen wollen, daß eine Erektion ihren Grund hat. Sie erkennen kaum, wie pedantisch Männer bezüglich der Erektion werden können, Hier sei daran erinnert, daß Männer Erektionen als Zeichen ihrer Macht sehen. Sexualtherapeuten finden diese Auffassung von Sexualität natürlich lächerlich, was nicht weiter schwerfällt, da diese Auffassung ja so offensichtlich irrational ist. Dabei wird leicht übersehen, wie zäh und weitverbreitet die Gleichsetzung von Erektion mit Macht ist. Man sollte sich für einen Moment vergegenwärtigen, daß das Nashorn beinahe ausgerottet wurde, weil soviel Nachfrage nach dem Horn bestand. Da das Horn des Rhinozeros immer aufrecht steht, glauben viele Männer, daß der Genuß von pulverisiertem Horn die Potenz erhöht. Sie denken nicht daran anzunehmen, daß ihre Erektion etwas mit ihren Empfindungen zu tun hat. Die Erektion als unabhängig von Gefühlen anzusehen, entbehrt nicht einer gewissen Erfahrungsgrundlage, da Erektionen keinesfalls immer etwas mit der bewußten Gefühlswelt des Mannes zu tun hat. Ein Mann hat nicht nur ohne subjektive Erregung Erektionen (Erektionen beim Erwachen, Erektionen bei anästhesierten Patienten auf dem Operationstisch), sondern Männer machen häufig die Erfahrung, daß der Penis bei sexueller Interaktion ein Eigenleben führt. Zudem hat eine ganze Anzahl von Männern, grob geschätzt etwa 30%, durchgängig automatisch eine Erektion. Die Partner dieser Männer haben sie teilweise kaum jemals ohne Erektion bei sexuellem Zusammensein gesehen (s. unten die Ausführungen zur verzögerten Ejakulation). Erleben diese Männer irgendwelche Schwankungen ihrer Erektionen, sorgen sie sich unter Umständen, impotent zu werden und verlangen eine Sexualtherapie. Es kann dann sehr entlastend wirken, wenn man ihnen sagt, daß ihre Erektionen nun lediglich ein wenig mehr im Einklang mit ihren Lustgefühlen stehen, insbesondere, wenn man dann noch hinzufügt, daß die meisten Männer wesentlich mehr Schwankungen haben.

Behandlung der Impotenz. Die Streichelühungen reichen bei manchen Männern aus, um ihre Leistungsorientierung und so auch die Erektionsprobleme zu beseitigen, genauso wie die Übungen, die sexuelle Verkrampfung und Apathie bei manchen Frauen, von denen einige die Partnerinnen dieser Männer sind, beseitigen können. Verhaltensmuster werden unterbrochen: der Zwang zur Gegenseitigkeit, das Drängen nach Orgasmus, die ausschließlich instrumentelle Betrachtung von Berührung, um diese Ziele zu erreichen und zusätzlich: 1) der Glaube, daß Erektionen rar sind und 2) der Glaube, daß Erektionen für den Geschlechtsverkehr bestimmt sind und so genutzt werden müssen, anstatt sie zu genießen. Bei einigen Männern kann allein das Verbot des Geschlechtsverkehrs die Impotenz beheben, obwohl sie gar nicht in der Lage gewesen wären, Geschlechtsverkehr durchzuführen.

Für einen Mann ohne festen Partner ist es nicht einfach, sich behutsamer zu verhalten, da er in der Regel der Ansicht ist, daß Frauen einen aggressiven phallusstarken Sexualpartner wünschen. Diese Ansicht wird häufig durch Partnerinnen verstärkt, die meinen, daß dies erwünscht sei. Behutsam vorzugehen heißt, daß der Mann Unterbrechungen und Verzögerungen einbringen muß, obwohl er sich dabei unter Druck fühlt, den üblichen Zeitplan einzuhalten. Eine einfache, aber wirksame Empfehlung ist es, den Mann dazu anzuhalten, über seine sexuellen Erfahrungen zu sprechen, wenn er einen potentiellen Sexualpartner trifft (wie dies viele Leute tun). Er muß auch Wege finden, um zum Ausdruck zu bringen, daß er nicht bereit zum Geschlechtsverkehr ist, etwa, daß er sich zu angespannt fühlt, gerade kein Lust hat oder daß er einfach nur schmusen will etc. Hilft alles nichts, kann es geschickt sein zu sagen, daß man kein Empfängnisverhütungsmittel hat (eine Ausrede, die Frauen häufig gebrauchen). Kommt es zum Geschlechtsverkehr, muß er lernen, bei Anspannungen innezuhalten, zu unterbrechen, Pausen einzulegen und zum Ausdruck zu bringen, daß er sich unter Druck oder abgelenkt fühlt. Einige Aufklärung über Frauen ist auch nützlich, da er keine Ahnung davon hat, daß Frauen unter einem erigierten Penis mehr leiden als unter einem schlaffen und daß die klassische Klage der Frau dahingehend lautet, daß Männer nicht reden und nicht behutsam vorgehen wollen, etc. (als Lektüre wird zusätzlich zu Zilbergeld[8] das Kapitel 7 des Hite-Reports "Sexuelle Sklaverei" empfohlen).

Männer, die sich in der Sexualität beeilen, befürchten häufig, die Erektion zu verlieren, wenn sie langsamer vorgehen. Man muß ihnen sagen, daß sie an frühzeitigem Geschlechtsverkehr leiden und daß sie noch nicht genug erregt sind. Viele Männer glauben, die Erektion sollte ohne manuelle Stimulation zustande kommen (s. oben zur Erörterung dieses Phänomens bei Frauen). Man muß sie über das Risiko aufklären, daß sie ihre Partnerinnen zur Passivität veranlassen. Sie müssen üben, ihre erste(n) Erektion(en) wieder zurückgehen zu lassen. Sie müssen Wege finden, sich dabei wohl zu fühlen, sexuellen Kontakt ohne Geschlechtsverkehr und/oder Orgasmus zu beenden.

Der Mann sollte soweit kommen, ohne Mühe zu erkennen, ob er und sein Partner nun erregt sind oder nicht. Viele Männer schenken dem wenig Beachtung, andere merken, daß ihre Partnerin nicht erregt ist, was sie erst recht dazu drängt, sie zur Erregung zu bringen, da sie ihrer Ansicht nach auch dann erregt sein sollten, wenn die Partnerin es nicht ist. So können diese Männer nicht mit Partnerinnen umgehen, die den Sex einfach hinter sich bringen wollen oder sexuelle Forderungen stellen, obwohl sie gar nicht erregt sind. Das Ziel besteht darin, dem Mann dazu zu verhelfen, sich zu einem Gefühl der Lustlosigkeit und zu Abhängigkeit vom Partner berechtigt zu fühlen.

Zusammenfassend läßt sich also sagen, daß die Männer lernen sollen, sexuelle Erregung als Reaktion zu begreifen.

Wie bereits ausgeführt, führen Depressionen oder Streß dann zu Impotenz, wenn es für den sexuellen Stil des Mannes charakteristisch ist, daß er sich für alles verantwortlich fühlt. Die Therapie muß auf die männertypischen Annahmen bezüglich Sexualität und Frauen eingehen. Es versteht sich von selbst, daß die Männer an diesen Annahmen zunächst stark festhalten werden und daß diese Einstellungen sehr änderungsresistent sind, aber zumindest geht die Therapie in diese Richtung. Wir halten es für einen ernsthaften Fehler, mit der Vorstellung zu beginnen, daß der Mann impotent sein will bzw. dies gewählt hat und damit alle Verhaltensweisen, die sowohl korrigiert werden können, als auch der Plausibilität nicht entbehren (in Anbetracht der Annahmen des Patienten), als naheliegende Therapieinhalte über Bord zu werfen.

Die Problematik umgehen. Die meisten der oben erwähnten Lösungswege entsprechen dem Counterbypassing, aber wie bei den Problemen von Frauen ausgeführt, gibt es auch die Möglichkeit, die Problematik zu umgehen. Der Mann erhält dabei die Instruktion, sich auf Körperempfindungen oder Phantasien zu konzentrieren, sobald er sich unter Leistungsdruck fühlt. Kaplans Strategie illustriert diesen Ansatz am deutlichsten. Sie läßt den Mann sich einer bevorzugten Masturbationsphantasie

---

[8] In deutscher Sprache: Zilbergeld B (1983) Männliche Sexualität. DGVT, Tübingen; Anm. d. Übers.

zuwenden, wann immer er Angst verspürt. Nach Kaplan ist er zu sehr darauf aus, die Partnerin zu befriedigen, so daß er lernen muß, sie zu ignorieren und sich nach innen zu wenden. Masters und Johnson haben die gegenteilige, aber ebenso plausible Auffassung, daß der Mann zu sehr mit sich beschäftigt ist, nämlich damit, ob er eine Erektion bekommt oder nicht, und sie lassen den Mann sich ablenken, indem ers sich auf die Partnerin konzentriert (das "Give-to-get"-Prinzip von Masters und Johnson). Ihre Anweisung, das Problem zu umgehen, lautet also, dem Partner Freude zu bereiten, wann immer er sich ängstlich fühlt.

Vorzeitiger Samenerguß

Der Mann mit vorzeitigem Samenerguß leidet an etwas, das wir Anspannungsorgasmus nennen. Nach unserer Auffassung — und so erklären wir es auch dem Patienten — führt jede anfängliche muskuläre Anspannung dazu, den Orgasmus zu beschleunigen, da der Orgasmus den Aufbau muskulärer Anspannung beinhaltet, die sich letztendlich in muskulären Kontraktionen entlädt. Tatsächlich ähnelt muskuläre Anspannung der ersten Phase des Orgasmus. Es braucht weniger sexuelle Stimulation, um einen Orgasmus auszulösen, wenn eine Person bereits angespannt ist. Wir weisen auch daraufhin, daß die meisten Leute sich bewußt anspannen, um zum Orgasmus zu kommen.

So halten beispielsweise einige Sexualtherapeuten Frauen mit Orgasmusproblemen dazu an, den Atem anzuhalten, den Körper steif zu machen, den Nacken zu wölben, die Oberschenkel anzuspannen und so weiter. Was man da bewußt tut, macht der Mann mit vorzeitigem Samenerguß unwillkürlich: er ist bereits angespannt. Das Ausmaß seiner Anspannung entscheidet darüber, wie schnell er zum Orgasmus kommt. In Extremfällen reicht die zarteste Berührung aus, um zum Orgasmus zu kommen. Einige Männer berichten, daß sie noch nie eine volle Erektion ohne Orgasmus hatten. Für sie kann der Geschlechtsverkehr ein schwieriges Unterfangen sein, das sie nur durchführen können, wenn sie vor oder während des sexuellen Encounters masturbieren. In weniger schweren Fällen kommt es immer zur Penetration, aber der Mann "kommt" nach 1–2 Stößen. Andere Männer können etwas länger, aber der Orgasmus kommt plötzlich, ohne oder mit nur wenig Aufbau einer Erregung und ohne Warnung.

Sexualtherapeuten haben sich darüber ausgelassen, wie lange ein Mann den Orgasmus verzögern können sollte, um nicht als Fall mit vorzeitigem Samenerguß angesehen zu werden. Ein Literaturüberblick kam gar auf 3 Minuten! Diese Art von Kriterium hat mit der Vorstellung, daß der Orgasmus eine Reaktion ist, nichts mehr zu tun. Masters und Johnson haben den gutgemeinten Versuch unternommen, die Fixierung auf die Zeitdauer zu vermeiden, indem sie vorzeitigen Samenerguß über die Befriedigung der Partnerin definiert haben. Sie schlagen vor, dann von vorzeitigem Samenerguß zu sprechen, wenn der Mann seine Partnerin nicht in mindestens 50% der Koituserfahrungen befriedigen kann (Masters und Johnson nehmen nur auf den weiblichen Partner Bezug und sagen damit, daß ein Mann bei homosexueller Aktivität keinen vorzeitigen Samenerguß haben kann). Andere Sexualtherapeuten akzeptieren dieses Kriterium nicht, da es so beziehungsspezifisch ist. Neben dem Aspekt der Partnerbefriedigung weisen Masters u. Johnson darauf hin, daß der Mann mit vorzeitigem Samenerguß, bezogen auf den sexuellen Reaktionszyklus, keine Plateauphase erlebt (unter Plateauphase wird die Phase anhaltender starker Erregung über eine gewisse Zeit vor dem Orgasmus verstanden). Das heißt, der Mann hat eine beschleunigte Erregung, die, ohne die Plateauphase zu erreichen, zum Orgasmus führt. Aus diesem Grund ist ein vorzeitiger Orgasmus nie so befriedigend, wie es ein normaler Orgasmus sein kann, und gerade das unterscheidet ihn vom normalen Orgasmus. Viele Männer befriedigen ihre Partnerin nicht 50% der Zeit — weltweit betrachtet sicher die meisten — und erleben dennoch einen Erregungshöhepunkt und einen Aufbau sensorischer Empfindungen vor dem Orgasmus. Wir sind der Auffassung, daß man diese Männer nicht als Fälle mit vorzeitigem Samenerguß bezeichnen kann. Bei vorzeitigem Samenerguß handelt es sich eindeutig um eine Störung, bei deren Definition die Ebene des Erlebens einbezogen werden muß.

Wie kommt es bei dem Mann mit vorzeitigem Samenerguß zur Anspannung? Vielleicht ist er der Typ, der immer unter Anspannung steht, der nicht am Strand liegen kann, eine Typ-A-Persönlichkeit. Oder er ist i.allg. nicht angespannt, sondern nur beim Sex. Was hat diese Anspannung nun spezifisch mit Sex zu tun? Die meisten Therapeuten denken sofort an sexuelle Hemmungen, an Schuld- und Schamgefühle bezüglich Sexualität und sexuelle Konflikte. Nehmen wir aber einmal an, der Mann würde sich Hemmungen und Ambivalenz zugestehen. Dann könnte er die Selbstbestätigung und Unterstützung beim Sex erhalten, die er aufgrund seiner sexuellen Konflikte braucht. Aus Ich-analytischer Perspektive betrachtet ist der Mann mit vorzeitigem Samenerguß deshalb angespannt, weil er sich dazu getrieben fühlt, die Forderungen der männlichen Rolle zu erfüllen, ganz gleich, wie gehemmt oder ambivalent er sein mag. So "tiefsitzend", d.h. oberflächlich kann die Wurzel eines Problems sein: der Mann fühlt den Druck der Verantwortung, die Verantwortung zu wissen, was er tut, und zu funktionieren. Selbst wenn er in der Therapie von seinen sexuellen Hemmungen und Ängsten befreit würde (und dies gelingt selbst in einer Langzeittherapie nur zu einem gewissen Grad) und er den Forderungen der männlichen Rolle nachkommen könnte, so hieße das noch lange nicht, daß er darauf vorbereit wäre, zukünftige Unsicherheiten zu bewältigen. In anderen Worten, die Bearbeitung sexueller Hemmungen und Ängste läßt den Kern des Problems außer acht, da erst die Angst, zu versagen, diese Bedingungen zum Problem werden läßt.

Behandlung von vorzeitigem Samenerguß. Von verschiedener Seite liegen Schätzungen vor, daß bis zu 60% der Männer Erfahrungen mit vorzeitigem Samenerguß haben. Da es auch Schätzungen gibt, daß rund 50% aller Männer irgendwann Erfahrungen mit Impotenz machen, sollten diese Schätzungen nicht überbewertet werden. Wichtig dabei ist jedoch, daß vorzeitiger Samenerguß auch in milder Form auftreten kann, wobei die mildeste Anprägung die ist, wenn ein Mann schneller zum

Orgasmus kommt, wenn das letzte Mal schon eine ganze Weile her ist. Bei milder Ausprägung kann allein das Wissen darüber, daß das Problem eines von Anspannung ist, die Symptome beseitigen.

Die meisten Männer mit vorzeitiger Ejakulation glauben, daß sie zu schnell erregt werden. Sie versuchen, das Problem zu lösen, indem sie versuchen, weniger erregt zu werden, etwa indem sie vermeiden, daß die Partnerin sie berührt, sie keine schnellen Koitusbewegungen machen, sie sich auf die Zunge beißen, zählen etc. Zur Desensibilisierung werden auch Salben und Kondome verwendet. Diese Versuche bleiben relativ erfolglos, da das Problem eben nicht darin besteht, daß der Mann zu erregt ist, sondern darin, daß er zu angespannt ist. Eine einzige Sitzung kann seine Sicht der Dinge völlig verändern, so daß er nicht länger Angst vor Erregung hat und er damit experimentieren kann, sich zu entspannen, etwa indem er tief durchatmet, wenn er merkt, daß er sich anspannt oder indem er einfach an das Wort "Entspannung" denkt. Vielleicht ist er ja auch mit Entspannungstechniken bereits vertraut (z.B. willentliche Anspannung und darauf folgende Entspannung oder der Gebrauch eines Mantras). Tiefe Muskelentspannung ist unnötig und sogar kontraproduktiv, da sie die sexuelle Erregung vermindern kann. Besonders nützlich kann es sein, die Entspannung des PC-Muskels zu lernen.

So wie der impotente Mann in der Regel keine Probleme hat, bei der Masturbation eine Erektion zu bekommen, so erlebt der Mann mit vorzeitigem Samenerguß den Orgasmus bei der Masturbation befriedigender. Zu üben, den PC-Muskel oder allgemein zu entspannen, kann einfach als Erinnerungsstütze dienen, um eine innere Einstellung zu entwickeln, die die Notwendigkeit von Entspannung und von einem Zurückstellen des Geschlechtsverkehrs zugunsten umfassender Berührung und Umarmung beinhaltet. Der Mann muß v.a. experimentieren, um herauszufinden, wie erregt er in entspanntem Zustand werden kann. Hat er einen festen Partner, schlagen wir u.U. vor, *The Massage Book* (Downing u. Rush 1972) zu kaufen, lassen den Sex mit einer Massage beginnen und den Mann Erfahrungen damit sammeln, sich zu entspannen, während er im Genitalbereich stimuliert wird.

Dieses einfache Vorgehen hat in 10–20% der Fälle Erfolg. In den anderen Fällen muß die Partnerin in die Therapie einbezogen werden, auch wenn sie selbst nicht zu den Therapiesitzungen kommt. Wir lassen das Paar unsere 3 Streichelübungen machen (s. Anhang). Bei der 3. Übung achtet die Partnerin, während sie ihn im Genitalbereich stimuliert, auf Anzeichen von Anspannung im Körper, Gesicht und Atmung. Auf diese Anzeichen macht sie einfach aufmerksam oder entspannt mit einer Hand diesen Bereich des Körpers, während sie mit der anderen Hand weiter den Penis stimuliert. Zusätzlich kann sie den Mann dabei unterstützen, die Leistungsängste in Worten mitzuteilen. Dabei geht es um so einfache Sätze wie "Ich fühle mich angespannt", "Ich habe Angst, daß ich gleich zum Orgasmus komme", "Ich mag das nicht", "Ich habe Angst, daß das nichts bringt", "Ich habe Angst, daß Du Dich langweilst", "Ich habe Angst, daß Du denkst, daß ich angespannt bin und dann aufhörst". Bleibt dies ohne Erfolg, soll die Partnerin wieder den ganzen Körper streicheln und den Penis erst dann wieder stimulieren, wenn der Mann wieder ganz entspannt ist oder, falls die Anspannung erhalten bleibt, das Streicheln ganz unterbrechen.

Uns interessiert der Wendepunkt, d.h. der Punkt, an dem der Mann zum erstenmal erregt und doch entspannt ist (die Erarbeitung dieser Wendepunkte ist ein allgemeines Prinzip unseres Ansatzes). Gerade die manuelle Stimulation eignet sich dafür, da so die Anzeichen für Anspannung am besten im Auge behalten werden können. Ist dieser Wendepunkt erst einmal erreicht, kommt es zu einer Art körperlicher Einsicht, die es dem Mann ermöglicht, höchste sexuelle Erregung ohne Orgasmus zu verspüren und den Orgasmus unbegrenzt hinauszuzögern. Hat er dies erst einmal erlebt, hat er wahrscheinlich nie wieder Probleme mit vorzeitigem Samenerguß. Er weiß dann, was vorzeitiger Samenerguß ist und kann damit umgehen. Für den Geschlechtsverkehr sind keine besonderen Anweisungen erforderlich und gibt man doch welche, so kann dies nach der Therapie und unter weniger strukturierten Bedingungen erfolgen.

Andere Behandlungsverfahren des vorzeitigen Samenergusses. Die Squeezetechnik von Masters und Johnson bei vorzeitigem Samenerguß ist vermutlich ihre bekannteste Übung und maßgeblich für die Annahme verantwortlich, daß Sexualtherapeuten bei der Behandlung der verschiedenen Funktionsstörungen einfach körperbezogene Techniken verwenden. Allerdings wird auch die Squeezetechnik kaum noch verwendet. Außerdem ist sie nicht so einfach wie sie aussieht. Das Paar befindet sich in der gleichen Stellung wie während unserer 3. Streichelübung. Anstatt auf seine Anspannung zu achten, wendet die Partnerin den Squeeze an, wenn sie es für angebracht hält. Dabei wird für 3–4 Sekunden fester Druck mit Daumen auf der einen Seite und 2 anderen Fingern auf der anderen Seite der Corona glandis (die Furche um die Eichel) ausgeübt. Die Erektion geht dann um etwa 1/3 zurück, und sie beginnt wieder, ihn bis zur vollen Erektion zu stimulieren, wendet den Squeeze wieder an, usw. Diese Art des Squeeze wird durch ein Basilarsqueeze ergänzt, das der Mann nach der Penetration selbst anwendet, indem er in periodischen Pausen während des Geschlechtverkehrs kräftigen Druck auf den Schaft des Penis ausübt.

Nach unserer Ansicht besteht die Wirkung des Squeeze darin, die Beschleunigung von Körperempfindung und Anspannung zu unterbrechen (andere Erklärungen liegen nicht vor), allerdings kann es auch dazu führen, die Anspannung zu erhöhen, insbesondere bei der Partnerin. Häufig kommt es zu Widerstand und Verstimmung der Partnerin. Eine große Gefahr bei der Squeezetechnik stellt die fälschliche Annahme dar, daß der Squeeze selbst effektiv ist. Dann aber könnte der Mann ihn allein anwenden. In der Übung von Masters und Johnson ist jedoch vorgesehen, daß die Partnerin die Initiative übernimmt, wodurch der Mann, zusätzlich zu den Streichelübungen zu Beginn der Therapie, an eine passive Haltung gewöhnt wird. Das zwanghafte Streben des Mannes, alles zu dirigieren, wird so unterbrochen.

Das Vorgehen von Hartman u. Fithian (1972) ist anders. Der Mann muß der Partnerin signalisieren, wenn er dem Orgasmus nahe ist, und sie wendet dann den Squeeze an. Der Mann muß weiterhin alles unter Kontrolle behalten, und der Squeeze dient dazu, den Orgasmus abzuwürgen und nicht dazu, Anspannung abzubauen, wie in dem Fall, wenn der Squeeze auf Initiative der Partnerin angewendet wird und er sich keine Sorgen über den Orgasmus machen muß. Da ist es auch wenig erstaunlich, daß für den Squeeze bei Hartman u. Fithian 10 Sekunden vorgesehen sind (also 3mal so lange wie bei Masters u. Johnson), eine Dauer, bei der nach Masters u. Johnson das Risiko von Blutungen besteht.

Kaplans Behandlung beruht auf der Annahme, daß der mangelnde Erregungsaufbau nicht durch eine abrupte Verkürzung des Reaktionszyklus (s. oben) bedingt ist, sondern durch Lustabwehrmechanismen, die dazu führen, daß nur intensive Lustempfindungen wahrgenommen werden. Demnach ist dem Mann der Aufbau einer orgasmischen Erregung nicht bewußt; er kann sie nicht wahrnehmen und deshalb auch nicht kontrollieren. So besteht Kaplans Ziel darin, die bewußte Wahrnehmung der dem Orgasmus vorausgehenden Empfindung zu fördern, wozu die Stop-Start-Methode mit den üblichen Positionen angewandt wird. Die Partnerin stimuliert die Genitalien des Mannes und der Mann konzentriert sich allein auf seine Empfindungen. Sie soll weder mit ihm sprechen noch in sonstwie in seiner Konzentration stören; er soll ihr lediglich "Stop" sagen, wenn er sich dem Orgasmus nahe fühlt und "Start", wenn dieses Gefühl wieder vorbei ist (Kaplans Vorgehen zielt, wie auch bei der Behandlung der Impotenz, darauf ab, den Partner auszuschließen). Dies wiederholt er 3mal und beim 4. Mal soll er es zum Orgasmus kommen lassen.

Diesem Vorgehen liegt die Annahme zugrunde, daß Kontrolle über den Orgasmus nicht nur ein Zurückhalten, sondern auch ein Erleben des Orgasmus beinhaltet. Weder von Kaplan noch von Hartman u. Fithian liegen Erfolgsraten vor.

Verzögerte Ejakulation

Der diagnostische Begriff der verzögerten Ejakulation (oder auch Ejakulationshemmung oder Ejakulationsinkompetenz) ist irreführend. Dieser Begriff scheint auf eine langsame Ejakulation, also das Gegenteil von vorzeitiger Ejakulation, Bezug zu nehmen, aber einen solchen Begriff gibt es gar nicht. Männer machen sich darüber keine Sorgen, denn sie wollen ja, daß der Geschlechtsverkehr länger dauert und so geht es nicht um "langsame" Ejakulation als klinischer Störung. Verzögerte Ejakulation heißt, unfähig zu sein, beim Geschlechtsverkehr zum Orgasmus zu kommen. Verzögerte Ejakulation hat nichts mit dem Erleben des Orgasmus außerhalb des Geschlechtsverkehrs zu tun und sagt nichts über die Dauer bis zur Ejakulation aus. Wenn Paare mit diesem Problem kommen, dann nur, weil es nicht anders benannt werden konnte. Das Problem ist nicht verschieden von weiblicher koitaler Anorgasmie und würde wesentlich verständlicher, wenn man dementsprechend von männlicher koitaler Anorgasmie sprechen würde. In der Therapie sieht man dieses Problem selten, es gibt jedoch Hinweise dafür, daß es gar nicht so selten ist.

Bei den Männern, die Schwierigkeiten haben, beim Geschlechtsverkehr zum Orgasmus zu kommen, gibt es auch eine kleine Gruppe von Männern, die auch bei anderer Gelegenheit schwer zum Orgasmus kommen. Diese Unterscheidung ist deshalb wichtig, da die meisten Männer, die koital anorgastisch sind, bei Masturbation mühelos zum Orgasmus kommen. So gilt zunächst abzuklären, ob ein Mann mit dem Problem der verzögerten Ejakulation auch Probleme bei der Masturbation hat. Ist dies der Fall, ist er als allgemein anorgastisch anzusehen (darauf wird weiter unten eingegangen).

Die meisten Sexualtherapeuten halten die verzögerte Ejakulation für das am schwierigsten behandelbare Problem. Einige sind sogar der Ansicht, daß dieses Problem nicht sexualtherapeutisch behandelt werden sollte. Dies liegt unserer Ansicht nach an der Art der Behandlung der verzögerten Ejakulation und diese ergibt sich aus der Art der Konzeptualisierung. Da eines der herausragenden Kennzeichen von verzögerter Ejakulation das Vorhandensein einer vollen Erektion ist, scheint der Mann mit dieser Symptomatik immer an der Kippe zum Orgasmus zu stehen. Schließlich hat er ja auch bei der Masturbation leicht einen Orgasmus. Aufgrund dieser Umstände kommt man leicht zu dem Eindruck, daß er einen Widerstand gegen den koitalen Orgasmus hat und nicht, daß er einfach unfähig dazu ist.

Die sexualtherapeutische Behandlung besteht in der Regel darin, diesen Widerstand gewaltsam zu durchbrechen, indem die Partnerin den Penis kräftig und energisch solange stimuliert, bis der Mann kurz vor dem Orgasmus ist und dann rasch "über ihn steigt" und das Glied einführt. Dieser Vergewaltigungsbehandlungsansatz ist von einer Strategie des Nichtforderns soweit entfernt, wie es im Rahmen einer Sexualtherapie nur möglich ist. Da der Mann mit verzögerter Ejakulation den Anschein erweckt, daß er auf der Kippe zum Orgasmus steht, macht sich niemand Sorgen darüber, Leistungsängste zu erhöhen. Der Fehler liegt jedoch darin, eine anhaltende volle Erektion mit subjektiver Erregung gleichzusetzen. Der Mann hat automatische Erektionen (s. oben) bei geringer subjektiver Lust, d.h. seine Erektionen sind eher gefühllos. Er kann sich langweilen (was häufig der Fall ist), ohne daß davon seine Erektion berührt wird. Mit sehr starker Reibung mag er zum Orgasmus kommen (wozu ein Mann keine Erektion braucht), aber wenn es ihm gelingt, hat er nicht viel davon. Und die Abneigung der Partnerin, so stark dafür zu arbeiten, ist sogar noch größer, als bei der Partnerin, die bei vorzeitiger Ejakulation den Squeeze anwenden muß.

Der Mann mit verzögerter Ejakulation ist nicht frei von der Angst, Erwartungen nicht zu genügen, im Gegenteil, sie ist in der Regel seine Triebfeder für den Geschlechtsverkehr. Trotz seiner ziemlich gefühllosen Erektion ist es ihm nicht möglich, Geschlechtsverkehr abzulehnen oder wenigstens kürzer zu halten und wenn man die zeitliche Dauer des Koitus betrachtet, muß man den Mann als sexuelles Arbeitstier betrachten (ein unverhältnismäßig hoher Anteil der Partnerinnen ist multiorgastisch). Er verspürt einen derartigen Leistungsdruck, daß er bereits die Berührung durch seine Partnerin als Forderung erlebt. (So ist es kein Wunder, daß er bei der Berührung durch die eigene Hand mehr Lust verspürt.) Aber er glaubt kein Recht zu haben, sich zu beklagen und kann Forderungen gut erfüllen. In psychodynamischen Therapien sagt man ihm in der Regel, daß er unfähig ist, zu geben (da er den Orgasmus "zurückhält" bzw. der Partnerin etwas von ihm "vorenthält"), was beinahe von komischer Ironie ist, da er ja in der Regel solange stößt, bis ihn sein Rücken zur Aufgabe zwingt, obwohl er nichts davon hat. Wieviel mehr kann man denn noch geben?

Wir behandeln männliche koitale Anorgasmie auf die gleiche Art, wie koitale Anorgasmie bei Frauen. Bei dieser Problematik wird der Mann durch die automatische männliche Sexualität genauso unterdrückt wie die Frau. Sexuelle Langeweile tritt bei Männern mit diesem Problem jedoch wesentlich deutlicher zutage, als bei Frauen und sie stellt den geeignetsten Ansatzpunkt für die Behandlung dar. Der Mann weiß in der Regel wohl, daß er sich langweilt, braucht aber viel Erlaubnis, um sich das oder gar die damit verbundene Belastung zuzugestehen. Vielleicht erkennt er auch seinen Eifer, zu gefallen. Wird ihm das erst einmal selbst klar, wird er sich durch seine Erektionen nicht mehr länger irreführen lassen, sondern erkennen, daß er sich gefühlsmäßig noch am Anfang des Reaktionszyklus befindet. So wird in der Therapie an seinen Reaktionen auf die ersten Streichelübungen gearbeitet und nicht an seinen Erektionen und nicht direkt am Orgasmus (detaillierte Ausführungen zu dieser Problematik finden sich bei Apfelbaum 1980).

Allgemeine Anorgasmie

Dieses Problem ist selten und wenig von dem, was wir primäre Apathie nennen, verschieden. Es geht also um einen allgemeinen Mangel an sexueller Appetenz bei Männern (häufig mit Borderlineproblematik), deren Schwierigkeiten zum Orgasmus zu kommen, ganz gleich bei welcher Gelegenheit (im Unterschied zu verzögerter Ejakulation), sekundär zu einem allgemeinen Rückzug sind. Ab einem gewissen Alter kann ihr Vermeiden von Frauen den Anschein erwecken, daß sie einfach unerfahren sind.

Einige Männer leiden an primärer Impotenz, andere hingegen haben Kontakt zu Frauen und heiraten sogar. Die Behandlungschancen sind nicht vielversprechend. Der Therapeut mag sich besonders hilflos fühlen, was dazu beitragen kann, daß einige Therapeuten (beiderlei Geschlechts) der Versuchung erliegen und den Besuch bei einer Prostituierten empfehlen, was dann verheerende Folgen hat. Die Überweisung in eine Männergruppe ist die Therapie der Wahl, jedoch kaum verfügbar. Unsere Übung zur Selbstimulation des Mannes (s. Anhang) kann nützlich sein, da sie einen Zugang zu der Sexualität der in der Regel nichtkommunikativen Männer eröffnet.

6.3 Übungen für zu Hause

Für wenig Paare sind die Übungen allein die Therapie. Das zwanghafte Streben nach Gegenseitigkeit und Orgasmus zu unterbrechen und Erlaubnis, sich Zeit zu lassen, können spontane sexuelle Empfindungen erwecken oder wiedererwecken. Die Blockierung eines zwanghaften Verhaltensmusters kann befreiend wirken, häufiger jedoch führt es zur Konfrontation mit den Ängsten, denen mit zwanghaftem Verhalten begegnet wurde. So werden die Patienten dazu gezwungen, die Ängste, die zu ihrem Problem führen, zu erleben und zu erkennen, daß sie Bewältigungsfertigkeiten entwickeln müssen. Die Patienten von ihren spontanen sexuellen Aktivitäten abzubringen, ist durchaus auch nützlich, führt jedoch nicht sehr weit, da dann ein begrenztes sexuelles Routineverfahren entwickelt wird, um die Ängste zu umgehen. Bei einer Übung weiß man genau, was die Patienten tun sollen und man kann fragen, ob sie es taten und wenn nein, warum nicht.

Kurzbeschreibung der einzelnen Übungen

Streichelübung: Die erste Übung wird nicht numeriert, um bei den Patienten nicht den Eindruck aufkommen zu lassen, daß sie am Anfang eines Programms stehen und es notwendig sein wird, weitere Übungen zu machen. Dies würde nur die therapeutischen Erwartungen dämpfen und so dazu beitragen, die Therapiedauer auszudehnen. In der Regel geben wir einem Paar die Übung 3mal, was jedoch in der schriftlichen Instruktion nicht erwähnt wird, um den therapeutischen Spielraum zu erhalten.

Die Patienten denken, daß von ihnen erwartet wird, daß die die sexualtherapeutischen Übungen genießen, so wie sie der Ansicht sind, daß sie Sex genießen sollten; wir bemühen uns dementsprechend stark, unser Anliegen mit der Übung klar zu machen. Wir sagen nicht, daß während der Übung geredet werden soll, die Partner sollten nur wissen, was sie tun und schriftlich festhalten, wenn etwas gesprochen wird. Schriftliche Berichte über die Erfahrungen mit der Übung sind wesentlich und wir betonen ihre Notwendigkeit; am Ende der Sitzung erhalten die Patienten einen Bogen, der das Notizenmachen erleichtert.

Die Patienten erhalten detaillierte schriftliche Streichelinstruktionen, die dazu dienen, die Streichelaufgabe zu unterstützen und ein teilnahmloses Befolgen, das dem Patienten es ermöglichen würde, seine Ängste zu umgehen, zu vermeiden. Für jede Körperseite (Körperrück- und -vorderseite, jeweils aktiv und passiv) sind 10–15 Minuten vorgegeben. Wir weisen darauf hin, daß am gleichen Tag (und nicht die Zeit über bis zur nächsten Sitzung) jede andere sexuelle Aktivität vermieden werden sollte. Da es 2–3 Wochen dauert, bis ein Paar die Übung 3mal gemacht hat, ist Abstinenz in dieser Zeit sinnlos (anders als bei den Paaren, die man täglich sieht und die sich die ganze Zeit für die Therapie freihalten).

Wir kennen keine anderen Sexualtherapeuten, die derart detaillierte Instruktionen oder überhaupt schriftliche Instruktionen mitgeben, von den Übungen zum PC-Muskel einmal abgesehen. Andere Sexualtherapeuten betonen auch nicht oder verlangen gar, daß die Patienten schriftliche Berichte mitbringen. Wir sehen das als schwerwiegenden Nachteil, was jedoch durch unsere Ich-analytische Sicht der Dinge bedingt sein mag, also durch unsere Ansicht, daß das Problem in den Details der sexuellen Beziehung liegt.

Ein Detail ist auch die Frage Körperlotion vs. Körperpuder. Häufig ist ein Hilfsmittel nötig, um das Streicheln zu erleichtern. Als die einzigen Sexualtherapeuten empfehlen wir Körperpuder, andere Sexualtherapeuten lassen die Patienten Körperlotion oder Massageöl benutzen. Wir sehen letzteres als hinderlich für die Generalisierung an, weil dadurch die Übungen zu verschieden von normaler Aktivität werden. Hat man einmal mit der Lotion oder dem Öl angefangen, ist es viel schwerer, die Übung zu unterbrechen als mit Puder. Lotionen und Öle aktivieren schließlich auch das "Massageraster", was zu den Sexualtherapeuten paßt, die daran arbeiten, Schwierigkeiten zu umgehen, anstatt ihren Kern anzugehen.

Streichelübung 2: Die 2. Streichelübung besteht aus einer Serie von 3 Übungssitzungen, die zu unterschiedlichen Zeiten durchgeführt werden sollen. Jede Übungssitzung beginnt mit einer kurzen Version der ersten Übung mit 5–10 Minuten pro Seite statt den 10–15 Minuten der ersten Übung. Dann geht das Paar mehr und mehr zu fokussierter Stimulation der Genitalien über, aber ohne Orgasmus. Interessant ist die Frage: "Für wen wird gestreichelt?", eine Frage, die über den meisten sexuellen Kontakten liegt. Viele Sexualtherapeuten versuchen, darauf in ihren Instruktionen einzugehen. Masters und Johnson wollen dem zwanghaften Streben, den Partner zu befriedigen, einen Riegel vorschieben und instruieren in Sensate focus I die Patienten, den Partner so zu berühren, wie immer es ihnen und nicht dem Partner gefällt. Bei fokussierter Stimulation der Genitalien zeigt der passive Partner mit Hilfe der Handführungstechnik, wie er gestreichelt werden will. Sie führen nonverbal die Hand des aktiven Partners mit ihrer eigenen Hand (Hartman u. Fithian lassen Sensate focus I auf 2 Arten durchführen: zum einen für den aktiven Partner, zum anderen für den passiven Partner). Wir glauben, daß diese Aufgaben komplexe kognitive und emotionale Anpassungsleistungen erfordern, die die Patienten in Beschlag nehmen; dies kann verhindern, daß die Patienten für Erfahrungen, die sie sonst bei der Übung gemacht hätten, offen sind. Das ängstliche Befolgen der Instruktionen kann die Angst der Partner voreinander überschatten.

Wir beginnen die Instruktionen für die Streichelübung 2 mit "Pausen für Notizen" und "Redepausen". Unser Anliegen dabei ist, das Paar zu einem entspannteren und flexibleren sexuellen Stil zu bewegen und auch dazu, die bei sexueller Aktivität drängenden Ängste wahrzunehmen, die Entspanntheit und Flexibilität nicht zulassen. Die meisten Patienten machen die Erfahrung, daß Pausen für Notizen dazu beitragen, zu sich zu kommen und es ermöglichen, Erfahrungen festzuhalten, die sonst verloren gehen würden. Die Redepausen dienen direkter dem Spannungsabbau, indem sie den Kontakt und die gemeinsame Perspektive wiederherstellen. Redepausen sollen gemacht werden bei Unbehagen oder wenn einem der Partner etwas auf der Seele liegt, das nicht während des Streichelns gesagt werden kann. Bei den Redepausen wird jeder körperliche Kontakt unterbrochen und die Partner sagen, was in ihnen vorgeht; erst der eine, dann der andere. Bleibt Unbehagen oder ein ungeklärter Rest zurück, so soll dies notiert werden.

In der 1. Sitzung dieser Übung folgt auf die verkürzte Version der ersten Übung eine ebenso lange spielerische Stimulation der Genitalien. In der 2. Sitzung erfolgt eine stärkere Konzentration auf den Genitalbereich und der aktive Partner fragt nach Präferenzen des passiven Partners. Das Paar übt, Erregung zu halten und wieder abklingen zu lassen. Die 3. Sitzung ist im Ablauf eine Wiederholung der 2., wobei für die Stimulation der Genitalien ein Gleitmittel verwandt wird.

Streichelübung 3: Hier liegt der Schwerpunkt auf Entspannung, möglicherweise bis zum Orgasmus. Zu lernen, sich zu entspannen, ist relativ einfach, wenn man sexuell nicht erregt ist; sobald man jedoch sexuelle Erregung verspürt, gibt es den Zwang, diese zu erhalten und zu beschleunigen, wodurch dann die sexuelle Erregung häufig reduziert, wenn nicht sogar ausgeschaltet wird. Eben dieses natürliche und spontane zwanghafte Verhalten muß mit unnatürlichen Mitteln blockiert werden, um die subjektive sexuelle Erregung zu erhalten. Dies sind in dieser Übung häufige Unterbrechungen, um zu reden und Notizen zu machen und die Beobachtung und Beeinflussung körperlicher Anspannung. Obwohl Anspannung sexuelle Lust beeinträchtigt, führt hinreichende Anspannung häufig zum Orgasmus. Mit hinreichender Anspannung und Reibung können Mann und Frau zum Orgasmus kommen (der Mann braucht dazu keine Erektion), ohne daß dieser von ausgeprägten sexuellen Gefühlen begleitet sein muß.

In Übereinstimmung mit Kline-Graber u. Graber (1975) sind wir jedoch der Ansicht, daß Anspannung den Strom sexueller Lust unterbricht. Es ist wenig bekannt, daß Orgasmus auch bei völliger Entspannung möglich ist (die Fachkundigen des Tantra haben dies gezeigt). Nimmt man dies zur Grundlage und nicht ein Denkmodell, in dem Anspannung als günstig oder gar erforderlich ansieht (Kaplan 1974a; LoPiccolo 1977), wird es einfacher, sein Augenmerk danach zu richten, wie angespannt die Patienten schon sind. Unter der Annahme, daß zur sexuellen Funktion Anspannung nicht erforderlich ist, dient diese 3. Übung dazu, den Leistungsdruck auszumachen, auszudrücken und zu reduzieren, der von den vorhergehenden Übungen nicht erfaßt wurde. Unser Ansatz bei vorzeitigem Samenerguß ist auf Entspannung bis hin zum Orgasmus gerichtet (im Unterschied zum Squeeze von Masters und Johnson oder der Stop-Start- bzw. Pausentechnik von Kaplan), und dasselbe gilt für die Behandlung von Anorgasmie und Vaginismus. Dieser Behandlungsansatz ist auch hilfreich bei Impotenz und bei sexueller Apathie bzw. Aversion, aber bei diesen Störungen ist der Gebrauch von Skriptzeilen und andere expressive Verfahren erforderlich. (So instruieren wir beispielsweise u.U. einen Patienten, sich während des Streichelns darüber zu beklagen. Diese Übung muß jedoch klar an unsere Diagnose des Partnerproblems eingebunden sein, um sinnvoll und nicht nur ein Element der Trickkiste zu sein.)

Die Instruktionen für die Redepausen werden in dieser Übung erweitert. Die Partner werden angehalten, sich gegenseitig zu interviewen, wobei sich der Interviewer Notizen macht. In der Regel lassen wir das Paar die Übung 3mal machen. Es kann auch passieren, daß ein Paar die Übung sehr viel häufiger macht, da diese Übung einen guten Rahmen für den Gebrauch von Skriptzeilen und für die Erarbeitung anderer Formen der Bewältigung darstellt. Solange wir unser Anliegen mit der 3. Übung nicht erreicht haben, gehen wir nicht weiter zur 4. Übung und in den meisten Fällen halten wir es für unnötig, die 4. Übung dann überhaupt noch anzuwenden.

Die Partner entwickeln ihr Streichelrepertoire weiter und fügen knetende und druckvolle Berührungen, begleitet von bewußtem Atmen hinzu. Nur in einem Zustand relativer Entspannung kommt es zu genitaler Stimulation, wobei die Aufgabe dann darin besteht, zu überprüfen, ob die genitale Stimulation zu weiterer Anspannung führt. Pausen sind an den Punkten vorgesehen, wo die Anspannung zu groß wird, um dann zu reden oder andere Körperpartien zu streicheln. Bleibt die Anspannung erhalten, wird die Übung beendet und die Partner machen sich ihre Notizen (Orgasmus ist erlaubt, aber nicht ausdrücklich erwünscht).

Streichelübung 4: Der erste Teil der Übung besteht aus der "ruhigen Vagina", also Einführen des Gliedes ohne weitere Bewegungen. Nach 2 Übungserfahrungen mit der "ruhigen Vagina" bewegt sich die Partnerin etwas. Die Übung steht unter völliger Kontrolle der Frau und dient nach Masters und Johnson dazu, eine ganze Reihe von Verhaltensmustern zu unterbrechen. Die Strategie der 3. Übung wird dabei auf die Penetration übertragen, wobei der Orgasmus jedoch noch vermieden werden soll. Die Übung dient dazu, den zum Zeitpunkt der Penetration wiedererwachten Leistungsdruck anzugehen und zwanghafte Formen seiner Bewältigung zu verhindern.

Da wir nur selten bis zu dieser Übung gelangen, werden wir oft gefragt, wie wir dann koitale Störungen, wie verzögerte Ejakulation oder koitale Anorgasmie behandeln können. Unsere Antwort ist, daß die Probleme, die sich bei Koitus zeigen, ihre Wurzeln in früheren Abschnitten der sexuellen Verhaltenssequenz haben (s. oben), oder anders ausgedrückt, diese Probleme werden von Spannungen verursacht, die während der gesamten sexuellen Interaktion bestehen und die am besten bei den Übungen zum erkundenden Streicheln erkannt und behandelt werden.

Übung zur Selbststimulation für Männer. Männer masturbieren automatisch. In der Regel wissen sie nicht, ob sie es tun, weil sie glauben, sie sollten es, oder weil sie es als entlastend erleben oder weil sie Lust dazu haben. Selbst Männer, die Lust dazu haben, streben ungeduldig nach dem Orgasmus. Die automatische Masturbation ist eine Art Kompromiß zwischen Tun und Lassen. Das Vergnügen ist begrenzt, dafür aber auch das Unbehagen. Die Übung zur Selbstimulation dient dazu, den Automatismus zu beseitigen. Der Mann wird angeleitet, mit den befriedigenden und den unbefriedigenden Empfindungen bei der Selbststimulation vertraut zu werden. Dazu wird zur behutsamen Masturbation angeleitet, um die Erfahrung so bewußt und vorsätzlich wie möglich zu gestalten. Der Mann soll soweit kommen, über die verschiedenen Komponenten dieser Erfahrung berichten zu können. Man kann dies am besten als Erforschung der Beziehung zur eigenen Person beschreiben.

Übung zur Selbststimulation für Frauen. Im Unterschied zu Männern masturbieren die meisten Frauen, die eine Masturbationsübung erhalten, nicht von alleine. Sie müssen wissen, warum und für wen sie dies tun. Die Frage "für wen" wird in der Regel mit "für sich selbst" und "nicht für den Partner" beantwortet. Diese Antwort kann jedoch nach "durch sich selbst" klingen, so als ob die Frau lernen soll, das Bedürfnis nach einem Partner aufzugeben. So kann der Eindruck entstehen, daß dies eine einsame Erfahrung ist, in der gelernt werden soll, nichts mehr von irgendwem zu wollen. Dies mag erklären, warum rund 1/3 der Frauen die Idee der Masturbation ablehnen. Frauen wollen durch einen Partner befriedigt werden. Unabhängig davon, ob sie diesen Wunsch bisher befriedigen konnten, wollen sie ihn nicht aufgeben. Eine Übung zur Selbststimulation sollte jedoch das Ziel verfolgen, in Erfahrung zu bringen, wie man vom Partner befriedigt werden will und schließlich auch mit dem Partner gemacht werden. In der Regel heißt es, daß eine Übung zur Selbststimulation Kontakt zur eigenen Sexualität erreichen soll. Dies sollte nicht zu wörtlich genommen werden. Die Übung bietet die Gelegenheit zu beobachten, was passiert, wenn die Frau versucht, in sexuelle Stimmung zu kommen. Frauen, die die Masturbation genießen, können in der Regel über bevorzugte Phantasien willkürlich in sexuelle Stimmung kommen. Uns interessiert bei der Übung, welche Phantasien, Bilder und Wünsche sich einstellen, ganz gleich, ob sie nun sexueller Natur sind oder nicht. Die Übung dient dazu, mehr über sexuelle Wünsche zu erfahren, so etwa, wie die Frau in ihren Phantasien und Bildern behandelt wird. Ob es ein extrem geduldiger oder ein befreiend wirkender, völlig egoistischer Liebhaber ist oder ob sie sich kaum vorstellen kann, daß der Partner auf sie eingeht.

So dient die Übung also dazu, Eindrücke und Empfindungen zu sammeln und sie entsprechend unserem sonstigen Vorgehen auch schriftlich festzuhalten. Wichtig ist dabei, daß jede Art der Empfindung zur Sprache kommen kann.

Stopübung. Ob es notwendig ist, formale Übungen zur Unterbrechung einzuführen, hängt vom Verlauf der einfacheren Übungen ab. Bei der Übung zur Unterbrechung wird ein Kodewort klar vereinbart (z.B. "Stop"), das die Unterbrechung der körperlichen Nähe und das anschließende Gespräch einleitet und erleichtert. Über dieses "Stopsignal" und das anschließende Gespräch erhalten die Patienten klare schriftliche Instruktionen (wie auch bei allen anderen Übungen). Einige Paare brauchen viel Kommunikationstraining, bevor sich sexuell viel tun kann, aber dieses Training ist häufig wenig hilfreich, wenn es nicht während des sexuellen Geschehens stattfindet.

Abhören der Therapiekassetten. Eine routinemäßige Übung ist das Abhören der Therapiekassette von jeder Sitzung, entweder einzeln oder beide Partner zusammen (dies wird vorher vereinbart). Das Paar erhält die Kassetten von jeder Sitzung und ggf. können Notizen dazu in die nächste Sitzung mitgebracht werden.

Unsere Paartherpiesitzungen dauern 2–3 Stunden, und diese Dauer wäre umsonst, stünden keine Kassetten zur Verfügung, um jede Sitzung nachzubereiten.

6.4 Anhang: Gedankenliste

Überprüfen Sie, welche der folgenden Gedanken und Gefühle Sie bei der Übung erlebt haben oder so gesagt haben bzw. für Sie zutreffen. Kreuzen Sie an, was für Sie zutrifft.

- 1. Ich fühle mich unwohl.
- 2. Ich glaube, deine Art zu streicheln ist mechanisch.
- 3. Ich habe das Gefühl, ich sollte alles mögen, was du tust.
- 4. Ich mache mir Gedanken darüber, was du wohl denkst.
- 5. Das fühlt sich gerade nicht gut an, aber ich weiß auch nicht, was jetzt besser wäre.
- 6. Ich glaube, du bist zu vorsichtig.
- 7. Ich glaube, du bemühst dich zu sehr.
- 8. Es paßt mir nicht, daß du das nicht mehr genießt.
- 9. Ich weiß nicht, warum wir das tun.
- 10. Ich wollte, es wäre in Ordnung, die einfach zu ignorieren.
- 11. Ich sehe keine Hoffnung, jemals sexuell erregend auf dich zu wirken.
- 12. Ich fühle mich gerade völlig leer.
- 13. Es wäre schön, wenn ich mehr Lust hätte, dich zu streicheln.
- 14. Das kommt mir wie Arbeit vor.
- 15. Es wäre schön, wenn ich dein Streicheln genießen könnte.
- 16. Ich fühle überhaupt nichts.
- 17. Mir ist die Lust vergangen.
- 18. Ich fühle mich ganz weit weg.
- 19. Das kommt mir schwierig und kompliziert vor.
- 20. Mir ist die Lust vergangen.
- 21. Ich habe Angst, daß du dich zurückgestoßen fühlst, wenn ich es nicht mehr genieße.
- 22. Ich glaube, für dich ist es nötig, daß ich mehr bei der Sache bin.
- 23. Ich will etwas, aber ich weiß nicht was.
- 24. Ich glaube nicht, daß ich etwas von dem, was wir heute tun, mag.
- 25. Ich glaube, ich tue das nur, weil ich es tun soll.
- 26. Ich beginne, ungeduldig zu werden.
- 27. Du scheinst nicht abschalten zu können oder ganz weit weg zu sein.
- 28. Ich glaube, da gibt es noch etwas zu sagen, aber es ist nicht in dieser Liste.
- 29. Ich habe Angst, daß ich nicht gut sein werde.
- 30. Ich habe Angst, daß du enttäuscht sein wirst.
- 31. Ich kann nicht bei der Sache bleiben.
- 32. Ich wollte, wir könnten unsere Hausaufgaben schwänzen.
- 33. Ich schweife immer in Phantasien ab.
- 34. Ich fühle mich verpflichtet, so viel für dich zu tun, wie du für mich getan hast.
- 35. Ich habe Angst, daß du dich langweilst.

- 36. Ich habe Angst, daß du mir nicht sagst, wenn du etwas nicht magst.
- 37. Ich habe den Eindruck, wir beide müssen damit Erfolg haben.
- 38. Ich fühle mich faul, aber es ist so, als ob ich das nicht sein dürfte.
- 39. Ich glaube, es gibt einfach zu viel, was ich nicht mag.
- 40. Ich habe Angst, dich zu entmutigen.
- 41. Ich glaube, ich bin zu anspruchsvoll.
- 42. Es wäre eine Zumutung, dir all das zu sagen, was ich gerne sagen möchte.
- 43. Ich würde gerne eine Pause machen.
- 44. Ich habe Angst, daß du dich ärgerst, wenn ich aufhören würde.
- 45. Ich wollte, das wäre nicht so wichtig.
- 46. Ich merke, daß du was willst, aber ich weiß nicht, was.
- 47. Ich habe den Eindruck, ich sollte das, was du tust, mehr schätzen.
- 48. Ich habe das Gefühl, daß gerade etwas schief ging, aber ich weiß nicht was.
- 49. Ich kann mich nicht auf das, was ich tue, konzentrieren.
- 50. Ich hasse diese Gedankenliste.

Literatur

Apfelbaum B (1977a) On the etiology of sexual dysfunction. J Sex Marital Ther 3: 50–62

Apfelbaum B (1977b) A contribution to the development of the behavioral-analytic sex therapy model. J Sex Marital Ther 3:128–138

Apfelbaum B (1977c) Sexual functioning reconsidered. In: Gemme R, Wheeler CC (eds) Progress in sexology. Plenum, New York

Apfelbaum B (1977d) The myth of the surrogate. Sex Res 13:238–249

Apfelbaum B (1980) The diagnosis and treatment of retarted ejaculation. In: Leiblum SR, Pervin LA (eds) Principles and practice of sex therapy. Guilford, New York

Apfelbaum B (1981) Review of disorders of sexual desire and other new concepts and techniques in sex therapy. Sex Res 17:182–189

Apfelbaum B (1984a) The ego-analytic approach to individual body-work sex therapy: Five case examples. Sex Res 20:44–70

Apfelbaum B (1984b) Ego-analytic sex therapy: The problem of performance-anxiety anxiety. In: Segraves RT, Haeberle EJ (eds) Emerging dimensions of sexology: Selected papers from the proceedings of the Sith World Congress of Sexology. Praeger, New York

Apfelbaum B, Apfelbaum C (1985) The ego-analytic approach to sexual apathy. In: Goldberg DC (ed) Contemporary marriage: Special issues in couples therapy. Dorsey, Homewood/Ill

Butterfield OM (1964) Sexual harmony in marriage. Emerson, New York

Comfort A (1967) The anxiety makers. Books & Broadcasts, London

Davenport WH (1977) Sex in cross-cultural perspective. In: Beach FA (ed) Human sexuality in four perspectives. Hopkins, Baltimore

Downing G, Rush K (1972) The massage book. Random House, New York

Eichenlaub JE (1961) The marriage art. Dell, New York

Ellis A, Harper RA (1961) The marriage bed. Tower, New York

Hartman WE, Fithian MA (1972) The treatment of sexual dysfunction. Center for Marital and Sexual Studies, Long Beach/CA

Hite S (1976) The Hite report on female sexuality. Macmillan, New York
Kaplan HS (1974a) Friction and fantasy: No-nonsense therapy for six sexual malfunctions. Psychol Today October, 76–86
Kaplan HS (1974b) The new sex therapy. Brunner & Mazel, New York
Kaplan HS (1976) Recent developments in sex therapy. In: 19th Annual Meeting of the Society for the Scientific Study of Sex, San Diego
Kaplan HS (1979) Disorders of sexual desire. Brunner & Mazel, New York
Kline-Graber G, Graber B (1975) Woman's orgasm: A guide to sexual satisfaction. Bobbs-Merrill, New York
Kolodny RC (1979) The diagnosis and treatment of male inhibited sexual desire. In: 4th International Congress of Sexology, Mexico City
Kolodny RC (1981) Evaluating sex therapy: Process and outcome at the Masters and Johnson Institute. Sex Res 17:301–318
Kolodny RC, Master WH, Johnson VE (1979) Textbook of sexual medicine. Little Brown, Boston
Lewis LS, Brissett D (1967) Sex as work: A study of avocational counseling. Soc Probl 15:8–18
LoPicollo J (1977) Direct treatment of sexual dysfunction in the couple. In: Money J, Mustaph H (eds) Handbook of sexology. Elsevier, New York
Marshall DC, Suggs RC (1971) Human sexual behavior: Variations in the ethnographic spectrum. Basic Books, New York
Masters WH (1983) Three decade retrospective of the Masters and Johnson Institute. Address to the Annual Meeting of the Society for the Scientific Study of Sex, Chicago, tape no. 434–83, Audio-Stats, Los Angeles
Masters WH, Johnson VE (1970) Human sexual inadequacy. Little Brown, Boston
Masters WH, Johnson VE (1979) Homosexuality in perspective. Little Brown, Boston
Masters WH, Johnson VE (1985) Sex therapy on its 25th anniversary: Why it survives. Address to the Annual Meeting of the Society for Sex Therapy and Research, Minneapolis
Sager CJ (1976) Marriage contracts and couple therapy: Hidden forces in intimate relationships. Brunner & Mazel, New York
Slowinski J (1984) Reflections on sex therapy: An interview with Harold I Lief and Arnold S Lazarus. J Sex Ed Ther 10:13–21
Street R (1959) Modern sex techniques. Lancer, New York
Van de Velde Th (1926) Ideal marriage: Its physiology and technique. Random House, New York (rev. edn 1930: S. Browne)
Witkin MH (1980) Die intime Dusche als Anfangsstufe der Sexualtherapie. Partnerberatung 17:105–110
Witkin MH (1982) Showering together: A way to improve marital-sexual communication. Med Aspects Hum Sex 16:111–112
Zilbergeld B, Evans MD (1980) The inadequacy of Masters and Johnson. Psychol Today August, 29–43
Zilbergeld B, Evans MD (1983) Evaluating sex therapy: A reply to Kolodny. Sex Res 3:302–306

7 Psychologische Breitbandtherapie bei Sexualdelinquenten am Beispiel des Exhibitionismus

F. Christmann, S. Hoyndorf und M. Reinhold

7.1 Einführung

Exhibitionisten, Männer[1], die ihre Geschlechtsteile in der Öffentlichkeit zeigen, lösen durch ihr Tun zumeist Verständnislosigkeit und Abscheu aus. Die unfreiwilligen Zeugen dieses Verhaltens, v.a. Mädchen und junge Frauen, fühlen sich häufig belästigt und bedrängt. So stellt Exhibitionismus ein Strafdelikt dar (§ 183/183a, BGB), dessen Ausmaß sich sicher nur unvollständig in der Anzahl polizeilicher Anzeigen (BKA 1986: 10 098 Anzeigen = 38,2% aller angezeigten Sexualdelikte) widerspiegelt. Im folgenden wird aufbauend auf einer Deskription der Täterpersönlichkeit und einer Skizzierung verschiedener Therapieansätze für sexuell abweichendes Verhalten eine Handlungskonzept für die therapeutische Praxis dargestellt.

7.1.1 Deskription und Phänomenologie

Es liegen eine Reihe von Untersuchungen zu Deskription und Phänomenologie von Exhibitionismus vor (Blair u. Lanyon 1981; Cox u. Daitzmann 1980; Gebhard et al. 1965; Glatzel 1985; Langevin et al. 1979; Mester 1984; Rooth 1973; Schenk 1983; Smukler u. Schiebel 1975; Wille 1966, 1972). Über die Befunde zu den Persönlichkeitscharakteristika von Exhibitionisten soll hier lediglich ein zusammenfassender Überblick gegeben werden.

Die Störung manifestiert sich in den meisten Fällen in einem Alter von 20–30 Jahren. Sozioökonomische Daten weisen auf gehäuftes Auftreten in der unteren Mittelschicht hin.

Bei stark ausgeprägtem Wunsch nach sozialer Anerkennung zeigen Exhibitionisten in aller Regel geringes berufliches Durchsetzungsvermögen, was u.a. durch Rivalitätsscheu, Mangel an Entschlossenheit und Selbstvertrauen erklärt wurde. Die überwiegende Mehrzahl von Exhibitionisten ist schüchtern, unsicher und nach außen hin bescheiden und zurückhaltend. Als Faktoren, die begünstigend zu Entstehung

---

[1] Nur einige wenige Fälle von weiblichem Exhibitionismus wurden berichtet (Grob 1985). Auf biologische und soziokulturelle Faktoren dieser Geschlechtsspezifität kann hier nicht eingegangen werden; es sei nur erwähnt, daß Exhibitionismus fast nur im westlichen Kulturkreis beklagt wird.

und Aufrechterhaltung von Minderwertigkeitsgefühlen wirken können, wurden leicht unterdurchschnittliche Intelligenz und/oder Bildung, körperliche Auffälligkeiten (geringe Körpergröße, Adipositas u.a.) bzw. Unzufriedenheit mit dem eigenen Körper und/oder mit dem eigenen Genital gefunden.

Mehr als die Hälfte der Exhibitionisten ist verheiratet, wobei es Hinweise gibt, daß die Ehe die Unterlegenheitsgefühle der Männer z.T. stabilisiert. In diesem Zusammenhang wurde auf die Defizite in kommunikativen und sexuellen Fertigkeiten und auf dominante Ehefrauen, die dem Mann das Gefühl geben, nicht ernst genommen zu werden, hingewiesen. Verheiratete wie unverheiratete Exhibitionisten zeigen unabhängig von der Koitusfrequenz eine auffällig hohe Masturbationsfrequenz, wobei die Masturbation nicht selten von exhibitionistischen Phantasien begleitet wird.

Im Bereich der sozialen Kompetenz zeigt sich häufig ein spezifisches Defizit im Umgang mit Aggression. Die subjektive Befindlichkeit ist gekennzeichnet durch geringe Selbstbestätigung und ein Gefühl der Sinnleere. Gelegentlich zeigen sich Tendenzen zu kleineren Eigentumsdelikten, wie Kaufhausdiebstahl.

Typisch für den Exhibitionisten ist die für das Opfer überraschende und nicht vorhersehbare Konfrontation mit dem entblößten Genital. Der Exhibitionist bleibt dabei meist auf Distanz, wahrt die Anonymität und zieht sich in der Regel rasch wieder zurück. Ein Charakteristikum dieser Grundkonstellation ist, daß sie unter der Kontrolle des Exhibitionisten steht.

Häufig zeigt sich ein stereotyper Ablauf. Das Aufsuchen geeigneter Umweltsituationen geht dabei dem Exhibieren voraus, das durch einen geeigneten Stimulus in Abhängigkeit vom Erregungszustand ausgelöst werden kann. Als geeignete Stimuli sind — mit großer intra- und interindividueller Varianz — Kinder, pubertierende Mädchen und erwachsene Frauen identifiziert worden (Mester 1984).

In Abhängigkeit vom Auftreten des Exhibitionisten und von den erwünschten Konsequenzen seines Verhaltens können modellhaft verschiedene Typen unterschieden werden (Hackett 1971):

— der einfache Exhibitionist, der auch ohne Erektion exhibiert und primär Beachtung anstrebt (z.B. im Sommer an Baggerseen mit partieller Körperkultur zu beobachten);
— der in der Öffentlichkeit masturbierende Exhibitionist mit sexuellen Phantasien dergestalt, daß das Opfer sexuelles Interesse verspürt [solche Phantasien können im Einzelfall als Beleg zur Interpretation des Exhibitionismus als primitive (und in der Regel erfolglose) Paarungsaufforderung interpretiert werden; vgl. Glatzel 1985];
— der aggressiv auftretende Exhibitionist, der als Reaktion auf sein Verhalten Schock und/oder Flucht von Seiten des Opfers anstrebt.

Bei der Betrachtung des exhibitionistischen Verhaltens ist zu beachten, daß dieses häufig als zwanghaft und unkontrollierbar erlebt wird. Konflikte und Probleme, die mit dem Exhibitionismus in Zusammenhang stehen, werden häufig nicht bewußt wahrgenommen.

In der Analyse der dem Exhibieren vorausgehenden Verhaltenskette lassen sich meist Hinweise dafür finden, das Exhibieren als Übersprungphänomen bzw. Ablaßventil akuter Spannungen zu interpretieren (vgl. Schlegel 1963). Vorausgehende Konflikte sind dabei häufig interpersonaler Natur und beinhalten Probleme mit der Ehefrau und/oder Vorgesetzten (Lowenstein 1973). Das Exhibieren tritt auch in Phasen des Wartens und der Langeweile auf. Es kann als inadäquater Problemlöseversuch interpretiert werden. Daß zu Spannungsreduktion und zum Überbrücken von Leere ausgerechnet das Exhibieren gewählt wird, legt für viele Autoren die Vermutung nahe, daß Exhibitionisten sich in ihrem männlichen Selbstbild beeinträchtigt fühlen und das Onanieren in der Öffentlichkeit zur Stärkung ihres Selbstbildes benutzen (Mester 1985). Weis (1982) sieht für Männer im Erschrecken und Beherrschen von Frauen eine Möglichkeit, die eigene Identität zu bestätigen, wobei er besonders auf den Zusammenhang zwischen Männlichkeit als sozialer Rolle und Aggressivität verweist.

Für den Betrachter ist unverständlich, daß der Klient in der Regel keine Vorsichtsmaßnahmen trifft, um sich beim Exhibieren vor Entdeckung und Anzeige zu schützen. Tiefenpsychologisch orientierte Autoren haben daraus eine Tendenz zur Selbstbestrafung bzw. Masochismus hergeleitet (Mester 1984, 1985). Uns erscheint es naheliegender, dies als Zeichen mangelnder Impulskontrolle zu interpretieren.

Das Exhibieren scheint ganz allgemein die Funktion zu haben, einen Status quo zu stabilisieren, obwohl dieser durch individuell unbefriedigende Lebensumstände gekennzeichnet ist, die der Patient nicht zu verändern weiß oder nicht zu verändern können glaubt.

Die Abgrenzung zu anderen sexuellen Auffälligkeiten ist unscharf. In einer Untersuchung von Rooth (1973) bekannten sich 40% der Exhibitionisten zu Frottage, 25% zu Erfahrungen pädophiler Natur, 10% zu inzestuösem Verhalten, 17% zu Voyeurismus und 27% zu homosexuellen Neigungen. Hier sei daran erinnert, daß (prä)pubertäre Jungen auch Opfer von exhibitionistischem Verhalten sind (Mester 1984; Glatzel 1985). Eine Nähe zu Pädophilie ergibt sich bei Exhibitonisten mit bevorzugt kindlichen bzw. pubertären Opfern. Voyeuristisches und exhibitionistisches Verhalten unterscheiden sich im Einzelfall nicht grundsätzlich voneinander, sondern werden oft aufgrund situativer Gegebenheiten und Verhalten des Opfers unterschieden. Eine quasi-öffentliche Masturbation ohne den Versuch, die Aufmerksamkeit des Opfers bzw. der als Stimulus fungierenden Person zu erregen (z.B. im eigenen Pkw) und selbst obszöne Anrufe können als exhibitionistisches Verhalten interpretiert werden (Glatzel 1985; Alford et al. 1980).

Im Einzelfall kann es auch zu sexueller Nötigung kommen. Ein Beispiel für begünstigende situative Bedingungen ist das Mitnehmen von Anhaltern bzw. Anhalterinnen. Hier kann das Zeigen des Genitals leicht zur aktiven oder auch gewaltsamen Aufforderung, das Genital zu stimulieren, übergehen. In einem derartigen Fall ist die Diagnose Exhibitionismus sicher nicht hinreichend.

In Anbetracht der vielfältigen Erscheinungsweisen darf das ins Auge fallende symptomatische Verhalten, das Präsentieren des Genitals, nicht über die Vielfalt an

Bedingungskonstellationen hinwegtäuschen. *Den* Exhibitionisten als Persönlichkeitstyp gibt es nicht.

Exhibitionistisches Verhalten und seine Entwicklung kann eng gekoppelt sein an biographische Entwicklungsphasen (z.B. Pubertät) bzw. akute Krisen, wobei es nach Beendigung derselben zur Spontanremission kommen kann. Psychische Probleme können die Häufigkeit des exhibitionistischen Verhaltens phasenweise beeinflussen. Auch die Jahreszeit beeinflußt die Auftretenshäufigkeit (z.B. Exhibieren nur im Frühjahr und Sommer). Im Laufe der exhibitionistischen "Karriere" kann es zu Progression in dem Sinne kommen, daß der Exhibitionist mutiger wird oder auch stärkeren "Kitzel" braucht. So kann der Exhibitionist etwa dazu übergehen, mit seinem Opfer Kontakt aufzunehmen bzw. verstärkt auf sich aufmerksam zu machen (Glatzel 1985). Im Laufe der "Karriere" kann es zu Veränderungen in der Opferwahl kommen, wobei der Übergang von Mädchen zu Frauen als bevorzugte Opfer als Hinweis für die Reifung des Exhibitionisten interpretiert werden kann (Mester 1985). Progression zur Gewaltandrohung bzw. Gewaltanwendung sind selten.

Über den Einfluß von juristischen Konsequenzen (Bußgeld, Haftstrafe, Bewährungsauflage) liegen kaum systematische Daten vor. Bei Haftstrafen auf Bewährung kann die Art der Bewährungshilfe starken Einfluß auf die weitere Entwicklung nehmen. Da viele Exhibitionisten mehrmals polizeilich auffällig werden, wurde vom Exhibitionisten auch schon als dem Rückfalltäter per se gesprochen (Wille 1972).

7.1.2 Ätiologie

Zur Genese von Exhibitionismus und sexuell abweichendem Verhalten liegen eine Reihe von Veröffentlichungen vor, die gemäß ihrer theoretischen Position und Methodik die Bedeutung bestimmter Faktoren hervorheben.

Von verhaltenstheoretischer Seite wurde betont, daß für Entstehung und Aufrechterhaltung von abweichenden sexuellem Verhalten die Paradigmen des klassischen und operanten Konditionierens, des Shapings und des Lernens am Modell entscheidend sind (Money 1977). McGuire et al. (1965) beschrieben 2 Fälle von Exhibitionismus, die dies klar belegen. In beiden Fällen wurden die Männer einmal beim halböffentlichen Urinieren von attraktiven Frauen überrascht, was dazu führte, daß dieses Erleben in Masturbationsphantasien Platz einnahm und schließlich in exhibitionistischem Verhalten resultierte.

Bandura (1969) betont den Einfluß von sozialem Lernen im Elternhaus für die Entstehung von sexuell abweichendem Verhalten. Modellernen und Verstärkung für entsprechende Verhaltensweisen kann demnach dazu führen, daß bereits vor der Pubertät ungewöhnliche Inhalte mit sexueller Bedeutung Valenz assoziiert werden.

Begünstigend für ungewöhnliche Phantasien und Verhaltensweisen wirkt möglicherweise ein starkes Tabuisieren "normaler" sexueller Inhalte, wodurch Ungewöhnlichem gewissermaßen die Tür geöffnet wird (Schwartz et al. 1981).

Von psychodynamischer Seite wurde die Bedeutung frühkindlicher Konflikte betont (Becker u. Schorsch 1980; Feldmann 1973; Stoller 1979). Eine Einordnung der Befunde, die auf Störungen der frühkindlichen Entwicklung verweisen, ermöglichen u.U. die entwicklungspsychologischen Untersuchungen von Bowlby (1969, 1973). Bowlby fand, daß Kinder im Alter von 1,5−5 Jahren phylogenetisch prädeterminierte Entwicklungstadien durchlaufen, die als kritisch für die Ausbildung von Selbstwertgefühl und Vertrauen zu anderen Menschen interpretiert werden. Die Entwicklung von Selbstwertgefühl und Vertrauen zu anderen kann demnach durch Vernachlässigung des Kindes oder übertriebene Fürsorglichkeit gestört werden. Schwartz et al. (1981) nehmen an, daß derartige Störungen der frühkindlichen Entwicklung geeignet sind, die Entstehung von Auffälligkeiten des späteren Sexualverhaltens zu begünstigen. Sie beziehen sich dabei auf die Untersuchungen Harlows zur Mutter-Kind-Beziehung beim Affen (Harlow u. Harlow 1962; Harlow 1971). Harlow konnte zeigen, daß Störungen der natürlichen Entwicklungsstadien und somatosensorische Deprivation zur Störungen des sozialen und sexuellen Verhaltens führen können.

Das Auftreten von Entwicklungsstörungen kann durch minimale zerebrale Dysfunktionen begünstigt werden, auf deren Bedeutung aufgrund des hohen Anteils an auffälligen Hirnstrommustern geschlossen werden kann (in einer Stichprobe waren 46% der EEG-Muster auffällig; Schenk 1983).

Die frühkindliche Entwicklung ist zusätzlich unter dem Aspekt der Geschlechtsidentität zu sehen, die in diesem Alter erworben wird (Kohlberg 1966). Als bedeutsam für Störungen von Geschlechtsidentität und Geschlechtsrollenverhalten kann das Fehlen des positiven väterlichen Modells (Broken-home-Konstellationen mit Abwesenheit des Vaters, funktional gestörte Familien) angesehen werden, das in vielen Fällen gefunden wird (Mester 1984).

Frühkindliche Erfahrungen können als Anfang der Entwicklung des individuellen sexuellen Skripts interpretiert werden, das die relative Kontinuität betont zwischen dem sexuellen Verhalten des Erwachsenen und Komponenten, die im Laufe der Kindheit und Jugend erworben wurden. Die Entstehung eines sexuellen Skripts mit abweichenden Inhalten und die Bedeutung von Masturbationsphantasien in der Jugend illustriert die Fallstudie von Holstein u. Schütze (1983).

Hinweise in der Literatur auf die Bedeutung sexueller Mißbrauchserlebnisse bei der Genese sexuell abweichenden Verhaltens haben (leider) nur anekdotischen Charakter. Unsere eigene Erfahrung deutet jedoch auf eine Beteiligung dieses Faktors im Einzelfall hin.

7.1.3 Therapieansätze bei sexuell abweichendem Verhalten

Zur Therapie des Exhibitionismus liegen sowohl Therapiestudien als auch Fallberichte, die Therapiekonzeptionen illustrieren, vor. Dabei wird Exhibitionismus nicht selten als ein sexuell abweichendes Verhalten unter anderen (z.B. Voyeurismus, Pädophilie) verstanden, so daß im folgenden auch auf die Therapie von sexuell abweichendem Verhalten i. allg. eingegangen wird. Eine partielle Überlappung von verschiedenen Formen sexuell abweichenden Verhaltens wird auch durch physiologische Daten zur sexuellen Erregbarkeit durch verschiedene Stimuli bestätigt (Freund et al. 1983).

Frühe verhaltenstherapeutische Ansätze waren lediglich darauf ausgerichtet, das symtomatische Verhalten des Exhibierens zu beseitigen. So liegen ein Reihe von Therapieberichten über den Einsatz von aversiven Schocks und von verdeckter Sensibilisierung vor (Fookes 1969; Evans 1970; Callahan u. Leitenberg 1973). Besonders erwähnenswert ist die Therapiestudie von Maletzky (1980), der bei 155 Exhibitionisten mit einer Variante der verdeckten Sensibilisierung eine Erfolgsrate von 87% berichtet, bei einer Katamnesedauer von 1–9 Jahren.

Rooth u. Marks (1974) verglichen die Wirksamkeit von Aversionstherapie, Selbstregulationstraining und Entspannungstraining. Die Aversionstherapie zeigte sich in verschiedenen Erfolgsmaßnahmen dem Selbstregulationstraining als leicht überlegen, die Entspannungstherapie blieb ineffektiv. Aus den Daten geht hervor, daß Selbstregulationstraining besonders effektiv ist, wenn diesem eine Behandlungsphase mit Aversionstherapie vorausgeht.

Für Exhibitionisten mit chronisch symptomatischen Verhaltensweisen wurde eine Form von negativer Praxis als effektive Intervention entwickelt (Wickramasekera 1980). Dabei exhibiert der Patient in vivo vor seinem Therapeuten und anderen bedeutsamen Bezugspersonen. Therapeutische Elemente dieses Verfahrens umfassen Symptomverschreibung, Demythologisierung des exhibitionistischen Akts, Aufdecken von Phantasien, kognitive Umstrukturierung, Problemeinsicht und aversive Konditionierung.

Der Sinn und Zweck dieses therapeutischen Handelns muß wegen dessen alleinigem Fokus auf das hervorstechende Symptomverhalten und die Beseitigung desselben durch aversive Konditionierung als mit verantwortlichem therapeutischen Handeln schwer vereinbar kritisiert werden. Die Annahme, daß "normales" sexuelles Verhalten folgt, wenn das ungewöhnliche Verhalten ausbleibt, kann als naiv widerlegt betrachtet werden. Brownell et al. (1977) zeigten in einer kontrollierten Therapiestudie mit multiplem Baselinedesign die funktionelle Unabhängigkeit von heterosexueller und abweichender Erregung.

Jüngere verhaltenstherapeutische Modelle haben die Komplexität der Persönlichkeitsproblematik betont (Barlow 1974; Brownell 1980). Als relevant für Verständnis und Therapie von sexuell abweichendem Verhalten werden die Bereiche nichtdeviante sexuelle Erregbarkeit, soziosexueller Fertigkeiten, deviante Erregbarkeit und Geschlechtsrollenidentität genannt. Der Identifikation von Auffälligkeiten bzw. Defiziten in diesen Bereichen folgt dabei gemäß einem multimodalen Vorgehen (Lazarus 1976) die Intervention mit spezifischen verhaltenstherapeutischen Methoden, wie verdeckter Sensibilisierung und orgasmischer Rekonditionierung (Brownell et al. 1977; Brownell 1980).

Umfassender ist das Konzept von Schwartz u. Masters (1983), die sexuell abweichendes Verhalten als Ausdruck einer Störung der Beziehungsfähigkeit sehen. Dem Behandlungskonzept von Masters u. Johnson (1970) bei funktionellen Sexualstörungen entsprechend, zielt die Therapie darauf ab, die Bedingungen auszuräumen, die einer "natürlichen" Sexualität und Intimität im Wege stehen. Als solche werden Defizite in sozialen und sexuellen Fertigkeiten, mangelhaftes konzeptuelles Wissen über Sexualität und Partnerschaft, Gefühle von Minderwertigkeit und Hilflosigkeit gegenüber Männern *und* Frauen, Probleme der Impulskontrolle, zwanghafte sexuell abweichende Phantasie etc. genannt. Bei diesem Behandlungsansatz sind 2 aufeinanderfolgende Phasen vorgesehen: Gruppen- und Paartherpie. Schwerpunkte der Gruppentherapie bilden die Bereiche soziale Kompetenz, Geschlechtsrollenidentität, Selbstwertgefühl und konzeptuelles Wissen über Sexualität. Besonderes Merkmal dieser Gruppentherapie ist die Einübung soziosexueller Fertigkeiten mit trainierten Laienhelferinnen. So ergibt sich die Möglichkeit, Ängste und falsche Vorstellungen sowohl gegenüber Männern als auch gegenüber Frauen abzubauen. Die 2. Phase besteht in einer Partnertherapie mit den Inhalten Intimität, Kommunikation und Sexualität. Für Männer mit festem Partner soll die Gruppentherapie u.a. eine geeignete Ausgangsposition für eine Paartherapie gewährleisten, für Männer ohne festen Partner sollen durch die Gruppentherapie die Voraussetzungen für ein Eingehen einer Partnerschaft geschaffen werden. Ausdrücklich erwähnt sei, daß entsprechende Therapieauflagen Voraussetzung sind für das Funktionieren dieses Konzeptes. Daten zur Effektivität dieses Konzepts liegen bisher nicht vor. In der Praxis wird in der Regel so verfahren, daß die Klienten erst dann "aus der Therapie entlassen werden", wenn sie als hinreichend stabilisiert betrachtet werden können (M. Schwartz, persönliche Mitteilung).

Eine Berücksichtigung von psychodynamischen Gesichtspunkten zuzüglich zur verhaltenstherapeutischen Methodik kennzeichnet den Ansatz von Ploog et al. (1982). Angestrebt wurde ein Verständnis des sexuell abweichenden Verhaltens nach psychodynamischen Gesichtspunkten. Die Intervention selbst stützte sich auf Aversionstherapie oder verdeckte Sensibilisierung; Selbstkontrollanleitung, Sexualaufklärung und Selbstbehauptungstraining.

Das Primat psychodynamischer Konzepte kennzeichnete das Forschungsprojekt der Abteilung für Sexualforschung in Hamburg zur Therapie sexuell abweichenden Verhaltens.

Wir meinen vielmehr, daß psychodynamisches Denken und Verstehen zumindest bei Patienten mit einer derart komplexen Problematik unabdingbare Voraussetzungen sind für ein gezieltes und sinnvolles Einsetzen direktiver verhaltenstherapeutischer Techniken (Schorsch et al. 1985, S. 10).

Ausgangspunkt der therapeutischen Arbeit bildete die Frage nach dem Ausdrucks- und Bedeutungsgehalt des Symptoms. Es wurde als wesentlich für die Therapie angesehen, "die Gestalt des Patienten herauszuarbeiten" (Schorsch et al. 1985, S. 123). Unterschieden wurden vier Ebenen der therapeutischen Arbeit: Lebenshilfe, Krisenintervention, verhaltenstherapeutische Arbeit an angrenzenden Problembereichen und die Ebene von Deutung und Konfrontation. Nach Angaben der Autoren hatten 55% der Therapien ihren Schwepunkt in der verhaltenstherapeutischen Ebene. Dabei stellt sich allerdings die Frage, ob diese verhaltenstherapeutische Arbeit Psychotherapie im Sinne der zeitgenössischen Verhaltenstherapie war oder nur die Anwendung einzelner Techniken bei klarer Favorisierung psychodynamischer Konzepte ("Es ist schwer vorstellbar, wie man ohne ein solches psychodynamisches Verständnis gezielt sinnvolle Therapieschwerpunkte eingrenzen kann"; Schorsch et al. 1985, S. 122.) Der selbstauferlegte theoretische Anspruch nach psychodynamischem Problemverständnis konnte nur in einem von 5 Fällen in die Praxis umgesetzt werden. Es zeigte sich, daß weniger die Theorie als vielmehr die Persönlichkeitsmerkmale der Klientel den therapeutischen Zugang bestimmten. Eine Folge dieses theoriegeleiteten Vorgehens war jedoch eine starke (und höchst fragwürdige) Einengung des Therapiefokus. Die Erfolgsrate — 24% der Hamburger Klientel waren bei Therapieende symptomfrei — deutet auf einen begrenzten Nutzen dieses Vorgehens hin.

7.1.4 *Therapiemotivation und Kontakte zu Polizei und Justiz*

Exhibitionisten zeigen in der Regel weder ausgeprägten Leidensdruck noch Willen zu tiefergehender Auseinandersetzung mit der Problematik. Zumeist besteht die Überzeugung, daß bis auf das symptomatische Verhalten keinerlei Probleme bestehen, und somit findet man nur eine eingeschränkte Veränderungsmotivation. Dementsprechend können Zielvorstellungen von Klient und Therapeut divergieren. Es muß u.U. damit gerechnet werden, daß die Therapie vom Klienten abgebrochen wird, wenn dieser das Gefühl hat, das symptomatische Verhalten unter Kontrolle zu haben, auch wenn sich dies mit der Einschätzung des Therapeuten nicht deckt.

Ferner fehlt Wissen über das Wesen von Psychotherapie und die Betroffenen zeigen eine passive rezeptive Haltung gegenüber dem Therapeuten. Grundsätzlich besteht eine vergleichsweise hohe Wahrscheinlichkeit, daß Therapietermine nicht eingehalten werden, so daß die Gefahr eines "dem Klienten Hinterherlaufens" besteht.

Da der Kontakt in vielen Fällen durch Polizei, Richter oder Gerichtshilfe zustande kommt, wird der Therapeut leicht als verlängerter Arm der Justiz verstanden, was zusätzlich die Therapiemotivation ungünstig beeinflussen kann. Diese Konstellation kann zum einen zur Distanz gegenüber dem Therapeuten führen, zum anderen zu einer unechten Kooperationsbereitschaft, in der Hoffnung auf günstige Stellungnahmen des Therapeuten bei einer Gerichtsverhandlung.

Psychotherapie im Bereich sexuell abweichenden Verhaltens ist jedoch ohne Kontakte zu Polizei und Justiz kaum realisierbar. Im Kontrast zu eher theoretischen Erwägungen sind nach unserer Erfahrung diese Kontakte für die Therapie meist hilfreich.

Sexualstraftäter stehen nach polizeilichem Auffälligwerden häufig unter Schock. Wird bereits von Seiten der Polizei auf therapeutische Angebote hingewiesen, besteht eine hohe Wahrscheinlichkeit, daß der Betreffende dieses Angebot wahrnimmt. Kriseninterventionen, Umwelt- und Partnerberatung sind dann häufig vordringlich. Die polizeilichen Vernehmungen stellen für sie nicht selten einen derartigen Einschnitt dar, daß damit die Voraussetzungen für eine weitergehende Auseinandersetzung mit der Problematik und ihrer Zusammenhänge geschaffen werden.

Im weiteren Verlauf der Rechtssprechung tragen in der Regel auch Staatsanwaltschaft und Gericht dem psychischen Hintergrund des Exhibitionismus Rechnung, sehen sich jedoch nicht selten außerstande, nach dem Prinzip Therapieauflage statt Strafe zu verfahren, da sich oft keine Therapeuten finden lassen, die bereit und kompetent sind, mit dieser Klientel zu arbeiten. Nicht zuletzt tragen Bewährungshelfer wesentlich dazu bei, daß eine Therapie begonnen wird und daß zwischen Bewährungshilfe und Therapeuten eine Arbeitsteilung entwickelt wird, die zur Klärung der Situation des Betroffenen im Spannungsfeld von gesellschaftlicher Kontrolle und persönlicher Entwicklung beiträgt und auch die Therapiemotivation fördern hilft.

7.2 Psychologische Breitbandtherapie bei Sexualdelinquenten

7.2.1 Initialphase und Diagnostik

Die ersten Kontakte dienen dazu, einen Eindruck über die Lebensumstände des Patienten (einschließlich Partnerschaft und Sexualität), seiner Persönlichkeit und dem symptomatischen Verhalten zu gewinnen, sowie die Behandlungsmotivation abzuklären.

Damit der in der Regel eher verschlossene Klient die notwendige Informationssammlung nicht als aversives "Ausfragen" erlebt, muß auf eine ausgedehnte diagnostische Phase zu Therapiebeginn verzichtet werden.

Statt dessen wird die Diagnostik in den therapeutischen Prozeß integriert, u.a. indem jeder neue Therapieschwerpunkt durch eine entsprechend themenbezogene Diagnostik eingeleitet und so für den Patienten anwendungsrelevant wird.

In Anbetracht der motivationalen Ausgangslage und der Unfähigkeit dieser Klientel, sich ein psychotherapeutisches Geschehen vorzustellen, ist es wichtig, dem Patienten bereits beim Erstkontakt eine konkrete Struktur über das weitere Geschehen zu vermitteln. Unter anderem kann es sinnvoll sein, eine begrenzte, den Patienten nicht überfordernde Anzahl von Kontakten, z.B. 20 Sitzungen, zu vereinbaren. Ziel der ersten Kontakte ist dann die Vermittlung von Problemeinsicht bzw. Veränderungsmotivation, die Ausdifferenzierung der Vorstellung von Psychotherapie und ein tragfähiger Kontakt zwischen Patient und Therapeut.

Bei der Gestaltung der Sitzungen ist zu berücksichtigen, daß diese Klientel von sich aus wenig aktiv ist. Deshalb sollte der Therapeut in der Lage sein, die therapeutische Interaktion durch aktivierende Übungen zu initiieren. Rollenspiele, Imaginationen, Focussing, sowie eine Vielzahl von Fragebögen können das diagnostische Gespräch ergänzen und helfen, die problemrelevanten Zusammenhänge mit dem Patienten zu erarbeiten.

Fragebogen werden nicht nur aus Gründen der Ökonomie verwendet, sie dienen auch als eine Art "Spiegel", der dem Patienten hilft, sich ein Bild von sich selbst zu machen (Cronbach 1970). Hier wird deutlich, daß nicht streng zwischen diagnostischer und therapeutischer Phase unterteilt werden kann (Bartling et al. 1982).

Besonders die Fragebogen zur Lebensgeschichte und zur Zielbestimmung sollten mehr unter dem Gesichtspunkt der Reflexion des Klienten gesehen werden. Die innere Auseinandersetzung des Klienten mit seinem Leben, seiner Umwelt und seinem Verhalten und davon abgeleitete angemessene Lebensziele sind ein übergeordnetes Ziel der Therapie mit Sexualdelinquenten, das es rechtfertigt, diese diagnostischen Hilfsmittel unter Umständen auch innerhalb von Therapiesitzungen zusammen mit dem Patienten zu erarbeiten (z.B. "Fragebogen zur Lebensgeschichte" nach Sommer et al. 1976 oder nach Zimmer u. Echelmeyer 1978; Zieldefinition, Zielannäherung und Nacherhebung nach Christmann 1976; MBI, Jäger et al. 1973; BIV, Jäger et al. 1976; Problemfragebogen für Jugendliche, Süllwald u. Berg 1967; Entwicklung des Problemverhaltens, Christmann 1977).

Bei Exhibitionisten, die keine funktionellen Sexualstörungen als Problem nennen, ist es notwendig, den Bereich der Sexualität im Sinne eines Screening rasch abzuklären (z.B. "Fragebogen zur sexuellen Zufriedenheit", vgl. Kap. 5). Grundsätzlich ist bei dieser komplexen Problematik der Einsatz von Fragebogen als Entscheidungshilfe für den Therapiefokus und als Therapiekontrollmaß zu empfehlen (derartige diagnostische Hilfsmittel liegen für viele therapierelevante Bereiche vor, z.B. zur Selbstsicherheit, zu irrationalen Grundhaltungen, zur Partnerschaft usw.).

Nacherhebungen, die Aussagen zum Therapierfolg ermöglichen sollen, sind in der Praxis enge Grenzen gesetzt. Einzelne Meßmittel zur Nacherhebung vermitteln häufig den Eindruck eines unrealistisch positiven Therapiegeschehens (z.B. "Veränderungsfragebogen des Erlebens und Verhaltens", Zielke u. Kopf-Mehnert 1978), weshalb verschiedene Bereiche des Verhaltens und Erlebens erfaßt und in ein komplexes Erfolgsmaß münden sollten (Christmann 1987).

7.2.2 Therapiemodell

Die psychotherapeutische Intervention wird bestimmt von der individuellen Problematik. Für die Beschreibung einer psychologischen Breitbandtherapie bei Sexualdelinquenten lassen sich folgende voneinander abgrenzbare Therapieinhalte unterscheiden:

1) Gewährleistung von Therapie- bzw. Veränderungsmotivation,
2) Kontrolle des symptomatischen Verhaltens,
3) Verbesserung der sexuellen Zufriedenheit,
4) Verbesserung der interpersonalen Beziehungen,
5) Stabilisierung der Persönlichkeit.

Diese voneinander abgrenzbaren Inhalte können als Modell zur Therapieplanung dienen. In der anfänglichen diagnostischen Phase gilt es zu klären, welcher Bereich zunächst vorrangig ist bzw. zunächst keiner Intervention bedarf (Verfahren der Symptomkontrolle sind z.B. indiziert, wenn das Ziel der Symptomkontrolle aufgrund eines starken Drangs zu exhibieren vorrangig ist; den Bereich der Sexualität bzw. sexuellen Zufriedenheit anzugehen kann der motivationalen Ausgangslage des Klienten entgegenkommen). Das diagnostische Vorgehen richtet sich jeweils an den Zielkonzepten der therapeutischen Verfahren aus (Zielke 1981). In der Praxis entwickelt sich so durch heuristische Suchprozesse die therapeutische Gestalt des Einzelfalls. Eine kontinuierliche Evaluation der Veränderungsfortschritte würde am ehesten die optimale Anpassung der Intervention an die Bedingungen des Patienten gewährleisten (adaptive Indikation, Bastine 1981), darf jedoch den Patienten und die therapeutische Beziehung nicht überfordern. Das Modell voneinander abgrenzbarer Therapieinhalte kann als Stufenansatz verstanden werden, der bedingt auch den therapeutischen Prozeß im Einzelfall abbildet. Bei Schwierigkeiten im therapeutischen Prozeß bietet das Modell auch einen Orientierungsrahmen, der Hinweise für möglicherweise erforderliche Rückkoppelungen liefert. Dies betrifft im besonderen den Bereich der Therapie- bzw. Veränderungsmotivation. Kommt es aus motivationalen oder anderen Gründen zur Unterbrechung der Therapie, bieten voneinander abgrenzende Inhalte gute Voraussetzungen, auf bereits erarbeiteten Inhalten aufbauend die Therapie fortzusetzen.

Ein Wiederauftreten des exhibitionistischen Verhaltens muß nicht als Mißerfolg der Therapie bewertet werden, sondern als Hinweis darauf, daß die erste Phase der Therapie nicht hinreichend war und daß die Therapie fortgesetzt werden sollte (Intervalltherapie).

Zur Bearbeitung der verschiedenen Inhalte sind – je nach Ausprägung der Störung im Einzelfall – spezifische Interventionsverfahren indiziert. Diese Interventionsverfahren können den Zielbereichen zugeordnet werden [diese Zuordnung erfolgt primär aus Darstellungsgründen; jede Intervention greift in ein vielfältiges Netz von psychischen Beziehungen ein, und Art und Umfang von Effekten lassen sich nur bedingt voraussagen (Grawe 1981)]:

Gewährleistung von Therapie- bzw. Veränderungsmotivation:
– Aufbau der therapeutischen Beziehung,
– Vermittlung einer motivierenden Problemdefinition,
– Verfahren zur Problemeinsicht (Rollenspiel, imaginative Verfahren),
– Krisenintervention, Umwelt- und Partnerberatung;
Kontrolle des symptomatischen Verhaltens:
– verdeckte Sensibilisierung,
– mentales Training,
– Selbstkontrolltraining;
Verbesserung der sexuellen Zufriedenheit:
– Sexualaufklärung,
– orgasmische Rekonditionierung,
– Therapie funktioneller Sexualstörungen,
– Verfahren der sexuellen Bereicherung;
Verbesserung der interpersonalen Beziehungen:
– Paartherapie,

– Training und Beratung in soziosexueller Kompetenz,
– Sozialtraining;
Stabilisierung der Persönlichkeit:
– kognitive Therapie,
– Problemlösetraining,
– Entspannungstherapie und Streßmanagement,
– Anregung zu aktiver Freizeitgestaltung,
– logotherapeutische Verfahren.

Die nähere Beschreibung der einzelnen Verfahren und ihre Anwendung in der Praxis soll dazu dienen, die differentielle Indikation zu verdeutlichen. Der Einsatz der verschiedenen Interventionsverfahren wird neben Patientenmerkmalen auch von Merkmalen des Therapeuten bestimmt. Die Art des therapeutischen Vorgehens und die Realisation von Interventionsverfahren chrakterisiert den Therapeuten und bildet seinen Stil (Kiesler 1966; Paul 1967).

Förderung der Therapiemotivation

Die Beziehung zwischen Patient und Therapeut gestaltet sich keineswegs von selbst im Sinne einer "therapeutischen Allianz". In der Regel bemühen sich Sexualstraftäter erst aufgrund massiven Drucks von Partnerinnen oder Justiz um therapeutische Hilfe.

Der äußere Druck verursacht beim Patienten einen Appetenz-Vermeidungs-Konflikt: er kann zwar durch die Therapie manche Sanktionen seiner Umwelt verhindern, aber er muß sich innerhalb der Therapie mit seinem Fehlverhalten konfrontieren lassen.

Therapeuten müssen sich bei dieser Klientel nicht nur um eine warme Grundhaltung gegenüber dem Patienten, sondern aktiv um die Gestaltung der Beziehung und Förderung der Motivation des Patienten bemühen. Eine gerichtliche Therapieauflage trägt anfangs dazu bei, daß der Patient seinen Vermeidungstendenzen nicht nachgeben kann. Der ethischen Forderung nach Freiwilligkeit therapeutischer Maßnahmen steht hier die Forderung entgegen, jedem Patienten die für ihn notwendige Therapie zu ermöglichen. Dementsprechend wichtig ist es, den Patienten für therapeutische Maßnahmen aufzuschließen.

Die folgenden Leitlinien können dazu beitragen, daß aus einer Probetherapie gemäß einer Bewährungsauflage eine echte und effektive therapeutische Beziehung wird:

– Vermittlung einer motivierenden Problemdefinition, die berücksichtig, daß sich jeder Mensch gern in positivem Licht darstellt. Soll sich ein Sexualdelinquent mit seinem Problemverhalten auseinandersetzen, anstatt es zu verleugnen und herunterzuspielen, muß darauf geachtet werden, daß sein Selbstwertgefühl durch die Problemdefinition in der Therapie nicht verletzt wird.

– Verminderung der Reaktanz, die als Folge äußeren Druckes oder einer Therapieauflage entstehen kann, durch Transparenz im Therapiegeschehen (z.B. die
  Ableitung therapeutischer Maßnahmen vom individuellen Modell der Entstehung
  und Aufrechterhaltung des Problemverhaltens) sowie einer möglichst starken
  Mitbeteiligung des Patienten an therapeutischen Entscheidungsprozessen. Dies
  fördert nicht nur die Therapiemotivation (Münzel u. Tunner 1983), sondern
  schafft bereits Voraussetzungen für erfolgreiche Selbstkontrollmaßnahmen.
– Vermittlung subjektiv bedeutsamer Erfahrungen, so daß der Patient zunehmend
  persönlichen Nutzen aus der Therapie antizipieren kann, z.B. indem er sich
  innerhalb der therapeutischen Sitzungen entspannt und dies auf seine Alltags-
  situation zu übertragen lernt.
– Förderung der Problemeinsicht mit dem Ziel, Änderungsmotivation zu entwickeln, durch Anleitung zur Selbstreflexion (Fischer 1986) und Konfrontation
  mit den änderungsbedürftigen Verhaltensweisen, z.B. werden Situationen des
  Exhibierens in der Vorstellung, im Puppen- oder Rollenspiel in Variationen von
  Auslösern, Reaktionen und Konsequenzen durchgearbeitet.
– Krisenintervention und Umfeldberatung. Die Aufdeckung eines Menschen als
  Sexualstraftäter löst bei seinen Mitmenschen meist massive Ablehnung aus.
  Durch sofortige Intervention des Therapeuten im Umfeld des Patienten können
  diese sozialen Konsequenzen in Formen überführt werden, die eher positive Ver-
  änderungen beim Patienten erwarten lassen. So sind z.B. direkte, mit dem
  Patienten vorbereitete Gespräche mit Opfern und Zeugen (nichtgewalttätiger
  Vorgehen) für ihn viel nachdrücklicher als die indirekte Auseinandersetzung über
  Anzeigen bei der Polizei, die es dem Täter sogar leicht machen, das Geschehen
  für sich umzudeuten und Verantwortung abzuschieben.
  Durch Gespräche mit Betroffenen wird der Patient mit seinem Problemverhalten
  und dessen emotionalen Auswirkungen auf andere Menschen massiv konfrontiert,
  was ihn in seinem Bemühen um Selbstkontrolle nachhaltig unterstützen und
  seine Therapiemotivation erhöhen kann. Mit der Hilfe des Therapeuten kann der
  Patient in dieser Situation modellhaft lernen, für ihn unangenehme sozial-emo-
  tionale Auseinandersetzungen anzugehen und durchzustehen.
  Solches "Sich-der-Verantwortung-Stellen" kann dazu beitragen, daß sich die
  Wogen der Erregung glätten und Anzeigen mit u.U. langfristigen negativen Folgen, wie Arbeitsplatzverlust, zurückgezogen werden.

Kontrolle des symptomatischen Verhaltens

Verschiedene Selbstkontrollmaßnahmen sind gut geeignet, dem Patienten zu helfen, weitere Straftaten zu vermeiden (Kanfer 1979; Baade et al. 1982). Mentales
Training (vgl. Kap. 5) ergänzt diese Selbstkontrollmaßnahmen; es kann wesentlich
zur Impulskontrolle abweichenden Verhaltens und zur Förderung von Selbstkon-
trollüberzeugungen (Krampen 1985) beitragen.

Der Patient kann die Verfahren im Verlauf der Therapie zunehmend selbst applizieren, so daß diese Maßnahmen zur Verhaltenskontrolle dennoch mit der Selbstbestimmung des Patienten vereinbar sind.

Selbstkontrollmethoden lassen sich keineswegs nur zur Symptomreduktion, sondern auch zur Beseitigung anderer das Fehlverhalten eventuell stabilisierender Schwierigkeiten einsetzen, z.B. bei Mangel an sozialer Kompetenz, Depressionen usw.

Verdeckte Sensibilisierung. Bei der verdeckten Sensibilisierung (Cautela 1966) wird zur Reduktion delinquenter Impulse das Problemverhalten in der Vorstellung mit aversiven Konsequenzen verknüpft. Die besondere Effektivität dieses Verfahrens bei sexuell abweichendem Verhalten ist empirisch gut belegt (Cautela u. Wisocki 1971; Barlow et al. 1969; Callahan u. Leitenberg 1973; Brownell et al. 1977).

Nach einer Entspannungsinduktion wird der Patient angeleitet, sich das problematische Verhalten einschließlich der relevanten vorausgehenden Ereignisse vorzustellen. Sobald der Patient in vivo erste Anzeichen von Befriedigung verspürt, setzt die Induktion aversiver Inhalte ein.

Um das Verfahren der individuellen Erlebniswelt des Patienten anpassen zu können, muß eine sorgfältige Diagnostik seiner Durchführung vorausgehen: relevante vorhergehende Ereignisse und Hinweisreize, für die der Patient in der Therapie sensibilisiert werden soll; Einzelheiten der problematischen Praktiken; mögliche subjektiv-aversive Konsequenzen des Verhaltens.

Die Entspannungsinduktion zu Beginn der verdeckten Sensibilisierung dient vorwiegend der Fokussierung innerer Prozesse. Die Dauer der Szenenschilderung ist variabel und hängt von der Imaginationsfähigkeit des Patienten und der Kompetenz des Therapeuten ab, die Szene anschaulich zu schildern. Im Verlauf der Therapie sollte diese Schilderung der Vielfalt der sexuellen Praktiken des Patienten gerecht werden, da nicht von einer einfachen Generalisierung ausgegangen werden kann.

Zur effektiven Durchführung des Verfahrens gehört die eindrückliche Schilderung gefürchteter Konsequenzen. Dies ist um so wichtiger, je mehr es der Patient bisher vermieden hat, sich mit den potentiellen Konsequenzen seines Verhaltens auseinanderzusetzen. Als gefürchtete Konsequenzen kommen in erster Linie das Bekanntwerden in Familie und/oder am Arbeitsplatz in Frage, sowie die Entdeckung durch die Polizei und die Inhaftierung. Die Vorstellung von Übelkeit und Erbrechen ist wenig realitätsnah und daher nur selten sinnvoll. Um die aversiven Konsequenzen in der erforderlichen Eindringlichkeit schildern zu können, muß der Therapeut auf die Belastungsfähigkeit der therapeutischen Beziehung vertrauen können.

Diese Form der verdeckten Sensibilisierung soll, nach Cautela, mit Formen negativer Verstärkung abwechseln: der Patient stellt sich vor, wie er das Bedürfnis zur Ausübung des Problemverhaltens verspürt, wie sich dann ein Gefühl für die negativen Konsequenzen einzustellen beginnt und er der Versuchung widersteht, worauf er sich gut und zufrieden fühlt. Dieses Vorgehen entspricht dem mentalen

Training und betont die Selbstkontrollfähigkeiten und stärkt alternative Verhaltensweisen.

Verbesserung der sexuellen Zufriedenheit

Nicht selten ist das Sexualleben von Sexualdelinquenten innerhalb ihrer Ehe unbefriedigend oder gestört, was zur Aufrechterhaltung des Problemverhaltens beitragen kann. Hinweise für entsprechende Interventionsmaßnahmen finden sich in Kap. 5 und empfehlen sich wegen des davon zu erwartenden motivationsfördernden Effekts.

Orgasmische Rekonditionierung. Bei Patienten mit exhibitionistischen Phantasien bei nichtexhibitionistischen sexuellen Aktvititäten ist es vor dem Hintergrund der häufig formulierten Abhängigkeit sexuellen Verhaltens von sexuellen Phantasien (Davison 1968) angebracht, mit Hilfe des orgasmischen Rekonditionierens den Inhalt dieser sexuellen Phantasien zu verändern.

Dabei masturbiert der Patient zunächst mit diesen "unerwünschten" Sexualphantasien, kurz vor dem Orgasmus versucht er, sie durch "erwünschte" Sexualphantasien oder Bilder zu ersetzen. In Abhängigkeit von einer zum Orgasmus hinreichenden Erregungsintensität werden die Phantasien dann systematisch früher beim Masturbieren ausgetauscht. Diese Intervention ist abgeschlossen, wenn der Patient nur noch mit den erwünschten Sexualphantasien masturbiert bzw. wenn er für sexuelle Erregung nicht mehr von unerwünschten Phantasien abhängig ist.

Erklärt wird die Wirkung der orgasmischen Rekonditionierung mit dem behavioralen Prinzipien von "fading/shaping" und Verstärkung.

Verschiedene Einzelfalluntersuchungen dokumentieren die Nützlichkeit des Verfahrens bei verschiedenen sexuellen Verhaltensweisen: Pädophilie (Marquis 1970; Brownell et al. 1977), Voyeurismus (Jackson 1969), Homosexualität (Marquis 1970; LoPiccolo et al. 1972), Transvestismus (Brownell et al. 1977). Einschränkend muß erwähnt werden, daß das Verfahren meist in Kombination mit anderen Interventionsverfahren eingesetzt wurde und daß die meisten Untersuchungsergebnisse auf Selbstbeschreibung beruhen.

Bei der Zusammenstellung der für die orgasmische Rekonditionierung geeigneten Stimuli sind die Ausgangssituation und das angestrebte Ziel zu berücksichtigen. So weist Marquis (1970) darauf hin, daß für die meisten Männer die Abbildungen in *Playboy* als ausschließliche Stimuli ungeeignet sind, da sonst die Gefahr eines realitätsfernen "Schönheitsfetischismus" der Männer bestehe. Eine sinnvolle Alternative wurde von LoPiccolo (1972) vorgestellt, der mit dem Ziel, Sex mit dem Partner für den Klienten attraktiver zu machen, diesen zu Polaroidfotos des nackten Partners masturbieren ließ.

Verschiedene Autoren (Zilbergeld 1983; Bandler u. Grinder 1984) haben auf die Bedeutung der Fähigkeit, sich selbst in der gewünschten Weise handelnd vorstellen zu können, hingewiesen. Dementsprechend sollten gegen Ende der Intervention

Phantasien, in denen der Patient sich selbst aktiv in heterosexuellem Verhalten vorstellt, die Masturbation begleiten. Am Anfang der Intervention erscheinen Abbildungen als Stimuli sinnvoll, um den Patienten den Einstieg in das Verfahren zu erleichtern.

Da selbst in der Laborsituation nicht kontrolliert werden kann, inwieweit der Patient den präsentierten heterosexuellen Stimuli auch wirklich Aufmerksamkeit schenkt, erscheint der Einsatz der orgasmischen Rekonditionierung innerhalb der Therapiesitzung nicht notwendig. Für eine ausschließliche Anwendung als Hausaufgabe spricht eine geringere Hemmschwelle vor dem Verfahren von Patienten- und Therapeutenseite. Um so wichtiger ist eine sorgfältige Instruktion des Patienten. Insbesondere muß betont werden, daß jede Abnahme der Erregung lediglich darauf hinweist, daß der Patient die Stimuli zu früh substituiert hat, und als Signal aufzufassen ist, zu der ursprünglichen Phantasie zurückzukehren, um erst auf einem höheren Erregungsniveau zu dem erwünschten Stimulus zu wechseln (Marquis 1970). Anderenfalls können internale "Versager"attributionen oder externale Attributionen zu Lasten der Glaubwürdigkeit des Therapeuten die Folge sein.

Um ein Mindestmaß an Erfolgserwartung beim Klienten zu induzieren, können die vorbereitende Konfrontation mit heterosexuellen Stimuli über entsprechendes Bildmaterial und imaginative Verfahren hilfreich sein.

Verbesserung interpersonaler Beziehungen

Bei den meisten Sexualdelinquenten sind die Fähigkeiten zur Gestaltung persönlicher Beziehungen unterentwickelt. Die therapeutische Beziehung erlangt in gewissem Umfang Modellfunktion; sie gilt es, wie oben beschrieben, aktiv zu gestalten.

Paartherapie. Oft ist es nicht sofort möglich, den Patienten zur Einbeziehung der Partnerin in die Therapie zu bewegen, bzw. ist diese nicht immer zur Teilnahme bereit. Dennoch sollte dieser Lebensbereich in der Therapie berücksichtigt und die Möglichkeit der Paartherapie evtl. zu einem späteren Zeitpunkt offengehalten werden.

Meist gilt es, das Kommunikationsverhalten zu verändern und gemeinsame Aktivitäten des Paares anzuregen. Neben der allgemeinen Erhöhung der Zufriedenheit beider Partner mit der Beziehung muß häufig der Machtverteilung innerhalb der Beziehung besondere Aufmerksamkeit geschenkt werden.

Wird die Partnerin in die Therapie einbezogen, muß nicht unbedingt der Anlaß der Kontaktaufnahme (z.B. Exhibitionismus) zur Sprache kommen. Zur raschen diagnostischen Abklärung ist der Partnerschaftsfragebogen "PFB" (Schindler et al. 1980) gut geeignet. Zur Therapie liegen viele geeignete Arbeitshilfen vor (Berlin 1975; Schindler et al. 1980).

Training sozialer und soziosexueller Kompetenz. Mangelndes Selbstvertrauen und die Unfähigkeit, sich zu behaupten, eigene Wünsche zu äußern und unangemessene Forderungen abzulehnen, sind die Ursachen vieler psychischer Probleme. Veränderungen problematischer Verhaltensweisen lassen sich oft erst einleiten oder nur dann stabilisieren, wenn der Patient größere soziale Kompetenz und neue Ausdrucksmöglichkeiten im Umgang mit anderen Menschen erworben hat. Hierfür liegen eine Reihe von Arbeitshilfen für Therapeuten und Patienten vor.

Besondere Beachtung sind den Fertigkeiten zur Kontaktaufnahme und zum Umgang mit Frauen zu schenken (Fahrner 1983); dient das Problemverhalten des Patienten der Kontaktaufnahme mit dem anderen Geschlecht, sollte ein spezifisches Training in soziosexuellen Kompetenzen in die Therapie einbezogen werden (vgl. Kap. 5).

Stabilisierung der Persönlichkeit

Die Methoden der kognitiven Umstrukturierung (Ellis 1977; Meichenbaum 1979) sind geeignet, unrealistische und selbstschädigende Einstellungen und Bewertungen zu verändern. Bei Exhibitionisten sind dies v.a. Gedanken, die zur Selbstabwertung und zum Gefühl eigener Einflußlosigkeit führen und eine resignierende Grundhaltung begünstigen, die dafür verantwortlich ist, daß Probleme nicht aktiv angegangen werden.

Die Therapie läßt sich als Training von Problemlösestrategien gestalten, so daß der Patient fähiger wird, die im täglichen Leben auftauchenden Schwierigkeiten selbständig zu bewältigen (D'Zurilla u. Goldfried 1971).

Auch Entspannungsverfahren können zur inneren Harmonisierung und Integration des Patienten beitragen. Ein systematisches Training eines Entspannungsverfahrens kann allerdings von Sexualdelinquenten zunächst nicht erwartet werden. Die Vielfalt der Entspannungsverfahren erlaubt es jedoch, Übungen in die therapeutischen Sitzungen einzubeziehen, die dem Patienten angenehme Körperempfindungen ermöglichen, ihn für Körpervorgänge sensibilisieren und zur Verbesserung der Selbstwahrnehmung beitragen.

So kann die Therapie auch für einen Menschen zu einer positiven Erfahrung werden, dem Gespräche über persönliche Probleme zunächst fremd sind. Mit der Zeit erwirbt der Patient so die Grundelemente der Entspannungsverfahren, die ihm auch als Hilfsmittel zur Selbstkontrolle in erregungsintensiven Situationen dienen können.

Auch für den Freizeitbereich bedarf es bei dieser Klientel therapeutischer Hilfestellungen, um die Wahrscheinlichkeit von Rückfällen zu verringern. Es kann erforderlich sein, die Patienten auf lokale Ereignisse aufmerksam zu machen und sie zu einer Teilnahme am öffentlichen Leben, an Ausstellungen, Einweihungen usw. anzuregen. Wichtiger ist jedoch die Hinführung zu einer selbständigen Informationssuche (über das Lesen der *Bildzeitung* hinaus), so daß sich diese Patienten allmählich ein breites Spektrum des Freizeitgeschehens in ihrem Lebensraum erschließen.

Außerdem können Anregungen gegeben werden, die Höhepunkte des Jahres, wie Feiertage, Geburtstage usw. bewußter zu begehen und Zielpunkte im Jahresverlauf zu setzen, die den Alltag gliedern.

Anregungen zur Auseinandersetzung mit dem eigenen Leben und zur Entwicklung ethischer Werte bietet nicht zuletzt die Logotherapie. Im Leben der meisten Exhibitionisten springen Bedeutungslosigkeit und Inhaltsleere geradezu ins Auge; gelegentlich kann man sich als Therapeut kaum des Eindrucks erwehren, daß das Problemverhalten das einzig interessante Element in ihrem Dasein darstellt. Die Logotherapie zielt nun darauf ab, Sinnmomente im Dasein zu entdecken und Wertmöglichkeiten aufzuspüren und hat dafür eine ganze Reihe von Übungen entwickelt (Frankl 1983; Fabry 1985; Lukas 1980). Viele dieser Übungen fördern ganz allgemein die Reflexionsfähigkeit und können so auch dazu beitragen, das in der Regel unterentwickelte ethische Bewußtsein dieser Klientel weiterzuentwickeln.

7.2.3 Schlußbemerkungen

Das beschriebene Konzept einer psychologischen Breitbandtherapie, die sich in Etappen entwickelt und in der dem Therapeuten — besonders zu Beginn — eine aktive Rolle zukommt, kann vielen Sexualdelinquenten helfen, Zugang zu psychotherapeutischer Hilfe zu finden. Die hier vorgeschlagenen Interventionsverfahren können auf eine Vielzahl von Erfahrungsberichten oder Effektivitätsuntersuchungen verweisen, was für ihre grundsätzliche Wirksamkeit spricht. Aussagen zur Indikation und Effektivität genügen allerdings nur selten strengen wissenschaftlichen Kriterien und sind im Bereich der Sexualdelinquenz besonders schwierig, weil das Problemverhalten heimlich und in niedriger Frequenz auftritt. Einem klaren Handlungsbedarf stehen heute jedoch weniger wissenschaftliche Unzulänglichkeiten entgegen, als vielmehr Unverständnis und Vorurteile (sowohl bei Fachleuten als auch bei Laien) und eine unzureichende Regelung der Therapiekostenübernahme.

7.3 Anhang: Fallbeispiel eines Therapieverlaufs

50jähriger Täter, 2. Ehe, selbständige Berufstätigkeit mit häufigem Außendienst. Das exhibitionistische Verhalten trat erstmals vor rund 15 Jahren auf, als er entdeckte, daß seine erste Frau zum wiederholten Male außereheliche Beziehungen hatte.

Gestaltung der Sitzungen:
1.— 2. — aktuelle Situation und Lebensgeschichte;
3.— 5. — Analyse des exhibitionistischen Verhaltens mit Hilfe von Puppen- und Rollenspiel,
      — Entspannungsübungen,
      — Hausaufgabe: Protokoll exhibitionistischer Impulse;

6.–14. – verdeckte Sensibilisierung und mentales Training; Überführen der
        Verfahren in ein Selbstkontrollprogramm;
15.–21. – Sexualtherapie in Individualformat,
         – Sexualaufklärung/sexuelle Mythen;
         – Ejaculatio praecox: Übungen zur Masturbation und partnerschaft-
         licher sexueller Interaktion als Hausaufgabe;
22.–27. – Training sozialer Kompetenz mit Schwerpunkt Selbstwahrnehmung/
         Selbstbeurteilung;
28.   – Abschluß der Therapie auf Wunsch des Patienten.

Fortsetzung der Therapie 1/2 Jahr später nach Rückfall. Depressive Verstimmung
wegen möglicher Haftstrafe.

29.–35. – Training positiver Selbstverbalisation,
         – "Auffrischen" des Selbstkontrollprogramms;
36.–43. – Anleitung zur Selbstreflexion,
         – Trauerarbeit bezüglich erster Ehe,
         – Entwicklung individueller Kriterien zur Bewertung der eigenen
         Männlichkeit;
44.–51. – Paartherapie,
         – Kommunikationstraining,
         – Anregungen zur sexuellen Bereicherung;
52.–54. – Ausblenden der Therapie mit Diskussion zukünftiger Problemlösungs-
         möglichkeiten.

Literatur

Alford GS, Webster JS, Sanders SH (1980) Covert aversion of two interrelated
    deviant sexual practices: Obscene phone calling and exhibitionism. A single case
    study. Behav Ther 11:15–25
Baade FW, Borck J, Koebe S, Zumvenne G (1982) Theorien und Methoden der Ver-
    haltenstherapie. Eine Einführung. DGVT, Tübingen
Bandler R, Grinder J (1984) Psychotherapie in Trance. Klett Cotta, Stuttgart
Bandura A (1969) Principles of behavior modification. Holt, Rinehart & Winston,
    New York
Barlow DH (1974) The treatment of sexual deviation: Toward a comprehensive
    behavioral approach. In: Calhoun KS, Adams HE, Mitchel KM (eds) Innovative
    treatment methods in psychopathology. Wiley, New York
Barlow DH, Leitenberg H, Agras WS (1969) Experimental control of sexual devia-
    tion through manipulation of the noxious scene in covert sensitization. J Abnorm
    Psychol 74:596–601
Bartling G, Echelmeyer L, Fliegenbaum W, Florin J, Rojahn J, Ullrich de Maynck
    R (1982) Bestimmungsstücke psychologisch-therapeutischen Handelns. In:
    Fliegenbaum W (Hrsg) Psychologische Therapie in der Praxis. Kohlhammer,
    Stuttgart Berlin Kön Mainz

Bastine R (1981) Adaptive Indikation in der zielorientierten Psychotherapie. In: Baumann U (Hrsg) Indikation zur Psychotherapie: Perspektiven für Forschung und Praxis. Urban & Schwarzenberg, München

Becker N, Schorsch E (1980) Die psychoanalytische Theorie sexueller Perversionen. In: Sigusch V (Hrsg) Therapie sexueller Störungen, 2. Aufl. Thieme, Stuttgart New York

Berlin J (1975) Das offene Gespräch. Paare lernen Kommunikation. Ein programmierter Kurs. Pfeiffer, München

Blair CD, Lanyon RJ (1981) Exhibitionism: Etiology and treatment. Psychol Bull 89:439–463

Bowlby J (1969) Attachment and loss, vol I: Attachment. Basic Books, New York

Bowlby J (1973) Attachment and loss, vol II: Separation. Basic Books, New York

Brownell KD (1980) Multifaceted behavior therapy. In: Cox D, Daitzmann R (eds) Exhibitionism: An overview. Garland, New York

Brownell KD, Hayes SC, Barlow DH (1977) Patterns of appropriate and deviant sexual arousal: The behavioural treatment of multiple sexual deviatins. J Consult Clin Psychol 45:1144–1155

Bundeskriminalamt (1986) Polizeiliche Kriminalstatistik, Bundesrepublik Deutschland, Wiesbaden

Callahan EJ, Leitenberg H (1973) Aversion therapy for sexual deviation. Continguent shock and covert sensitization. J Abnorm Psychol 81:60–73

Cautela JR (1966) Treatment of compulsive behavior by covert sensitization. Psychol Rec 86:33–41

Cautela JR, Wisocki PA (1971) Covert sensitization for the treatment of sexual deviations. Psychol Rec 21:37–48

Christmann F (1976) Katamnese in der Verhaltenstherapie. Mitt GVT 8:280–289

Christmann F (1977) Stuttgarter Explorationsserie. DGVT, Tübingen

Christmann F (1987) Empirische Untersuchung zum Mentalen Training als Einzeltherapie bei sexuellen Funktionsstörungen. Dissertation, Universität Tübingen

Cox D, Daitzmann R (eds) Exhibitionism: An overview. Garland, New York

Cronbach LD (1970) Essentials of psychological testing. Harper & Row, New York

Davison GC (1968) The elimination of a sadistic fantasy by a client-controlled counterconditioning technique: A case study. J Abnorm Psychol 73:84–90

D'Zurilla TJ, Goldfried MR (1971) Problem solving and behavior modification. J Abnorm Soc Psychol 78:107–126

Ellis A (1977) Die rational-emotive Therapie. Pfeiffer, München

Evans DR (1970) Subjective variables and treatment effects in aversion therapy. Behav Res Ther 8:147–152

Fabry J (1985) Wege zur Selbstfindung. Herder, Freiburg

Fahrner EM (1983) Selbstunsicherheit – ein allgemeines Symptom bei funktionellen Sexualstörungen? Z Klin Psychol 1:1–11

Feldmann MP (1973) Abnormal sexual behavior in males. In: Eysenck HJ (ed) Handbook of abnormal psychology. Pitman, London

Fischer P (1986) Diagnostik als Anleitung zur Selbstreflexion. Erziehungswissenschaftliche Hochschule Rheinland-Pfalz, Landau

Fookes BH (1969) Some experiences in the use of aversion therapy in male homosexuality, exhibitionism and fetishism-transvestism. Br J Psychiatry 115:339–341

Frankl VE (1983) Ärztliche Seelsorge, 12. Aufl. Fischer, Frankfurt am Main

Freund K, Scher H, Hucker S (1983) The courtship disorders. Arch Sex Behav 12:369–379

Gebhardt PH, Gagnon JH, Pomeroy WB, Christenson CV (1965) Sex offenders: An analysis of types. Haper & Row, New York

Glatzel J (1985) Exhibitionistische Handlungen in der psychiatrischen Begutachtung (Prognose). Forensia 6:167–173

Grawe K (1981) Überlegungen zu möglichen Strategien der Indikationsforschung. In: Baumann U (Hrsg) Indikation zur Psychotherapie – Perspektiven für Praxis und Forschung. Urban & Schwarzenberg, München

Grob CS (1985) Female exhibitionism. J Nerv Ment Dis 173:253–256

Hackett TP (1971) The psychotherapy of exhibitionists in a court clinic setting. Semin Psychiatry 3:297–306

Hahlweg K, Schindler L, Revenstorf D (1982) Partnerschaftsprobleme: Diagnose und Therapie. Springer, Berlin Heidelberg New York Tokyo

Harlow HF (1971) Learning to love. Albion, San Francisco

Harlow HF, Harlow MK (1962) The effect of rearing conditions on behavior. Bull Menninger Clin 26:213–224

Holstein K, Schütze G (1983) Zur Pathogenese der sexuellen Deviation in der Adoleszenz. Z Kinder Jugendpsychiatr 11:310–316

Jackson BT (1969) A case of voyeurism treated by counterconditioning. Behav Res Ther 7:133–134

Jäger R et al. (1973) Mannheimer Biographisches Inventar (MBI). Hogrefe, Göttingen

Jäger R et al. (1976) Biographisches Inventar zur Diagnose von Verhaltensstörungen (BIV). Hogrefe, Göttingen

Kanfer FH (1979) Selbstmanagement-Methoden. In: Kanfer FH, Goldstein AP (Hrsg) Möglichkeiten der Verhaltensänderung. Urban & Schwarzenberg, München

Kiesler DJ (1966) Some myth of psychotherapy research and the search for a paradigm. Psychol Bull 65:110–136

Kohlberg L (1966) A cognitive-developmental analysis of children's sex role concepts and attritudes. In: Macoby E (ed) The development of sex differences. Stanford University Press, Stanford

Krampen G (1985) Zur Bedeutung von Kontrollüberzeugungen in der klinischen Psychologie. Z Klin Psychol 14:101–112

Langevin R, Paitich D, Ramsay G et al. (1979) Experimental studies of the etiology of genital exhibitionism. Arch Sex Behav 8:307–331

Lazarus AA (1976) Multimodal behavior therapy. Springer, Berlin Heidelberg New York

LoPiccolo J, Stewart R, Watkins B (1972) Treatment of erectile failure and ejaculatory incompetence of homosexual etiology. J Behav Ther Exp Psychiatry 3:233–236

Lowenstein LF (1973) A case of exhibitionism treated by counterconditioning. Adolescence 8:213–218

Lukas E (1980) Auch dein Leben hat Sinn. Herder, Freiburg

Maletzky B (1980) Assisted covert sensitization. In: Cox D, Daitzmann R (eds) Exhibitionism. Garland, New York

Marquis JN (1970) Orgasmic reconditioning: Changing sexual objects choice through controlling the masturbation fantasies. J Behav Ther Exp Psychiatry 1:263–271

Masters WH, Johnson VE (1970) Human sexual inadequacy. Little Brown, Boston

McGuire RJ, Carlisle JM, Young BA (1965) Sexual deviation and conditioned behvior: A hypothesis. Behav Res Ther 2:185–190

Meichenbaum D (1979) Kognitive Verhaltenstherapie. Urban & Schwarzenberg, München

Mester H (1984) Zur Phänomenologie und Entstehungsgeschichte des Exhibitionismus. Fortschr Neurol Psychiatr 52:237–249

Mester H (1985) Der Exhibitionismus — Kritik zu biologisch-orientierten Interpretationen dieser Sexualstörung. Z Psychosom Med Psychoanal 31:156—171
Money J (1977) Paraphillias. In: Money J, Musaph M (eds) Handbook of sexology. Excerpta Medica, Amsterdam
Münzel K, Tunner W (1983) Ferngeschichtliche Interpretation und Probehandlung. Z Klin Psychol 4:245—272
Paul GL (1967) Strategy of outcome research. J Consult Psychol 31:109—118
Ploog D, Bronisch T, Berger U, Kockott G (1982) Stationäre Psychotherapie von Sexualdelinquenten unter Einbeziehung verhaltenstherapeutischer Verfahren. Partnerberatung 19:12—20
Rooth FG (1973) Exhibitionism, sexual voilence and pedophilia. Br J Psychiatry 122:705—710
Rooth FG, Marks JM (1974) Persistent exhibitionism: Short term response to aversion, self-regulation and relaxation treatments. Arch Sex Behav 3:227—248
Schenk E (1983) Das klinische Bild und der Familienhintergrund des Exhibitionismus. Dissertation, Universität Münster
Schindler L, Hahlweg K, Revenstorf D (1980) Partnerschaftsprobleme: Möglichkeiten zur Bewältigung. Springer, Berlin Heidelberg New York
Schlegel WS (1963) Der Exhibitionismus des Mannes — eine instinkt-mechanische Übersprungshandlung? Nervenarzt 34:365—368
Schorsch E, Galedary G, Haag A et al. (1985) Perversion als Straftat. Springer, Berlin Heidelberg New York Tokyo
Schwartz MF, Masters WH (1983) Conceptual factors in the treatment of paraphilias: A preliminary report. J Sex Marital Ther 9:3—18
Schwartz M, Money J, Robinson K (1981) Biosocial perspectives on eroticism. J Sex Marital Ther 7:4—19
Smukler AJ, Schiebel D (1975) Personality characteristics of exhibitionists. Dis Nerv Syst 36:600—603
Sommer G, Dicher J, Wirtz C (1976) Ein Fragebogen zur Lebensgeschichte. Mitt GVT 8:288—298
Stoller RJ (1979) Perversion. Die erotische Form von Haß. Rowohlt, Hamburg
Süllwald F, Berg M (1967) Problemfragebogen für Jugendliche, Hogrefe, Göttingen
Weis K (1982) Die Vergewaltigung und ihre Opfer. Enke, Stuttgart
Wickramasekera J (1980) Aversive behavior rehearsal: A cognitive-behavioral procedure. In: Daitzmann RJ, Cox DJ (eds) Exhibitionism: An overview. Garland, New York
Wille R (1966) Jugendliche Exhibitionisten. Dtsch Z Gesamte Gerichtl Med 57:105—111
Wille R (1972) Exhibitionisten. Monatsschr Kriminol Strafrecht 55:218—222
Zielke M (1981) Stellenwert der Diagnostik bei Indikationsfragen. In: Baumann U (Hrsg) Indikation zur Psychotherapie: Perspektiven für Praxis und Forschung. Urban & Schwarzenberg, München
Zielke M, Kopf-Mehnert C (1978) Veränderungsfragebogen des Erlebens und Verhaltens. Beltz, Weinheim
Zilbergeld B (1983) Männliche Sexualität. DGVT, Tübingen
Zimmer D, Echelmeyer L (1978) Der Fragebogen zur Lebensgeschichte. DGVT, Tübingen

8 Voyeurismus

B. Keßler

8.1 Definitionen, Abgrenzungen, Einordnungen

Gemessen an der Bedeutung, die das Schauen als Mittel der Erregung in der Sexualität besitzt, ist die wissenschaftliche Beschäftigung mit diesem Thema nur sehr peripher. Am ehesten hat wohl eine Auseinandersetzung im Zusammenhang mit Diskussionen zur Pornographie stattgefunden, in der ein Lustgewinn aus dem Schauen eine kommerzialisierte und daher halbwegs tolerierte Form gefunden hat. Geringer ist das Interesse an pathologischen Schautrieben, wie sie sich im "Voyeurismus" zeigen. Smith (1976) hat in seiner Literaturübersicht zum Voyeurismus erstaunlich wenig Material, so z.B. kein einziges Buch, auflisten können.

Wenn Stone (1977, S. 483) schreibt: "Despite appearances, human sex takes place mostly in the head", wäre, spezifiziert man diesen Satz, das hier anzusprechende Phänomen, mit "Sexualität durch das Auge" zu umschreiben. Das Betrachten sexuellen Verhaltens anderer ist eine besondere, aber auch weithin übliche Ausdrucksweise der eigenen Sexualität, die erst dann pathologische Formen annimmt, wenn die als angemessen empfundenen sexuellen Partnerinteraktionen ganz oder überwiegend unterbleiben. In dieser Hinsicht besitzt der Voyeurismus eine deutliche Nähe zu anderen Partnerersatzphänomenen, wie Exhibitionismus oder Telefonsex, in denen gleichfalls die eigenen sexuellen Bedürfnisse aus der Ferne, in der Anonymität, zu befriedigen versucht werden, aber auch zur Vergewaltigung und dem Frotteurtum, da hier gegen den Willen eines anderen sexuell gehandelt wird.

Als Voyeure im engeren Sinne werden Menschen angesehen, die eine Befriedigung ihrer Sexualität fast nur oder ausschließlich durch das Betrachten der Sexualität oder der damit verbundenen Nacktheit anderer anstreben, die also das Schauen als Surrogat für den Koitus benutzen. Voyeure im weiteren Sinne sind alle diejenigen, die gerne Gelegenheiten zum Beobachten der Sexualität wahrnehmen oder diese zur Reizsteigerung für nachfolgende intime Beziehungen benötigen. Borneman (1968) spricht im ersten Fall von "Kompensationsmixoskopie", im zweiten von "Konjunktionsmixoskopie". Synonyme zum Begriff des Voyeurismus sind neben Mixoskopie die Termini Skoptophilie und Skopophilie, Visionismus und Inspektionalismus (vgl. Caprio 1949; Rosen 1964; Allen 1969; McCary 1973; Coleman 1976). Im angelsächsischen Sprachgebrauch wird der Voyeur auch als "peeper" oder Peeping Tom (nach dem Neugierigen aus der Sage der nackt zu Pferde reitenden Lady Godiva), im Deutschen als Spanner tituliert. Der Volksmund kennt überdies eine Fülle von Begriffen wie z.B. Blickschieber, Dierer, Fleischbeschauer, Loch- oder Ritzengucker oder Stierer (vgl. Cabanis u. Phillip 1974; Borneman 1984).

Einige Aspekte sollen zur Abgrenzung des Phänomens herausgehoben werden. Das voyeuristische Verhalten beschränkt sich im wesentlichen auf das Schauen. Der Voyeur ist in der Regel nicht auf eine handlungsbezogene Interaktion mit dem, was er betrachtet, aus. Um schauen zu können, überwindet er Hindernisse, dringt in den privaten Bereich ein oder wahrt zu seinen Zielobjekten eine ungebührlich geringe Distanz, aber er wahrt Distanz. Im allgemeinen gelten Voyeure daher als harmlos; allerdings kann dies nicht generell gelten, da sich unter ihnen auch Personen befinden, die das Terrain zur Vorbereitung sexueller Gewalt sondieren (vgl. Kozol 1971). Das Schauen aus dem Versteck, aus dem Dunkeln (und aus der abgeschlossenen Peep-Show-Kabine) ist typisch für den Veyeur: "Der, der schaut, gibt etwas von sich, ist "gefesselt", das Angeschaute hat die Macht. Warum sonst muß der Schauende sich so schützen, damit sein Blick nichts verrät und der andere Blick nicht trifft? Er schützt sich vor etwas, das als sehr stark und nahezu übermächtig imaginiert wird" (Gehrke 1985; S. 357). Das Interesse des Voyeurs gilt oberflächlich betrachtet den sexuellen Handlungen anderer Personen, aber es sind oft nur Teilaspekte, wie nackte Körperteile, der Entkleidungsvorgang oder Ausscheidungsprozesse (Oberndorf 1939), die für ihn attraktiv wirken. Im Vordergrund steht dabei die empfundene sexuelle Lust, die aber sehr häufig auch von einer Erregung im Sinne von Spannung und Nervenkitzel ("thrill") begleitet oder dominiert wird (Freund 1976).

Voyeuristisches Verhalten kann in ein Vierfelderschema eingeordnet werden, das durch jeweils ein Kontinuum von beabsichtigtem zu unbeabsichtigtem Verhalten von Akteuren und Betrachtern gebildet wird. Sexuelle Handlungen spielen sich größtenteils im Verborgenen ab. Mehr oder weniger öffentliche sexuelle Aktivitäten können als Interaktionen zwischen den Akteuren und den daran beteiligten Betrachtern aufgefaßt werden (vgl. Abb. 1).

In den 1. Quadranten sind öffentliche sexuelle Aktivitäten einzuordnen, die ein absichtliches Verhalten von Akteuren und Betrachtern voraussetzen. Diese Arrangements sind zumeist kommerzieller Art, etwa Striptease, Life-Shows oder Peep-Shows. Auch ein guter Teil der Pornographie gehört hierher. Sinkt die Bereitschaft der Akteure, sich beobachten zu lassen, wird das Interaktionsmuster im eigentlichen Sinne voyeuristisch. Im Extremfall wähnen sich die Akteure in gänzlicher Intimität, sind jedoch Gegenstand intensivster absichtsvoller Beobachtungen (2. Quadrant). Zwischen beiden Extremen ist ein weites Spektrum mehr oder weniger öffentlicher und voyeuristischer Situationen anzusiedeln. Im 3. Quadranten dreht sich diese Beziehung um. Hier finden sich exhibitionistische Arrangements. Der Akteur handelt nun absichtlich, der Zuschauer wird zum Opfer. Auch hier ist der Übergang zum 4. Quadranten nicht abrupt. Es ließen sich viele Gelegenheiten beschreiben, in denen auf beiden Seiten Anschauen und sexuelles Verhalten mehr oder weniger absichtsvoll, ausdrücklich und gezielt abläuft, etwa das Sich-zur-Schau-Stellen oder das verstohlene Beobachten an einem FKK-Strand.

Die Einstufung der Schaulust anderer als anormal setzt voraus, daß die Akteure ihr Tun vor möglichen Zuschauern zu verbergen trachten. Das Ausmaß, mit dem dies geschieht, kann seinerseits Formen annehmen, die pathologisch sind. Eine Ehe-

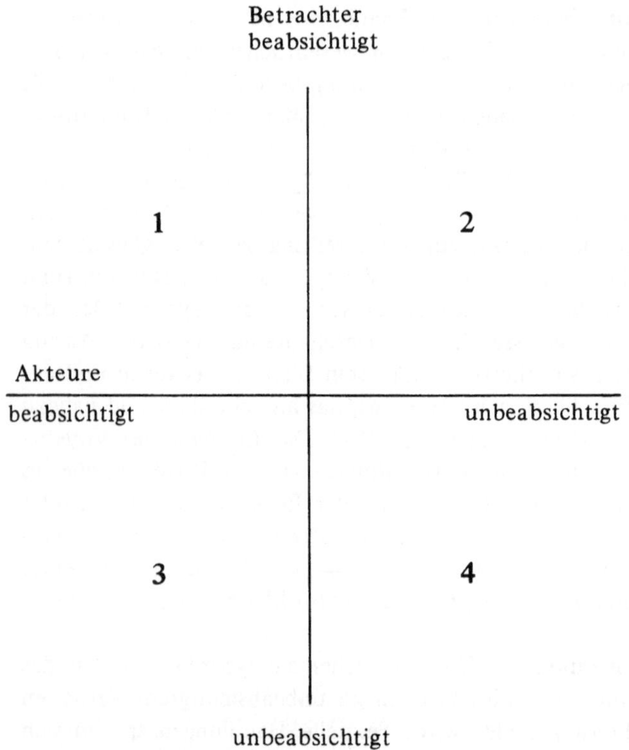

Abb. 1. Vierfelderschema zur Einordnung voyeuristischer und exhibitionistischer Verhaltensmuster

frau, die nur in tiefster Dunkelheit bereit ist, mit ihrem Ehemann sexuell zu verkehren, dürfte bereits etwas als voyeuristisch empfinden, was anderen als schiere Selbstverständlichkeit erscheint.

Die Aufteilung in 4 Quadranten, wie sie oben vorgenommen wurde, legt den Schluß einer kontinuierlichen Ausprägung voyeuristischer Elemente im Ausdruck der menschlichen Sexualität nahe. Es läßt sich aber fragen, ob z.B. die Betrachter eines Pornofilms oder gar die Genießer der erotischen Kunst Tomi Ungerers oder Jean Paul Clerens auf demselben Kontinuum mit einem Hinterhofspanner einzuordnen sind. Haben letztere nur gelegenheitsbedingt andere Zielobjekte im Auge, sind aber gleichermaßen durch die Schaulust geprägt? Will man einer Antwort näherkommen, muß bedacht werden, daß gesellschaftliche und kulturelle Wandlungen das, was als voyeuristisch gesehen wird, nicht unbeeinflußt lassen. So ist beispielsweise auch im Zusammenhang mit der Aids-Bekämpfung von Sexologen vorgeschlagen worden, sich voyeuristischer Verhaltensmuster als einer Art von Safer Sex zu bedienen (Haeberle 1987). Damit gewinnt das Voyeuristische geradezu einen Anstrich des Verantwortungsvollen. Auch ist zu berücksichtigen, daß die wachsenden Möglichkeiten, Nacktheit und Sexualität erlaubterweise durch Magazine, Videos und in der Realität zu betrachten, und dies in einer Deutlichkeit, wie sie sich dem Spanner nie darbietet, trotzdem diese Art des Suchens nach Stimuli nicht haben aussterben lassen. Klarheit über die möglichen Verschiebungen auf dem Kontinuum scheint nicht zu existieren. Die Pornographie, die Shows und die Nacktbadestrände mögen einerseits dazu beitragen, daß Gelegenheit zum Schauen für Leute geboten wird, die ansonsten nie auf den Gedanken kämen, durch die Vorgärten zu schleichen; hier werden Voyeure u.U. erst herangezüchtet. Andererseits bietet die Gesellschaft dadurch, daß sie Situationen zum Hinschauen offeriert, den Spannern die Chance, sich auf weniger gefährlichem Boden zu bewegen. Es ist wohl anzunehmen, daß das Angebot an Pornographie zumindest einem Teil der Voyeure entgegenkommt, einem anderen Teil wird sie wohl nur ein karger Ersatz sein, wie aus den Interviews, die Hennig (1982) mit Voyeuren führte, zu entnehmen ist. So sagt einer: "Aber den Voyeur zu spielen, ja das ist interessant. Das kann man sich gar nicht vorstellen. Vor allen Dingen, wenn Sie darüber nachdenken, Sie sehen die Wirklichkeit, das ist außergewöhnlich. Man kann sich gar kein klares Bild darüber machen, wenn man es selbst noch nie erlebt hat. Es ist wirklich beeindruckend. . . Das ist der Traum eines jeden, die Leute in ihrer Intimität zu sehen, einfach so, natürlich, das ist der Traum eines jeden" (S. 117). Welche Wirkung die Pornographie und die übrigen Angebote auf das Voyeuristische und das Exhibitionistische summa summarum haben, bleibt aber insgesamt ziemlich unklar (vgl. auch Roth 1982).

Es besteht eine recht enge Verbindung zwischen dem Voyeurismus und dem Exhibitionismus. Cabanis u. Phillip (1984) geben an, daß 10% der begutachteten Exhibitionisten sich auch den Spannern zuordneten. Auch andere Autoren erwähnen das enge Verhältnis zwischen den beiden Phänomenen (Saul 1952; Fenichel 1967; Smukler u. Schiebel 1975). Von Freud (Ausg. 1977, S. 62) wird das Schauen und Angeschautwerden als die aktive und passive Seite des gleichen Strebens gewertet: "Jede aktive Perversion wird also hier von ihrem passiven Widerpart begleitet; wer im Unbewußten Exhibitionist ist, der ist auch gleichzeitig Voyeur." Der Exhibitionismus wird als das geringere Über erlebt, mit ihm werden die anscheinend gefährlicheren voyeuristischen Phantasien abgewehrt (Bergler 1949; Gabbard 1970).

Freund u. Blanchard (1986), die den Voyeurismus den übergeordneten Störungen des Werbungsverhaltens ("courtship disorder") zuschreiben, sehen ihn auf dieser Stufe ihres Modells in der Gesellschaft von Exhibitionismus, obszönen Telefonanrufen, den Berührungszwängen und dem Frotteurtum. Die Autoren konnten bei 950 Männern nachweisen, daß sehr häufig mehr als 2 dieser Verhaltensmuster gleichzeitig auftreten.

8.2 Häufigkeit des Auftretens und strafrechtliche Wertung

Über die Häufigkeit des Auftretens voyeuristischen Verhaltens lassen sich nur schwer Aussagen machen, da es zum einen, wie wir gesehen haben, problematisch ist, übliches und weniger übliches Voyeurtum voneinander abzugrenzen, und zum anderen die Kriminalstatistiken diese Verhaltensweisen nicht berücksichtigen (vgl. z.B. Bundeskriminalamt 1980). Geht man davon aus, daß nach den kriminalpolizeilichen Feststellungen des Sittendezernats der Kriminalpolizei in West-Berlin (Bresser 1972) auf 1000 "Aushänger" (Exhibitionisten) 50 Spanner kommen, so könnte man bei einer Gesamtzahl von etwa 3500 im Jahre 1979 in der Bundesrepublik Deutschland als tatverdächtig eingestufter Exhibitionisten (Bundeskriminalamt 1980) auf etwa 175 auffällig gewordene Voyeure schließen. Ob diese Zahl zutrifft, muß dahingestellt bleiben, sie kann sich allerdings nur auf polizeilich interessante Fälle beziehen.

Der Voyeurismus taucht in den Kriminalstatistiken nicht auf, weil er, anders als der Exhibitionismus (§ 183 StGB) keinen eigenen Straftatbestand umfaßt, also "kriminologisch bedeutungslos" ist (Witter 1972). Das Bayerische Oberlandesgericht mußte sich 1980 mit folgender Situation auseinandersetzen:

Der Angeklagte ging gegen 13 Uhr entlang dem Hochwasserbett der Isar. Dort sah er ein Liebespaar (M und D) auf einer Decke am Boden liegen und Zärtlichkeiten austauschen. Beide trugen Badebekleidung. Der Angeklagte blieb in einer Entfernung von 5 m stehen und beobachtete das Paar ungefähr 15 s lang. Sodann setzte er seinen Weg zunächst geradeaus fort. Nach 20 m blieb er stehen, um den beiden erneut für kurze Zeit zuzusehen. Nunmehr wechselte er die Richtung und ging zu einem anderen Weg. Von hieraus beobachtete er wiederum etwa 3 min lang aus einer Entfernung von ca. 4 m das Paar, das sich hierdurch belästigt fühlte (NJW 1980/36: 1960).

Beide Vorinstanzen verurteilten den Angeklagten wegen Beleidigung (§ 185 StGB). Das Oberlandesgericht hob das Urteil auf, weil das eine Verkennung des Rechtsbegriffs Beleidigung enthalte. Die Beleidung hätte eine vorsätzliche Mißachtung, Geringschätzung oder Nichtachtung vorausgesetzt. Demnach, so das Gericht, erfüllt den Tatbestand einer Beleidigung regelmäßig nicht, wer ein Liebespaar beobachtet, das öffentlich Zärtlichkeiten austauscht. Beleidigung setzt überdies, informationsrechtlich gesehen, die Abgabe von Information, nicht aber, wie bei Voyeuren, die Erlangung von Bildinformationen voraus. Der Voyeur verletzt in strafloser Weise die Privatheit, nicht aber – strafbar – die Ehre seiner Opfer. Es müßte also eine ehrenverletzende Kundgabe vorgenommen werden, die über die bloße bildliche Informationsbeschaffung hinausgeht, damit eine solche Handlung strafbar wäre (NStZ 1981/3: 102–103). In Betracht gezogen werden könnte zudem der § 183a (Erregung öffentlichen Ärgernisses). Hieran fehlt es aber, weil der Voyeur in der Regel unbemerkt bleiben will. Dagegen ist ein Eindringen des Voyeurs in eine Wohnung oder in befriedete Besitztümer im Rahmen des Hausfriedensbruchsparagraphen (§ 123 StGB) selbstverständlich strafbar.

8.3 Ätiologische Aspekte

Die Frage nach den determinierenden Bedingungen des Voyeurismus ist recht divergent beantwortet worden. Sucht man nach Gemeinsamkeiten der ätiologischen

Annahmen, kommt dem Schicksal des Schauens in der frühen Kindheit und den begleitenden und nachfolgenden Phantasien ein besonderer Stellenwert zu. Wenn sexuelle Aktivitäten von frühauf tabuisiert, mystifiziert und geheimzuhalten versucht werden, entwickelt sich auf dem Hintergrund dieser Erziehungshaltung ein neugieriges Aufdeckenwollen, in dem Lust und Gefahr sich vermischen.

Ätiologische Bedingungen des Voyeurismus nehmen daher Bezug auf frühe sexuelle Erfahrungen und Körperkontakte, auf die Zentrierung des Sexuellen auf "distanzierte" Begegnungen und die damit zusammenhängenden Ängste vor partnerschaftlicher Nähe.

Eines dieser Konzepte nimmt eine Beziehung zwischen Angst vor Objektverlust und dem Voyeurismus an. Infolge eines unzulänglichen körperlich-taktilen Kontaktes der Mutter zu ihrem Kind in der frühesten Lebensperiode greift das Kind zu einer visuellen Art, seine Trennungsangst zu verringern, d.h. es schaut gleichsam die Mutter zu sich heran. Das Bedürfnis nach visuellem Kontakt wird später sexualisiert, behält aber seinen prägenitalen Chrakter (Almansi 1979).

Eine andere Sichtweise betont die gesellschaftliche Tabuisierung von Nacktheit, was zu Geheimnissen, zu Verschleierungen und Ängsten im Zusammenhang mit äußerlichen Geschlechtsunterschieden führe. Für Jungen ist der weibliche Körper still, verschiegen und im Dunkeln (Stoller 1979). Das von den Eltern verbotene Hinsehen läßt dieses zur gleichen Zeit erstrebenswert erscheinen. Die Beendigung der das Tabu begleitenden Angst und Spannung wird später dann unzureichend — und daher immer wieder — in der Perversion angestrebt. Die Angst, d.h. die Vorwegnahme der Gefahr, wird als sexuelle Erregung erlebt. Da in dem Schauen etwas liegt, was keinesfalls getan werden darf, rächt sich der Voyeur für seine vergangene Versagung; damit ist das Schauen sadistisch eingefärbt (vgl. Socarides 1974; Stoller 1979).

Die Beobachtung des elterlichen Geschlechtsverkehrs gilt oft als ein traumatisierendes Erlebnis, das zum Voyeurismus beitragen mag, vornehmlich wenn das Kind früh und oft zuschaut (Müller-Eckhardt 1955; Rosen 1964; Allen 1969). Das elterliche Tun ruft einerseits Frustrations- und Verlassenheitsgefühle, andererseits neugierige Erregung hervor (vgl. auch Almansi 1979), wobei letzterer Anteil des Traumas der Primärszene wohl auch durch aktives Aufsuchen des Kindes mitbestimmt sein kann (Arlow 1978), ja, vielleicht, was den Voyeurismus betrifft, eine wesentliche Ingredienz darstellt, da die Erregung, etwas Verbotenes zu tun, eine wichtige Komponente des Voyeurismus ist.

Das Schauen ist auch als ein Versuch beschrieben worden, die Distanz zu einer als unerreichbar gesehenen Mutter zu überbrücken, in die Geborgenheit des Mutterleibs zurückzukehren (Yalom 1960). Der Voyeur muß die gewünschte Nähe und Wärme gleichsam erschleichen, da er sie auf andere Weise nicht bekommen kann. Der Versuch, die Nähe zu einer Frau herzustellen, ist allerdings ambivalent, so daß es dem Voyeur eher um ein Gleichgewicht zwischen Nähe und Distanz geht (vgl. Meyer 1980).

Sexuell Erregendes wird gesucht, das Arrangement aber so gestaltet, daß ein Hineingezogenwerden unterbunden bleibt. Die Tendenz, in der Distanz zu verharren, drückt so die Furcht vor dem Verschlungenwerden aus, ist ein Sinnbild für die eigene Unsicherheit der Geschlechtsidentität. Das Bemühen des Abstandhaltens wird von den meisten Autoren damit in Übereinstimmung als eine Angst vor körperlicher Berührung, vor der Reibung, vor Eroberungswünschen, vor Mißerfolg und Zurückweisung oder vor Versagen beim Koitus gewertet (vgl. McCary 1973; Sagarin 1974; Socarides 1974; Bräutigam 1976; Meyer 1980). Die aufsuchende Tendenz wird andererseits vielfach mit der Abwehr der Kastrationsangst interpretiert (vgl. Hamilton 1972; Peto 1975; Almansi 1979; Patamianou 1983).

Im Rahmen der Verhaltenstheorie wurden Überlegungen zur Entwicklung sexueller Abweichungen angestellt, die einfacherer Art sind und weniger den Beginn als die spätere Zentrierung auf diese spezifische sexuelle Ausdrucksweise betreffen (vgl. z.B. Keßler 1980). Am Anfang der verhaltenstheoretischen Auseinandersetzung mit diesem Thema steht das "one-trial-learning" durch ein zufälliges sexuelles Erlebnis (vgl. McGuire et al. 1965). Später kamen verstärkt Annahmen zur Entwicklung abweichenden sexuellen Verhaltens zur Diskussion, in denen der Masturbation eine zentrale Rolle zugeschrieben wurde. Jeder Reiz, der regelmäßig der Ejakulation vorausgeht, erhält durch den Orgasmus eine immer stärker werdende Stimulusfunktion. Sexuelle Deviationen können so gesehen als erlernte Verhaltensweisen mit Phantasien als Stimuli und dem Orgasmus als Verstärker gelten. Weniger als die ursprüngliche Einleitung, die sich aus realen Erfahrungen ergeben kann, als die nachfolgende Ausformung durch regelmäßige Masturbationspraktiken, führt zu einer Dominanz abweichender Verhaltensmuster. Je sexuell stimulierender bestimmte Reize werden, desto häufiger gehen sie in Phantasien beim Masturbieren ein und desto stimulierender werden sie wiederum durch den Konditionierungsvorgang (McGuire et al. 1965; Smith 1976).

Die ungleiche Verteilung der voyeuristischen Tendenzen bei Frauen und Männern wird im Kontext dieser hypothetischen Sicht als Folge der ausgeprägteren Masturbationspraxis von Männern gesehen (Mosher u. Abramson 1977).

Diese verhaltenstheoretische Sicht ist somit mehrstufig. In der 1. Stufe ist danach zu fragen, wie ein voyeuristischer Reiz überhaupt für eine Person bedeutsam werden kann. Eine entsprechende Entwicklung wird etwa als Reduktion von Bedeutsamkeiten anderer sexueller Stimuli, beispielsweise als Folge des Mangels an Gelegenheiten allgemein, eingeschätzt werden können. Auf dem Boden einer solchen Ausgangssituation wird in der 2. Stufe ein zufälliger oder bewußt zur Stimulation aufgesuchter voyeuristischer Reiz gleichsam zur Initialzündung eines Prozesses, der sich in der 3. Stufe durch die oben erwähnte Masturbationspraxis zu einer mehr oder weniger das gesamte sexuelle Erleben prägenden Verhaltensform weiterentwickelt. In einer 4. Stufe ist denkbar, daß im Sinne einer negativen Verstärkung die voyeuristische Situation mit einer gewaltigen zwanghaften Zentrierung auf eine spezielle Aktvität die aversive Qualität anderer Zustände reduziert: der Voyeur schaut hin, um anderweitig nicht hinschauen zu müssen.

Liegt der Schwerpunkt analytischer Theorien in der Anfangssituation, so betonen die verhaltenstheoretischen Ansätze mehr die Fortentwicklung voyeuristischer Tendenzen.

Vielfach werden in Fallbeschreibungen Voyeurkarrieren beschrieben, in denen sog. Gelegenheitsmuster eine Rolle spielen. So schildert beispielsweise Kutchinsky (1976) am Beispiel eines Seemanns das Zusammenwirken von Gelegenheitsbedingungen und intrapersonalen Faktoren. Feigelmann (1974) legt das Einwirken von Gelegenheitsbedingungen im Bauhandwerk dar. Die Einbettung des Voyeurismus in ein soziales System, so etwa beim gemeinsamen Spannen von Bauleuten in ihrer Mittagspause, verhindert zumeist, daß sich dieses Verhalten außerhalb, etwa über die Arbeit hinaus, auf die übrigen Lebensbereiche der Person ausweitet.

Voyeuristisches Verhalten scheint unter Streß und Belastungen eher aufzutreten. In diesen besonderen Lebensbedingungen ist das Schauen vermutlich eines der verfügbaren sexuellen Ventile, wenn andere blockiert sind (vgl. Coleman 1976). Bei werdenden Vätern konnten beispielsweise Hartman u. Nicolay (1966) einen Zusammenhang zwischen dem Streß in der Schwangerschaftszeit der Frau und dem voyeuristischen Handeln ihrer Ehemänner feststellen. Unter langanhaltenden Frustrationen, z.B. in Gefängnissen oder Einrichtungen mit Geschlechtertrennung, bleibt zuweilen nur das Ventil voyeuristischer Bedürfnisbefriedigung. Halleck (1975) berichtet über voyeuristische Handlungen bei ansonsten unauffälligen Jugendlichen im Zusammenhang mit Streß und Übermüdung, etwa in Prüfungssituationen, Bresser (1972) von Voyeurismus in stimmungslabilen Episoden und in angetrunkenem Zustand.

8.4 Charakteristiken von Voyeuren

Breiter angelegte Untersuchungen zur Feststellung von Persönlichkeitsmerkmalen von Voyeuren sind selten. Von einzelnen Falldarstellungen wird zumeist recht schnell auf die Gesamtheit der Gruppe generalisiert.

Gebhard et al. (1965) haben im Rahmen einer Studie zur soziokulturellen Entwicklung verschiedener Sexualstraftätergruppen die bislang wohl umfangreichste Datensammlung zum Voyeurismus vorgelegt. Sie explorierten 56 zu Haftstrafen verurteilte Peeping Toms. Diese Voyeure waren zumeist sehr jung, mehr als die Hälfte war unter 25 Jahre alt, 55% davon unverheiratet, die meisten wenig gebildet und der Unterschicht zuzuordnen. Unzureichende Kontakte zu Gleichaltrigen, homosexuelle Erfahrungen, konstante Masturbationshäufigkeiten mit zunehmendem Alter, exotische Masturbationsphantasien, Masturbationskonflikte, geringe Pettingerfahrungen, zurückhaltende voreheliche Kontakte waren relativ häufige Merkmale. Die Voyeure waren eine insgesamt recht delinquente Gruppe: Diebstähle, Exhibitionismus, gewaltsame Sexualstraftaten begleiten das Voyeuristische. Die Autoren klassifizierten die untersuchten Personen in soziosexuell unterentwickelt (etwa 1/3), in alkoholproblematische (etwa 10%), in Gelegenheitstäter (1/5), in intellektuell retardierte (10–15%) und in einen Rest (etwa 1/4), der überwiegend aus Gewalttätern und Exhibitionisten bestand.

Diese Charakterisierung macht deutlich, daß Voyeure sich aus sehr divergierenden Gruppen zusammensetzen. Auf der einen Seite stehen Männer mit geringer heterosexueller Aktivität, die soziosexuell Retardierten, einige der Betrunkenen und die mit geringer Intelligenz, auf der anderen Seite ist eine etwa gleichhohe Zahl von Männern mit durchschnittlicher oder gar überdurchschnittlicher heterosexueller Aktivität einzuordnen. Es könnte möglicherweise von einem passiv-gehemmten und einem aktiv-aggressiven Typ von Voyeuren gesprochen werden. Es ist daher Vorsicht angeraten, wenn allgemeine Charakterisierungen gezeichnet werden, zumal die hier eingehender erforschte Gruppe selbst wiederum nur für einen speziellen Ausschnitt der Problematik steht (vgl. dazu auch Moncrieff u. Pearson 1979).

Die Frage, wie stark Voyeure von Schuldgefühlen und Leidensdruck belastet sind, dürfte gleichfalls nicht generell beantwortet werden können. Hennig (1982) hat ein Buch mit Interviews und Beobachtungen aus der voyeuristischen Szene zusammengestellt. In diesen Gesprächen klingt recht wenig von Leidensdruck an. Eher ist zuweilen so etwas wie Faszination zu verspüren. Eine Art Verzauberung durch die "intimen Explosionen" versetzt den Voyeur in einen rauschähnlichen Zustand. Andererseits werden Fälle beschrieben, bei denen ein gequältes Leiden bestimmend ist (vgl. Müller-Eckhardt 1955). Die Fallbeschreibungen in der Literatur zeichnen bei näherer Betrachtung zumeist ambivalente Haltungen zum eigenen Tun; Voyeure schwanken zwischen Lust und Last.

8.5 Voyeuristische Szenarios

Sexualität und Nacktheit werden in unserer Gesellschaft in den Bereich des Privaten gedrängt, aber auch dort nicht ohne weiteres in Ruhe gelassen: " ... ein geheimer sexualpädagogischer Lehrplan" (Lautmann 1987) durchzieht gleichsam unser ganzes Leben. Voyeuristen können nur dort ihre Opfer finden, wo gegen diesen Lehrplan, gegen die Grundregel der Privatheit, verstoßen wird. Es wäre allerdings zu einfach, würde man sagen, jeder der zum Opfer von Voyeuren wird, sei selbst daran schuld, da Sexualität auch eine soziale Konstruktion ist, d.h. ein Voyeur kann auch dadurch zu einem werden, daß er eine Putte in einer Barockkirche oder die Athleten eines Schwimmwettbewerbs anschaut. Mit den offensichtlich sexuellen Voyeuren ist überdies nur die Spitze eines Eisbergs erfaßt. Voyeuristisches zeigt sich in mehr oder weniger verhüllter Form auch dort, wo Autofahrer an Unfallorten sich das Unglück anderer besehen, wo Millionen von Amateurphotographen hemmungslos die Intimsphäre der Menschen ihres Urlaubslandes mißachten, wo gelangweilte Hausfrauen ständig hinter den Gardinen auf der Lauer liegen, wohl aber auch dort, wo sich die moderne Gesellschaft durch Datenbanken und Videoüberwachungsanlagen Zutritt in den privaten Bereich einzelner verschafft.

Die Entblößung des Körpers an Badestränden bis hin zur völligen Nacktheit kann als eine Art des Verstoßes gegen die Grundregel der Privatheit verstanden werden und bietet dem Voyeur ein reiches Betätigungsfeld. Überall dort, wo offizielles, geduldetes oder verbotenes Nacktbaden üblich ist, sind Voyeure auf der Lauer. So wandern ganze einheimische Familien am Mittelmeer zu den mehr oder weniger einsam badenden ausländischen Touristen, um sich zu belustigen und zu entrüsten; Jugendliche umkreisen wie die Fliegen stundenlang ihre Opfer, erwachsene Voyeure legen sich in ungewöhnlicher Entfernung von wenigen Metern neben Nacktbadende, obgleich ihnen weite leere Strandabschnitte zur Verfügung stünden. Douglas et al. (1977) haben interessante Beobachtungen dieser Art an amerikanischen Stränden gemacht und unterschiedliche Voyeurtypen auffinden können. Nicht zuletzt sind diese teilnehmenden Beobachtungen deswegen so relevant, weil sie das subtile Zusammenspiel zwischen Voyeuren und ihren Opfern, die nicht nur durch die Nacktheit, sondern auch durch mehr oder weniger versteckte sexuelle Handlungen Anlaß zum Spannen gaben, offenlegten. Neben den sog. Klippengängern, d.h. Voyeuren, die mit Ferngläsern von den Felsen herunterspähten, konnten die Autoren andere Gruppen ausfindig machen, so etwa Voyeure, die sich als Spaziergänger tarnten und vielfach mit Teleobjektiven "Landschaften" photographierten, ferner Schlips-und-Kragen-Voyeure, Männer, die am Strand entlangschlenderten und so taten, als ob sie sich nur an Meer und Wellen ergötzten, und nicht zuletzt teilnehmende Voyeure in Badehosen, getarnt mit Sonnenbrillen, "auf der Suche nach Muscheln". Aber auch die potentiellen Opfer erwiesen sich als Voyeure. Der Wunsch, die nackten Körper anderer zu sehen, ist ein Grundmotiv, an den Strand zu kommen und sich auszuziehen; Anschauen und Zurschaustellung ergänzen sich zu einer beliebten Beschäftigung, der "sexuellen Promenade".

Ein anderes voyeuristisches Szenario läßt sich in den privaten und kommerzialisierten Arrangements ausmachen, die überwiegend oder z.T. auf Voyeure zielen. Entweder sind diese Arrangements gänzlich voyeuristisch, wie z.B. Peep- und Life-Shows, oder sie lassen auch ein teilnehmendes Handeln zu, wie z.B. Sexparties und Pärchentreffs. Befragungen der Teilnehmer bei letzteren lassen erkennen, daß auch hier der Voyeurismus eine große Rolle spielt; oft wollen die Beteiligten nur hinschauen und photographieren (Bartell 1970). Triolistische Zusammenkünfte besitzen gleichfalls primär diesen voyeuristischen Charakter (Leonard 1964; Allen 1969). Versucht man die Annoncen in einschlägigen Kontaktmagazinen zu sichten, lassen sich voyeuristische Bedürfnisse in vielfältigster Weise auffinden. Sie belegen das enge Zusammenspiel zwischen Exhibitionistischem und Voyeuristischem. Einige der hier willkürlich herausgegriffenen Kontaktanzeigen (Abb. 2) unterstreichen den gemischt exhibitionistisch-voyeuristischen Charakter der Zusammenkünfte, in denen sich die Zuschauenden auf "Regieanweisungen", auf das "Zeigen" oder bescheiden auf die "gegebenenfalls" mögliche Teilnahme am Vorspiel beschränken wollen.

Auch in einschlägigen Magazinen mit homosexuellen Zielgruppen sind Annoncen mit voyeuristischen Elementen zu lesen, so z.B. in der hier wiedergegebenen Anzeige des "schlanken, sportlichen" jungen Mannes, die voraussetzt, daß Personen nicht nur an der öffentlichen Aufführung, sondern auch an dem Betrachten gleichgeschlechtlicher Aktivitäten interessiert sein könnten.

Das typischste Szenario voyeuristischer Prägung steht bei den üblichen Definitionen des Problems im Vordergrund: das Spannen in den öffentlichen Parks, den Waldparkplätzen, in allen Orten, an denen, zumeist aus mangelnden Alternativgelegenheiten heraus, Liebespaare einen halbwegs intimen Platz suchen. Hier geht offenbar dem exkursionsartigen und überaus geduldigen Spannen der Voyeure eine

NRW und überall: Möchten Sie Ihre Partnerin mit einem anderen Mann auf einer erregenden Fotoserie in Aktion sehen? Erfahrener Hobbyfotograf, 46, 178, gibt "Regieanweisungen" und läßt sich mit fotografieren.   H 328/103

NRW: Zwei Männer, 40/45 Jahre, suchen freie Spontantreffen auf Parkplätzen, Kino oder anderen Orten mit Männern und Paaren. Wir zeigen und sehen gerne alles. Terminvorschläge nur für abends!   H 328/194

Raum Karlsruhe: Gepflegter, ehrlicher, diskreter 50er möchte gerne bei Paar zuschauen, gegebenenfalls vorher lecken, blasen.   H 328/106

Raum HH: Wer möchte zuschauen, wenn ich meine Strapsmaus verwöhne?
H 328/46

Stuttgart: Junger Boy (21) steht auf Show-Fick und sucht Leute, um es vor den Augen anderer zu treiben! Ein schlanker, sportlicher Knabe wartet auf Einsatz! Kennziffer: 25.014.

Abb. 2. Zusammenstellung voyeuristisch getönter Annoncen aus hetero- und homosexuell ausgerichteten Kontaktmagazinen

gleichermaßen riskante und möglicherweise auch deswegen erregende Handlung der Liebespaare voraus. Die Risikobereitschaft der Voyeure hat hier ein Pendant, das auf ein geheimes interaktionelles Arrangement schließen läßt.

Das voyeuristische Szenario Pornographie hat sich in der Film-, Video- und Magazinform zu dem üppigsten Tummelfeld für Voyeure entwickelt. Die Pornographie ist zu einer Art "sexuellem Zuschauersport" (Pehlke 1971) geworden, der den voyeuristischen Bedürfnissen ganzer Bevölkerungsschichten entgegenkommt. Sie ist für den Mann produziert, setzt ihm ein Fernglas an die Augen, das das zu sehen ermöglicht, wovon der Spanner im Park gemeinhin nur träumen kann. Die in der Pornographie der Frau zugemutete Rolle der ganz nach der Dominanz des Mannes Lechzenden entspricht wohl den Vermutungen, die über die inneren Vorgänge von kastrationsgeängstigten Voyeuren in anderen Szenarien angestellt werden. Insoweit haben wir es in der Pornographie mit einem doppelten Voyeurismus zu tun, mit dem der Macher, Regisseure und Photographen (vgl. dazu auch Fox 1957; Colson 1979) und dem der Endverbraucher im Kino und vor dem Fernsehschirm. Bei dem großen Interesse an der Pornographie ist anzunehmen, daß, um mit Freund u. Blanchard (1986) zu sprechen, die Störungen des Werbungsverhaltens weit verbreitet sein müssen: so wie der Spanner unbeweglich hinter dem Busch steht, sitzt der Pornovoyeur mit der gleichen Immobilität in seinem Sessel.

Kein Gebiet des Voyeurismus hat so viel Aufmerksamkeit in der Wissenschaft gefunden wie das der Pornographie (vgl. z.B. Guha 1976; Yaffé u. Nelson 1982; Selg 1986). Insbesondere sind die Fragestellungen zur Wirkungsforschung (etwa Keßler u. Schwickerath 1981; Check u. Malamuth 1984; Donohue u. Geer 1985), speziell im Zusammenhang mit sexuellen Aggressionen und Gewalttätigkeiten (Nelson 1982) recht detailliert untersucht. Trotzdem sind auch hier, einerseits wegen methodischer Unzulänglichkeiten und andererseits wegen der oft beklagten Theorielosigkeit, leider auch wegen der unzureichenden Beachtung funktioneller Aspekte, v.a. was die Prägung von Frauenrollen betrifft (vgl. Diamond 1980; Dworkin 1981; Boger 1983) zufriedenstellende allgemeine Aussagen nicht möglich.

Eine besondere Charakteristik der Pornographie steht stellvertretend für alle anderen Szenarien des Voyeurismus: sie schafft Genuß, aber das Enttäuschende, das Unbefriedigende, die halbe Sache und damit das Wiederholenmüssen sind eingebaut. "Nichts gibt es in ihr gründlicher auszukosten als den Verzicht" (Gorsen 1987, S. 90).

8.6 Voyeurismus und Psychotherapie

Voyeuristisches Verhalten kann nicht ohne weiteres zum Gegenstand einer Psychotherapie gemacht werden. Das Betrachten sexueller Reize ist ein üblicher Mechanismus der Lustgewinnung und mag selbst dann, wenn das Hinschauen gar zum vorrangigen Sexualverhalten wird, wie beispielsweise beim großen Heer der Pornographiefreunde, ein wichtiger Aspekt einer subjektiv zufriedenstellenden Lebensführung sein. Die partnerschaftliche Sexualität ist nicht jedem verfügbar und auch nicht für jeden ausgesprochen lustbringend; sie zur Norm für Therapiewürdigkeit zu erklären, übersieht, daß das Ausmaß von Konflikten und Dysfunktionen in dieser Form der Geschlechtlichkeit groß ist. Der Voyeur sieht sie nicht, auch in der Pornographie finden sie nicht statt. Was er betrachtet, ist die aller Beziehungsprobleme und Anforderungen entkleideten sexuellen Akte, denen er leicht seine eigenen Phantasien anheften kann.

Diese Haltung korrespondiert mit einer geringen Therapiemotivation und einer beträchtlichen Rückfallquote: der Leidensdruck wird durch den Genuß austariert (Freese 1972; Lester 1975; Bräutigam 1976; Smith 1976). Das Schamgefühl, das Zwanghafte des Tuns und v.a. die Einflüsse auf die Partnerbeziehung können im Einzelfall aber doch eine Therapie erforderlich machen. Berichtet wird in der Literatur über Interventionsversuche, die von beruhigenden Gesprächen (Halleck 1975) über kürzere, symptomorientierte Verhaltenstherapien (Gaupp et al. 1971) bis zu längerdauernden Psychoanalysen (Almansi 1979) reichen. Die Behandlung wurde, mit dem Argument der starken Rückfallgefahr, vielfach stationär (Rosen 1964) aber auch ambulant (Goldberg 1975), vorgenommen. Die therapeutischen Ansätze sind zu einem gut Teil bemüht, das Moment der Ersatzbefriedigung im Voyeurismus, also das unzureichende partnerschaftliche Verhalten, in den Mittelpunkt zu stellen. Freund (1976) und Freund u. Blanchard (1986) klassifizieren den

Voyeurismus unter gestörtem Werbungsverhalten. Dafür kennzeichnend ist die Suche nach einem hohen Grad an Neuheit des Partners und der sehr schnelle und frühe Aufbau der sexuellen Erregung. Der Voyeur bleibt in der ersten Stufe der Suche und Bewertung erotischer Partner stehen, ohne daß ein Übergang zu den späteren Phasen der prätaktilen, taktilen und genitalen Interaktion erfolgt. Ziele der Behandlung sind demnach in einer Restrukturierung des Werbungsverhaltens, z.B. in weniger offensiven Mitteln zum schnellen und frühen Aufbau der Erregung oder in intensiven prätaktilen Stimulationen durch partnerschaftliches Anschauen erotischer Filme, zu sehen.

Die frühen verhaltenstherapeutischen Versuche zur Behandlung von Voyeuren engten das Ziel auf eine Reduktion des unerwünschten Spannens ein. Gaupp et al. (1971) schildern den Fall eines 24jährigen verheirateten Studenten, der sich als Voyeur betätigte, um sich auf diesem Wege Masturbations- und Koitusphantasien zu beschaffen. Dem damaligen Zeitgeist entsprechend setzten die Autoren eine Aversionserleichterungstechnik ein, indem sie Dias mit Wörtern und Sätzen, die das voyeuristische Verhalten illustrierten, mit Elektroschocks kombinierten. Als Erleichterungsstimuli folgten Wörter und Sätze mit sexuelles Verhalten initiierendem Charakter ("sexuelle Erregung durch die Ehefrau"). Damit sollte auf dem Wege eines differentiellen klassischen Konditionierens eine Veränderung der kognitiv-sexuellen Orientierung erreicht werden, was in Form eines zunehmenden Desinteresses für das Spannen auch erreicht worden sei.

In den Therapieuntersuchungen von Jackson (1969) und Stoudenmire (1973) bemühte man sich um eine Anbindung der voyeuristischen Bedürfnisse an sozial akzeptablere Situationen. Jackson (1969) ließ einen 20jährigen jungen Mann zu Bildern aus dem *Playboy* masturbieren, die zunehmend unattraktiver, gemessen an seinen voyeuristischen Phantasien, gehalten waren. Stoudenmire (1973) regte einen verheirateten Patienten, der sich gegenüber seinen Töchtern voyeuristisch betätigte, an, zu kritischen Zeitpunkten sexuellen Verkehr mit seiner Frau zu haben und seine voyeuristischen Aktivitäten auf die Partnerebene zu bringen. Auffallend ist in diesen Therapieansätzen die unterschiedliche Einstellung der Therapeuten zur Masturbation (vgl. Keßler u. Hoellen 1980).

Zu den neueren verhaltenstherapeutischen Vorgehensweisen liegen keine weitergehenden Behandlungsvorschläge für den Voyeurismus vor: vergleichbar dem Exhibitionismus könnte je nach den individuellen Ausprägungen jedoch eine Reihe verhaltenstherapeutischer Programme denkbar sein (vgl. Falldarstellung im Anhang sowie Kap. 7).

In den psychoanalytischen Therapieansätzen stehen zumeist Überlegungen zu einer Verbesserung partnerschaftlicher Beziehungen im Vordergrund, wenn auch Einzelaspekte des Voyeurismus sehr unterschiedlich betont werden. Vielfach ranken sich die Gespräche um Einsamkeits- und Verlassenheitsgefühle, die der Voyeur durch seine Streifzüge zu bewältigen versucht (Rosen 1964; Socarides 1974; Almansi 1979), um die fehlende Nähe und Wärme (Yalom 1960), um die Angst, verschlungen zu werden (Socarides 1974), um die Angst vor sexuellen Versagenserlebnissen beim Koitus (McCary 1973; Meyer 1980), um die Abwehr der Kastrationsangst (Hamilton

1972; Peto 1975; Fenichel 1975; Almansi 1979), um die gleich- und gegengeschlechtlichen Identifikationen mit den Beobachteten (Lester 1975), um Gesichtspunkte der Machtausübung (Bergler 1975; Coleman 1976) und Rache für vergangene Versagungen (Stoller 1979) und um die Beweise der eigenen Männlichkeit durch riskantes Verhalten zur Beschwichtigung der eigenen Angst (Meyer 1980).

In der Gruppentherapie von Freese (1972) wird die Partnerzentrierung besonders deutlich. Ihr Ansatz enthält eine Mischung von Informationen über Sexuelles, Aufdecken und Diskussionen über Kindheitserfahrungen und aktuelle Verhaltensmuster sowie Versuchen, Partner einzubeziehen. Letztere Bemühungen scheiterten aber, da keine der Frauen der Voyeure bereit war, sich an der Therapie ihrer Männer zu beteiligen.

Kernberg (1985) weist auf einige wesentliche Aspekte psychoanalytischer Perversionstherapie hin. Er findet eine Haltung technischer Neutralität wichtig, nämlich daß dem Patienten ehrlich und konsequent erlaubt wird, seine sexuelle Objektwahl selbst zu bestimmen. Die Regression in der Übertragung soll zusammen mit der Reaktivierung der frühen Mutter-Kind-Beziehung die Entwicklung einer neuen Fähigkeit zur Zärtlichkeit bewirken, in der auch die Erotik der Haut und nicht nur die des Auges ihren Platz hat. Es kann also nicht das Ziel einer Voyeurismustherapie sein, das Spannen durch eine exklusive Aufnahme heterosexueller Beziehungen zu ersetzen, das Objekt einer sexuellen Faszination durch ein anderes auszutauschen. Es geht vielmehr darum, die extreme Abhängigkeit inexistent werden zu lassen, obschon die Faszination aufrechterhalten bleibt (vgl. auch Morgenthaler 1984).

Möglicherweise ist der von Lane (1984) vorgeschlagene Begriff des "negativen Voyeurismus" therapeutisch relevanter. Der Autor versteht darunter den massiven Wunsch, bei anderen etwas Negatives oder Falsches entdecken zu müssen, um es dann zurückzuweisen oder geringzuschätzen. Negative Voyeure suchen das Übel allenthalben, in Krankheit und Tod, in Elend und Niedergang, in Schwächen und Absonderlichkeiten, in Tragödien und Katastrophen. Es liegt auf der Hand — und Lane macht es ausführlich — die Berufsgruppe der Psychotherapeuten und Diagnostiker in die Nähe der negativen Voyeure zu rücken.

8.7 Ausblick

In einem im Anhang geschilderten Fall eines Voyeurs lassen sich mehrere Aspekte der Ätiologie und Therapie, wie sie zuvor dargestellt wurden, wiederfinden: ein eher prüdes Milieu im Elternhaus mit angst- und aggressionsfördernden Elementen gegenüber weiblichen Erziehungspersonen, das Bemühen des Patienten, sie sich "vom Leibe zu halten", und damit die Entwicklung einer "distanzierten" Sexualität, ferner die Suche nach der eigenen Männlichkeit, d.h. das Empfinden, man könne mühelos grandiose sexuelle Erfahrungen haben, ohne langwierig werben zu müssen, und gleichzeitig der Zweifel, es könne doch nicht so sein.

Der Voyeurismus zeigt sich als eine Art Gratwanderung zwischen einer groß-
artigen Bestätigung der eigenen Sexualität und damit der eigenen Person einerseits und der Angst, dem Versagen und dem Haß andererseits. Er ist ein Kom-
promißversuch, der in dem Volksvoyeurismus der Pornographie seinen unersätt-
lichen Ausdruck findet.

Das Spannungsfeld zwischen Selbstbestätigung und Versagen gehört allerdings
auch zur Dynamik der normalen Sexualität, ja sie lebt geradezu davon. Es bleibt
daher eine zentrale Frage jeglicher Versuche des therapeutischen Einwirkens auf
voyeuristische Verhaltensmuster, nach welchem Normensystem gehandelt wird. Wer
sind die Opfer solcher Aktivitäten? Die Beobachteten, die es zumeist gar nicht
merken? Die Ehepartner oder die Voyeure selbst, denen sexuelle Kontakte ent-
gehen? Die Frage bleibt offen, wenn auch die Öffentlichkeit sie für einen bestimmten
Typ des Voyeurs, den Spanner, beantwortet hat: sie gelten für die Allgemeinheit
als schmuddelige Typen, sie sind bedrohlich. Es existiert wohl eine kollektive
Phantasie darüber, daß man zum Opfer werden könnte, daß die Augen der Voyeure
mehr sehen als nur Nacktes.

8.8 Anhang: Falldarstellung

C.L., ein 38jähriger Jurist im Staatsdienst, kam zur Therapie mit der Eingangsfrage,
was er gegen seine permanente innere Unruhe, seine Nervosität und seine Kopf-
schmerzen tun könne. Da er seit längerem Beruhigungsmittel nehme, habe er beständig Angst um seine berufliche Situation. Die ersten Therapiestunden verbrachte
er mit wehleidigen Schilderungen seiner Symptomatik, kam dann aber auf seine
unzufriedenstellende Partnerschaft zu sprechen. Seit 5 Jahren habe er mit seiner
Frau "so gut wie keine" sexuellen Beziehungen mehr. Ihm selbst fehle wohl ein
ausgesprochenes Interesse daran, aber auch seine Frau sei zurückhaltend; das Thema
sei in der Ehe allmählich zum Tabu geworden. Die Frage danach, ob er überhaupt
noch ein sexuelles Bedürfnis habe, öffnete nach einiger Zeit die Thematik des
Voyeurismus.

Zunächst schilderte er seine "Videophilie". Er konsumiere recht viel Porno-
videos vor dem häuslichen Fernsehschirm und in Kinos und spüre dabei zumeist
eine mächtige Erregung. Vor allem sei er auf Szenen aus, in denen die Darsteller
von Zuschauern umgeben seien. Der Hang zur Pornographie sei immer schon von
der Suche nach Bars begleitet gewesen, in denen in sog. Life-Shows der Geschlechtsverkehr auf der Bühne dargestellt werde. Im Verlaufe der Jahre sei daraus ein regel-
rechter Zwang geworden. Bei dem Besuch einer Tagung in Hamburg sei er auf der
Reeperbahn in eine Show geraten, in der ein noch blutjunges Paar den Koitus vor-
führte, was für ihn geradezu ein Startschuß zur Suche nach ähnlichen Darbietungen
mit jungen Akteuren wurde. Er sei eigens zu diesem Zweck nach Bangkok geflogen,
wo er voll auf seine Kosten gekommen sei. Ihm sei auch bewußt geworden, daß er
vermutlich "bi" sei, "Gay"-Pornos reizten ihn in gleichem Maße, wenn die Darsteller Jugendliche seien.

Als er selbst Gymnasiast gewesen sei, habe es für ihn nicht die geringste Möglichkeit für sexuelle Beziehungen gegeben, da er in einem Internat aufwuchs. Er habe
lediglich masturbieren können, das aber reichlich. Er habe sich dazu oft vor den

Spiegel gestellt und sich die Phantasie gemacht, ein lüsternes Publikum schaue ihm dabei zu. Auch in seinen heutigen Tagträumen spielten solche Szenen eine Rolle; er inszeniere gleichsam seine eigenen Videos im Kopf. Er halte sich selbst für eine Art Voyeur, allerdings schleiche er sich nicht durch Gärten und Parks. Andererseits richte er vieles in seinem Leben so ein, daß er schauen könne, im Urlaub, in Bar, an Stränden. Seine Frau sei nicht eingeweiht, sie ahne sicherlich nichts davon.

Seine Mutter sei gestorben, als er 4 Jahre alt gewesen sei. Er habe mit seinen beiden jüngeren Geschwistern bei der Großmutter, der Mutter des fast beständig abwesenden Vaters, gelebt, die ihn bis zu seinem Internatseintritt mit 13 Jahren versorgt habe. Sie sei die Prüderie in Person gewesen; er habe zu ihr, weil sie sich in alles einmischte, ein gespanntes Verhältnis gehabt, auch später habe er sie sich stets "vom Leibe gehalten" und sie dazu unentwegt beobachten müssen, ob sie nicht wieder etwas im Schilde führe. Mädchen seien für ihn schon früh nur "Schauobjekte" gewesen, für Freundschaften mit ihnen sei er zu kontaktscheu gewesen. Er habe einmal in einem Freibad in einer Umkleidekabine beobachten können, wie ein ihm bekanntes Mädchen mit einem Jungen nackt schmuste. Er habe diesen Vorgang nie vergessen und denke heute noch oft daran.

Sein Selbstbild als jugendlicher Sexualpartner sei von Anfang an problematisch gewesen. Er fühlte sich wie Deton, wenn er zu Parties eingeladen worden sei. Er sei durch aktivere Mädchen total verwirrt worden und habe dabei ein dumpfes Gefühl des Versagens, des Gehemmtseins und einer antizipierten Ejaculatio praecox gehabt. Die Ehe habe er erst im Alter von 30 Jahren, nach dem Studium geschlossen; weder mit seiner Frau noch mit anderen habe er bis dahin koitale Erfahrungen gehabt. Seine Frau habe in gewissem Maße zu ihm gepaßt, da sie aus einem sehr religiösen Elternhaus stamme und stets auf ihre Unschuld bedacht gewesen sei.

Die Therapie fand weitgehend im Rahmen einer kognitiven Verhaltenstherapie statt. Die nachfolgende kurze Darstellung ihres Ablaufs beschränkt sich im wesentlichen auf das Umgehen mit der voyeuristischen Problematik, deren Beziehung zur Ausgangssymptomatik immer deutlicher wurde. Dem Patienten wurden in der diagnostischen Phase Imaginationsszenen vorgegeben, die Teile seiner voyeuristischen Phantasien enthielten. Nach seinem Bericht über die Inhalte der Imaginationen wurden typische Kognitionen gesammelt, die im Zusammenhang mit den inneren Bildern, den geäußerten Gefühlen und Assoziationen auffallend waren. Dabei kamen latente homosexuelle Empfindungen immer deutlicher zum Vorschein. Er ließ Neidgefühle erkennen, die sich auf die männlichen Darsteller in seinen Phantasien bezogen, auch Enttäuschungen darüber, selbst in der Realität all das verpaßt zu haben. Frauen waren in den Imaginationen zumeist zweitrangig, überflüssig, Staffage, überstrahlt von der Schönheit, Ästhetik und Potenz eines nackten erregten jungen Mannes. Die Frauen vermochten die Ausstrahlung der Männer zu zerstören, aber das konnte durch eine noch gewaltigere Potenz verhindert werden. Das Erregende der Phantasien ergab sich für ihn auch offenbar daraus, daß der öffentliche Koitus etwas "Ungeheuerliches" sei, ein Vorgang, der durch keine andere sexuelle Handlung heimlicher Art übertroffen werde. Das Ungeheuerliche aber sah er als notwendig an, um seine verpaßten Chancen, seine eigene jugendliche Prüderie stets aufs neue zu heilen.

Es wurde angestrebt, die kognitiven Inhalte mit seiner eigenen realen Erfahrung, seiner Haltung gegenüber seiner Ehefrau, vornehmlich aber mit seiner Beziehungsgenese in Verbindung zu bringen. Die dabei gewonnenen Erkenntnisse waren weitgehend von den Ideen bestimmt, in der Sexualität eine Art Stadion für Machtkämpfe zu sehen, in denen auf alle Fälle verhindert werden müsse, daß die Frau die Oberhand behält. Die damit verknüpften Ängste vor Kontrollverlust, vor eigenem Versagen, hat der Klient immer stärker mit der aggressiv wahrgenommenen Großmutter in Verbindung gebracht.

Die Therapie, die hier nur angedeutet ist, da auch eine strukturierte und übende Form des Nachtrainierens von Werbungs- und Pettingsverhalten gegenüber seiner Frau einbezogen wurde, zielte im wesentlichen auf eine Disputation seiner irrationalen Verknüpfungen von Sexualität und Macht sowie Sexualität und Selbstwert. Sie erbrachte eine merkliche Reduktion der Ausgangssymptome, aber auch des Interesses an voyeuristischer Betätigung. Am Ende stand eine, wenn auch nur gelegentliche, Wiederaufnahme der ehelichen Sexualität.

Literatur

Allen C (1969) A textbook of psychosexual disorders. Oxford University Press, London

Almansi R (1979) Scoptophilia and object loss. Psychoanal Q 48:601–619

Arlow JM (1978) Pyromania and the primal scene. Psychoanal Q 47:24–51

Bartell GD (1970) Group sex amongst the mid-Americans. J Sex Res 3:223–228

Bergler E (1949) On acting and stage fright. Psychiatr Q (Suppl) 23:313–319

Bergler E (1975) Voyeurismus. Arch Criminol Psychodyn 2:211–225

Boger H (1983) Jugendmedienschutz: Feminismus und Pornographie. ajs informationen 2/83:1–4

Borneman E (1968) Lexikon der Liebe. List, München

Borneman E (1984) Sex im Volksmund. Pawlak, Herrsching

Bräutigam W (1976) Sexualmedizin im Grundriß. Thieme, Stuttgart New York

Bresser PH (1972) Psychologie und Psychopathologie der Jugendlichen. In: Göppinger H, Witter H (Hrsg) Die psychiatrischen Grundlagen. Springer, Berlin Heidelberg New York (Handbuch der forensischen Psychiatrie, Bd 1 B, S 534–587)

Bundeskriminalamt (1980) Polizeiliche Kriminalstatistik 1979. Wiesbaden

Cabanis D, Phillip E (1974) Sexologie und Recht. In: Eisen G (Hrsg) Handwörterbuch der Rechtsmedizin, Bd 2: Der Täter, Persönlichkeit und Verhalten. Enke, Stuttgart, S 246–276

Caprio FS (1949) Scoptophilia-exhibitionism: A case report. J Clin Psychopathol 19:50–72

Check JVP, Malamuth NM (1984) Can there be positive effects of participation in pornography experiments. J Sex Res 20:14–31

Coleman JC (1976) Abnormal psychology and modern life. Scott, Glenview

Colson DB (1979) Photography as an extension of the ego. Int Rev Psychoanal 6:273–282

Diamond I (1980) Pornography and repression: A consideration of "who" and "what". In: Lederer L (ed) Take back the night: Women on pornography. Morrow, New York, pp 183–196

Donohue WT, Geer JH (1985) The habituation of sexual arousal. Arch Sex Behav 14:233–246

Douglas JD, Rasmussen PK, Flanagan CA (1977) The nude beach. Sage, London

Dworkin A (1981) Pornography: Men possessing women. Putnam, New York

Feigelmann W (1974) Peeping: The pattern of voyeurism among construction workers. Urban Life and Culture 3:35–49

Fenichel O (1967) Perversionen, Psychosen, Charakterstörungen. Wissenschaftliche Buchgesellschaft, Darmstadt

Fenichel O (1975) Psychoanalytische Neurosenlehre, Bd 2. Walter, Freiburg im Breisgau

Fox HM (1957) Body image of a photographer. J Am Psychoanal Assoc 5:93–107

Freese AL (1972) Group therapy with exhibitionists and voyeurs. Social Work 17: 45–52

Freud S (1977) Drei Abhandlungen zur Sexualtheorie. Fischer, Frankfurt am Main

Freund K (1976) Diagnosis and treatment of forensically significant anomalous erotic preferences. Can J Criminol Correct 18:181–189

Freund K, Blanchard R (1986) The concept of courtship disorder. J Sex Marital Ther 12:79–92

Gabbard GO (1979) Stage fright. Int J Psychoanal 60:383–392

Gaupp L, Stern RM, Ratcliff RG (1971) The use of aversion relief procedures in the treatment of a case of voyeurism. Behav Ther 2:585–588

Gebhard PH, Gagnon JH, Pomeroy WB, Christenson CV (1965) Sex offenders: An analysis of types. Heinemann, London

Gehrke C (1985) Pornographie und Schaulust: Über die Kommerzialisierung des weiblichen Körpers. In: Wulf C (Hrsg) Lust und Liebe: Wandlungen der Sexualität. Piper, München, S 348–366

Goldberg A (1975) A fresh look at perverse behavior. Int J Psychoanal 56:335–342

Gorsen P (1987) Sexualästhetik: Grenzformen der Sinnlichkeit im 20. Jahrhundert. Rowohlt, Reinbek

Guha AA (1976) Sexualität und Pornographie: Die organisierte Entmündigung. Fischer, Frankfurt am Main

Haeberle EJ (1987) Safer sex: Wie man das Aids-Risiko reduziert. Heyne, München

Halleck SL (1975) Voyeurism and exhibitionism in adolescence. Med Aspects Hum Sex 9:75–76

Hamilton JW (1972) Voyeurism: Some clinical and theoretical considerations. Am J Psychother 26:277–287

Hammer EF (1968) Symptoms of sexual deviations. Psychoanal Rev 55:5–27

Hartman HH, Nicolay RC (1966) Sexual deviant behavior in expectant fathers. J Abnorm Psychol 71:232–234

Hennig JL (1982) Voyeure. Lübbe, Bergisch Gladbach

Jackson BT (1969) A case of voyeurism treated by counterconditioning. Behav Res Ther 7:133–134

Kernberg OF (1985) Ein konzeptuelles Modell zur männlichen Perversion. Forum Psychoanal 1:167–188

Keßler BH (1980) Sexuelle Dysfunktionen und Varianten. In: Wittling W (Hrsg) Ätiologie gestörten Verhaltens. Hoffmann & Campe, Hamburg (Handbuch der klinischen Psychologie, Bd 4, S 154–181)

Keßler BH, Hoellen B (1980) Sexuelle Störungen. In: Wittling W (Hrsg) Therapie gestörten Verhaltens. Hoffmann & Campe, Hamburg (Handbuch der klinischen Psychologie, Bd 5, S 177–219)

Keßler BH, Schwickerath J (1981) Reaktionen auf erotische Reize in Abhängigkeit vom biologischen und psychologischen Geschlecht. Psychol Beitr 23: 421–433

Kozol HL (1971) Myths about the sex offender. Med Aspects Hum Sex 5:51–62

Kutchinsky B (1976) Deviance and criminality: The case of a voyeur in a peepers paradise. Dis Nerv Syst 37:145–151

Lane RC (1984) Negative voyeurism and its application to psychoanalytic practice. Curr Issue Psychoanal Pract 1:49–68

Lautmann R (1987) Die gesellschaftliche Thematisierung der Sexualität. In: Pfäfflin F, Schorsch E (Hrsg) Sexualpolitische Kontroversen. Enke, Stuttgart (Beiträge zur Sexualforschung, Bd 63, S 18–28)

Leonard K (1964) Instinkte und Urinstinkte in der menschlichen Sexualität. Enke, Stuttgart

Lester D (1975) Unusual sexual behavior: The standard deviations. Thomas, Springfield

McCary JL (1973) Human sexuality. Van Nostrand, New York

McGuire RJ, Carlisle JM, Young BG (1965) Sexual deviations as conditioned behavior: A hypothesis. Behav Res Ther 2:185–190

Meyer A (1980) Perversionen, was ist das? In: Sexualität konkret. Verlag 2001, Frankfurt am Main, S 84–93

Moncrieff M, Pearson D (1979) Comparison of MMPI profiles of assaultive and nonassaultive exhibitionists and voyeurs. Corr Soc Psychiatr J Behav Technol Meth Ther 25:91–93

Morgenthaler F (1984) Sexualität und Psychoanalyse. In: Dannecker M, Sigusch V (Hrsg) Sexualtheorie und Sexualpolitik. Enke, Stuttgart (Beiträge zur Sexualforschung, Bd 59, S 20–38)

Mosher DL, Abramson PR (1977) Subjective sexual arousal to films of masturbation. J Consult Clin Psychol 45:796–807

Müller Eckhardt H (1955) Analyse eines jugendlichen Voyeurs. Z Kinderpsychol Kinderpsychiatr 4:285–289

Nelson EC (1982) Pornography and sexual aggression. In: Yaffé M, Nelson EC (eds) The influence of pornography on behaviour. Academic Press, New York, pp 171–248

Oberndorf CP (1939) Voyeurism as a crime. J Criminol Psychopathol 2:103–111

Patamianou A (1983) Toucher – touché ... mais ... de loin. Rev Fr Psychoanal 47:403–408

Pehlke M (1971) Sexualität als Zuschauersport. In: Knilli F (Hrsg) Semiotik des Films. Hanser, München, S 183–203

Peto A (1975) Etiological significance of the primal scene in perversion. Psychoanal Q 44:177–190

Rosen I (1964) Exhibitionism, scopophilia and voyeurism. In: Rosen I (ed) Pathology and treatment of sexual deviations. University Press, Oxford, pp 293–351

Roth M (1982) Pornography and society: A psychiatric view. In: Yaffé M, Nelson EC (eds) The influence of pornography on behaviour. Academic Press, London, pp 1–25

Sagarin E (1974) Power to the peephole. In: Gross L (ed) Sexual behavior. Spectrum, Flushing, pp 205–214

Saul LJ (1952) A note of exhibitionism and scoptophilia. Psychoanal Q 21:224–226

Selg H (1986) Pornographie: Pyschologische Beiträge zur Wirkungsforschung. Huber, Bern

Smith RS (1976) Voyeurism: A review of literature. Arch Sex Behav 5:585–609

Smukler A, Schiebel D (1975) Personality characteristics of exhibitionists. Dis Nerv Syst 36:600–603

Socarides C (1974) The demonified mother: A study of voyeurism and sexual sadism. Int Rev Psychoanal 1:187–195

Stoller RJ (1979) Perversion: Die erotische Form von Haß. Rowohlt, Reinbek

Stone L (1977) The family, sex and marriage in England 1500–1800. Weidenfeld & Nicolson, London

Stoudenmire J (1973) Behavioral treatment of voyeurism and possible symptom substitution. Psychotherapy 10:328–330

Witter H (1972) Die Beurteilung Erwachsener im Strafrecht. In: Göppinger H, Witter H (Hrsg) Die forensischen Aufgaben der Psychiatrie. Springer, Berlin Heidelberg New York (Handbuch der forensischen Psychiatrie, Bd 2 C, S 966–1094)
Yaffé M, Nelson EC (1982) (eds) The influence of pornography on behaviour. Academic Press, London
Yalom ID (1960) Aggression and forbiddenness in voyeurism. Arch Gen Psychiatry 3:305–319

9 Sexueller Mißbrauch im Kindes- und Jugendalter – ein Überblick

C. Lechmann

9.1 Einleitung

Sexueller Kindesmißbrauch ist ein Mißstand, den es wohl zu allen Zeiten gegeben hat. Doch erst in den letzten 10 Jahren setzte sich die Wissenschaft intensiv mit diesem "wahrscheinlich schlimmsten Trauma der Kindheit" (Curtis 1986, S 591) auseinander.

Daß sich das Problembewußtsein zum sexuellen Kindesmißbrauch erst so spät entwickelte, liegt sicher nicht nur allein daran, daß Freud die Schilderung sexuell mißbrauchter Frauen als Phantasieprodukt abtat.

Allerdings war durch Freuds kunstvolle Deutung (Freud 1969), die er vermutlich vornahm, weil er die bedrückende Realität nicht aushalten konnte (Rush 1980; Masson 1984; Hirsch 1987), ganzen Generationen von Psychotherapeuten der Blick und das Verständnis für die Not mißbrauchter Menschen verstellt.

Erst in den 70er Jahren brachten die Frauen- und Kinderschutzbewegungen das Mißbrauchsthema gegen vielfältigen Druck an die Öffentlichkeit. In den USA erschienen Berichte von betroffenen Frauen in hoher Auflage (z.B. Armstrong 1978; Bass u. Thornton 1983), denen erste populär- und fachwissenschaftliche Darstellungen (Finkelhor 1979 a; Rush 1980; Herman 1981; DeYoung 1982; Burgess et al. 1978; Meiselman 1979; Mrazek u. Kempe 1981) folgten. Mittlerweile gibt es schon Bibliographien zu diesem Thema (DeYoung 1985; Mrazak 1983; Bagley 1985). Aktuelle Untersuchungen erscheinen v.a. in den beiden Zeitschriften *Child Abuse and Neglect* und *American Journal of Orthopsychiatry*. Die methodisch und inhaltlich überzeugendsten Arbeiten stammen von 2 Soziologen: Finkelhor (1979a, 1984, 1986) und Russell (1984a, 1986).

Die folgende Übersichtsarbeit versucht, die mittlerweile sehr umfangreiche, in Deutschland wenig bekannte Literatur zum Thema "sexueller Kindesmißbrauch" vorzustellen und zusammenzufassen, unter besonderer Berücksichtigung der Auswirkungen im Erwachsenenalter.

9.2 Definition

Die Definition von sexuellem Kindesmißbrauch ist zeit- und kulturabhängig. Was im alten Griechenland geläufig war, der Analverkehr zwischen Lehrern und Schülern (Mrazek 1981 a, S 6), ist heute im westlichen Kulturkreis Sache des Strafgesetzes.

Die bekannteste Definition trägt dieser Kulturabhängigkeit Rechnung und stammt von Schechter und Roberge (1976):

Unter sexuellem Mißbrauch von Kindern und Jugendlichen versteht man ihre Beteiligung an sexuellen Aktivitäten, die sie aufgrund ihres Entwicklungsstandes nicht verstehen, dazu kein wissentliches Einverständnis geben können, und die die sexuellen Tabus der Familie und der Gesellschaft verletzen, zur sexuellen Befriedigung eines Nichtgleichaltrigen oder Erwachsenen.

In empirischen Untersuchungen wird sexueller Kindesmißbrauch häufig als sexueller Kontakt zwischen einem Kind und einem 5–10 Jahre älteren Menschen operationalisiert, unabhängig ob Zwang oder Gewalt beteiligt sind. Dahinter steht die Ansicht Finkelhors, daß Kinder kein wissentliches Einverständnis zu sexuellen Aktivitäten mit Erwachsenen geben können und häufig nicht die Freiheit haben, nein zu sagen (1984, S. 17 f.).

Die Definitionen unterscheiden sich darin, inwieweit sie neben Verhaltensweisen mit Körperkontakt (vom Berühren bis zum Koitus) auch Verhaltensweisen ohne Körperkontakt (wie exhibitionistische Akte; Finkelhor 1986; Wyatt u. Peters 1986) mit einbeziehen oder nicht.

Auf Fragen nach dem Inzesttabu, ob es biologisch oder sozial begründet ist, ob es überhaupt ein Tabu gibt usw., soll hier nicht eingegangen werden (Meiselman 1979; DeYoung 1982). Hervorgehoben sei jedoch der bekannte Satz von Armstrong (1978), wonach nicht der Inzest das Tabu sei, sondern das Sprechen über Inzest. In vielen neueren Publikationen wird das Wort "Inzest" vermieden, da es viele positive Konnotationen wie Neugier, Faszination, Geheimnis besitzt. Im folgenden wird der Begriff "intrafamiliärer Mißbrauch" dem Begriff "Inzest" vorgezogen.

9.3 Verbreitung und Häufigkeit

Sexueller Kindesmißbrauch ist viel häufiger als noch vor einigen Jahren angenommen wurde; doch übereinstimmende Zahlen fehlen.

Die großen *amerikanischen* Inzidenzstudien fanden 44 700 (National Center on Child Abuse 1981) bzw. 72 961 Mißbrauchsfälle (American Humaine Association 1978) pro Jahr. Allerdings weisen die Prävalenzstudien, in denen erwachsene Menschen gefragt werden ob sie in der Kindheit bzw. Jugend sexuell mißbraucht worden sind, auf viel höhere Raten hin. In Tabelle 1 sind die wichtigsten Ergebnisse von sieben aussagekräftigen Untersuchungen an Zufallsstichproben zusammengestellt. Die ermittelten Zahlen sind z.T. sehr unterschiedlich und reichen bei Frauen von 11–62%, d.h. jede 10. bis mehr als jede 2. Frau gibt an, mindestens einmal in ihrer Kindheit sexuell mißbraucht worden zu sein. Bei Männern ist die Spanne zwischen den ermittelten Prävalenzraten nicht so groß. Sie reicht von 3–16%.

Auch die Untersuchungen mit den niedrigeren Zahlen zeigen, daß sexueller Kindesmißbrauch bei Mädchen als auch bei Jungen kein seltenes Ereignis ist; die höheren Zahlen weisen gar auf ein epidemisches Ausmaß des Problems hin.

Tabelle 1. Prävalenzstudien zum sexuellen Kindesmißbrauch an Zufallsstichproben

	Russel (1983)	Kercher u. McShane (1984)	Finkelhor (1984)	Wyatt (1985)	Baker u. Duncan (1985)	Timnick (1985)	Cameron et al. (1986)
Stichprobe (n)	930	1056	531	248	1759	2627	4340
Frauen	930	593	344	248	923	1374	2734
Männer	–	461	187	–	824	1252	1606
Antwortver- weigerer (%)	50	47	26	45	13	?	56,5[a]
Datenerhebung	Interview	Fragebogen	Interview	Interview	Interview	Telefon- interview	Fragebogen
Prävalenz (%)							
Frauen	28–54%[b]	11	15	62	12	27	7–16[b]
Männer	–	3	6	–	8	16	9–16[b]
Gesamt		7,5[a]	12		10	22	
Täter (%)							
Frauen	4		3	1			
Männer	96		97	99			
Beziehung zum Täter (%)							
Bekannt	89		67[a]	55[a]	49		
Familienmitglied	29		32	23[a]	14	23	
Kein Mitglied	60		35	32[a]	35	47	
Fremd	11		33	44	51	27	

[a] Zahlen aus den Studien selbst errechnet.
[b] Zahlen schwanken je nach Altersgrenze bzw. Schweregrad des Mißbrauchs.

Für die unterschiedlichen Ergebnisse sind neben Definitions- und Stichproben-unterschieden v.a. methodologische Faktoren verantwortlich (Finkelhor 1986). Besonders die Art der Datenerhebung beeinflußte die Ergebnisse. So gaben die Befragten desto eher Mißbrauchserlebnisse an, je persönlicher sie befragt wurden, mit Ausnahme der englischen Untersuchung (Baker u. Duncan 1985). Ein weiterer methodischer Unterschied liegt in der Anzahl der Fragen zum sexuellen Mißbrauch ("screen questions"). Je mehr Fragen gestellt wurden, desto wahrscheinlicher gab es eine hohe Prävalenzrate.

Außerdem waren die Fragen in den Studien mit den höchsten Raten sehr konkret, z.B. "hat irgend jemand vor ihrem 14. Lebensjahr ihre Brüste oder Genitalien gegen ihren Willen berührt oder versucht zu berühren" (Russell 1983, S. 136). Finkelhor vermutet auch, daß Befragte bei sensiblen und informierten Interviewern eher bereit sind, ein Mißbrauchserlebnis anzugeben.

Das genaue Ausmaß des Problems wird aber immer verborgen bleiben, da man nicht weiß, wie ehrlich und offen die Befragten antworten. Russell (1984a, S. 193) glaubt, daß die Ergebnisse immer unter der realen Häufigkeit zurückbleiben, da es vielen Frauen zur Zeit noch schwer fällt oder gar unmöglich ist, über ihre Miß-brauchserfahrungen zu sprechen bzw. solche Erfahrungen zum Selbstschutz aus ihrem Gedächtnis verdrängt haben.

Russell (1984a, S. 214) geht auch auf die Frage nach der möglichen Zunahme des sexuellen Mißbrauchs ein und kommt nach einem Altersgruppenvergleich zu dem Schluß, daß intrafamiliärer Mißbrauch trotz Fluktuationen über den Zeitraum von 1916–1961 gestiegen ist, während bei extrafamiliärem Mißbrauch insgesamt kein Anstieg erkennbar ist.

Wie verbreitet sexueller Kindesmißbrauch in der Bundesrepublik Deutschland ist, weiß bis heute niemand. Darüber kann auch nicht die häufig zitierte Schätzung von Kavemann u. Lohstöter (1984) von 300 000 Kindern pro Jahr hinwegtäuschen. Die wichtigste Quelle zur Schätzung der Inzidenz ist die Zahl der Straftaten gegen den § 176 StGB (Statistisches Bundesamt 1986). Allerdings sind in dieser Zahl längst nicht alle Taten von sexuellem Kindesmißbrauch erfaßt, da diese auch unter andere Paragraphen der sexuellen Selbstbestimmung fallen.

Die Zahl der bekanntgewordenen Straftaten gegen den § 176 StGB für die Jahre 1978–1984 (Statistisches Bundesamt 1986) sind folgende:

1978:   13 003
1979:   13 164
1980:   13 165
1981:   12 146
1982:   12 336
1983:   10 939
1984:   10 589

Ob dem zahlenmäßigen Rückgang der bekanntgewordenen Fälle ein tatsächlicher Rückgang des sexuellen Mißbrauchs entspricht, ist fraglich.

Eine weitere Quelle stammt von Baurmann (1983), der von 1969–1972 nahezu alle 8 058 deklarierten Sexualstraftaten gegen Minderjährige (Mädchen bis 10 Jahre; Jungen bis 12 Jahre) in Niedersachsen registrierte und analysierte. Von diesen 8 058 Opfern nahm er darüber hinaus eine Zufallsstichprobe von 112 Personen, die er dann nicht nur mit Fragebögen, sondern auch in Interviews über ihre Erfahrungen befragen ließ. Eine 3. Datenquelle bildete die Aktenanalyse von 131 strafrechtlich verurteilten Sexualkontakten. Diese BKA-Studie bietet reichhaltiges Zahlenmaterial, das hier auszugsweise referiert werden soll.

Von den Opfern (n = 8 058) waren 89,1% weiblichen Geschlechts; von den Tätern waren 99,8% Männer. Das Durchschnittsalter lag bei den Opfern bei 11 Jahren, beim Beschuldigten bei 32 Jahren (geschätzt). Die zahlenmäßig bedeutsamen Tatbestände waren Exhibitionismus (23,9%), sexueller Mißbrauch von Kindern (35,5%), sexuelle Nötigung und Vergewaltigung (22,2%) (Baurmann 1983, S. 517). Die Beziehung zwischen Täter und Opfer unterschied sich zwischen der großen Stichprobe (n = 7 635) und der Stichprobe der verurteilten Sexualkontakte (n = 131) erheblich. Bei der großen Stichprobe waren die meisten Verdächtigen fremde Personen (66,3%). Ein geringer Teil war bekannt (22,5%) oder mit dem Opfer verwandt (11,2%). Bei fremden Tätern beschränkte sich in 58% der Fälle der Kontakt auf exhibitonistische Handlungen. Kannten sich beide oder waren verwandt, kam es in 92% der Fälle zu intensiveren Kontakten (S. 262).

Bei der Stichprobe der verurteilten Sexualkontakte waren die meisten Täter dem Opfer bekannt (62,6%) oder verwandt (22,9%) und nur 14,5% waren Fremde. Über die tatsächliche Verbreitung von sexuellem Kindesmißbrauch kann diese ansonsten sehr verdienstvolle Untersuchung jedoch nichts aussagen. Prävalenzstudien an der Allgemeinbevölkerung fehlen. Es gibt nur einzelne kleinere Befragungen an deutschen Studenten. Kirchhoff u. Thelen (1976) bzw. Kirchhoff u. Kirchhoff (1979 a, 1979 b) befragten 243 Erstsemester (130 Frauen, 113 Männer) mittels eines Fragebogens. Baurmann (1983, S. 106) errechnete aus diesem Zahlenmaterial, "daß annähernd 37% der Studentinnen und 45% der Studenten" als Kind sexuellen Mißbrauch erlebt haben.

In einer weiteren Untersuchung stellte Göppinger "im Rahmen einer Erhebung an 141 Studentinnen fest, daß über die Hälfte von ihnen im Laufe ihres Lebens Opfer eines Sexualdelikts (einschließlich Exhibitionismus) gewesen waren, einige davon mehrere Male" (Diesing 1980, S. 3).

Diese Untersuchungen an deutschen Studenten sprechen dafür, daß die Prävalenzrate hierzulande nicht niedriger ist als in den USA.

9.4 Merkmale des Opfers, der Familie, des Täters und des Mißbrauchs

9.4.1 Die Opfer

Die Opfer von sexuellem Kindesmißbrauch sind nach einer Metastudie von 8 Zufallsstichproben (Finkelhor 1986) zu 71% weiblich und zu 29% männlich.

In Studien mit klinischen Fällen bzw. deklarierten Opfern ist der Unterschied zwischen den Geschlechtern weitaus größer. So fand Showers (1983) unter 81 miß brauchten Kindern in einem Kinderkrankenhaus 87% Mädchen und nur 13% Jungen. Andere Studien in Kinderkrankenhäusern kamen zu ähnlichen Ergebnissen (Ellerstein 1980; Spencer 1986; Wild 1986). Bei Polizeiberichten bzw. Gerichtsfällen liegen die Raten im Durchschnitt bei 80% Mädchen und 20% Jungen (Wolters et al. 1985; Pierce u. Pierce 1985; Creighton 1985; Nixdorf 1982; Baurmann 1983).

Das deutet darauf hin, daß der sexuelle Mißbrauch bei Mädchen deutlichere körperliche und psychische Spuren hinterläßt und Laien wie auch professionelle Helfer eher auf mißbrauchte Mädchen vorbereitet sind als auf mißbrauchte Jungen. Finkelhor (1979 a, S. 138) nimmt zudem an, daß mißbrauchte Jungen noch verschwiegener sind; ihre Männlichkeit sei untergraben worden, und bei einem männlichen Täter komme das Stigma der Homosexualität dazu.

Alle Altersstufen sind vom Mißbrauch betroffen, vom Baby bis zum Jugendlichen, am meisten jedoch Kinder zwischen 8 und 12 Jahren. Wie häufig sexueller Mißbrauch in den ersten Lebensjahren ist, bleibt unbekannt. Sicherlich auch, weil man sich an solche frühen Erfahrungen später nur selten bewußt erinnern kann.

Ein Charakteristikum von mißbrauchten Kindern ist, daß sie weniger Freunde haben als andere Kinder. Die Kontaktarmut kann Folge des Mißbrauchs sein oder den Mißbrauch erleichtern. So mögen Kinder, die isoliert sind, ein gesteigertes Bedürfnis nach Kontakt und Zuwendung haben, von dem der Mißbraucher profitieren kann (Finkelhor 1986).

9.4.2 Familie

Die Familien von sexuell mißbrauchten Kindern gehören nach den meisten Studien keiner bestimmten sozialen Klasse an (Russel 1986; Finkelhor 1986; Baker u. Duncan 1985). Auch die Häufigkeit sexuellen Mißbrauchs in ländlichen, abgeschiedenen Gegenden entspricht der Häufigkeit dieses Problems in Städten. Auffallend häufig findet sich — bei intra- wie extrafamiliärem Mißbrauch — eine mangelnde Beziehungsintensität zwischen den Eltern von einer kühlen und distanzierten Mutter und einem zu wenig zärtlichen Vater, der einen eher strengen traditionellen Erziehungsstil pflegt (Finkelhor 1984). Die Eltern mißbrauchter Kinder führen häufig eine unglückliche Ehe.

Die Abwesenheit eines Elternteils scheint das Risiko mißbraucht zu werden, um ein Vielfaches zu erhöhen (Finkelhor 1984; Fromuth 1986). Parker u. Parker (1986) verglichen 56 Väter, die ihre Töchter mißbrauchten, mit 54 Vätern, bei denen kein Mißbrauch bekannt war und fanden heraus, daß 36% der Täter in den ersten 3 Lebensjahren ihrer Töchter längere Zeit nicht zu Hause waren gegenüber 6% der Kontrollgruppe.

In Stieffamilien scheint das Mißbrauchsrisiko besonders groß zu sein. In Russels (1984 b) Zufallsstichprobe wurde jedes 6. Mädchen, das einen Stiefvater hat, von diesem mißbraucht (17%). Von den Mädchen, die bei ihren leiblichen Vätern aufwuchsen, wurde dagegen "nur" jedes 40. zum Inzestopfer (2,3%).

Besondere Beachtung wurde von psychodynamischer (Hirsch 1987; Mrazeb 1981 b) und familien- und systemtheoretischer Seite (Thorman 1983; Herman 1985; Mrazek u. Bentovim 1981) der Familienkonstellation bei intrafamiliärem Mißbrauch geschenkt. Alle Beschreibungen stützen sich jedoch ausschließlich auf eine kleine Zahl von klinischen Fällen oder retrospektiven Rekonstruktionen und beziehen sich nur auf den Mißbrauch von Vätern an Töchtern.

"Inzestfamilien" werden laut diesen Studien meist durch 3 Merkmale charakterisiert:

1) Rollenkonfusion: Die Rollen und Grenzen innerhalb inzestuöser Familien sind durcheinander. So führen die ältesten Töchter z.B. den Haushalt und kümmern sich um die jüngeren Geschwister. Von der Rolle der "kleinen Mutter" gelangen sie dann häufig in die Rolle der "kleinen Ehefrau" (Herman 1981).
2) Eheliche Sexualität: Die sexuelle Beziehung zwischen den Ehepartnern ist häufig sehr unbefriedigend. Bei einer deutschen Untersuchung von 78 Fällen (Maisch 1968, S. 109) fühlten sich 26% der Täter sexuell unbefriedigt und beschrieben ihre Ehefrauen als "frigide" und kühl. Bei 35% kam es nur noch sehr selten zum Geschlechtsverkehr.
3) Machtverteilung: Die Väter werden nicht selten als Familientyrannen beschrieben, auch wenn sie außerhalb der Familie einen ganz anderen Eindruck machen. Bei der Hälfte der 40 von Herman (1981) untersuchten Inzestfälle schlugen die Väter ihre Ehefrauen.

Die familientheoretische Betrachtungsweise von sexuellem Mißbrauch ist sehr umstritten. Russell (1984 a) sieht z.B. die Gefahr, daß die Verantwortung für das Verhalten vom Vater auf die ganze Familie abgewälzt wird.

9.4.3 Täter

Die Täter sind nach allen empirischen Untersuchungen fast immer Männer (zwischen 96 und 99%; s. Tabelle 1). Einige Praktiker zweifeln allerdings an der Überzahl der männlichen Täter. Groth (1979, S. 192) nimmt an, daß 1) Frauen sexuelle Kontakte mit einem Kind eher hinter Fürsorgehandlungen, wie Ankleiden und Baden, verstecken können; 2) daß sexueller Mißbrauch durch Frauen eher inzestuöser Natur ist und wegen der Abhängigkeit eher verschwiegen wird; 3) daß Frauen eher Jungen mißbrauchen und Jungen nicht so schnell sexuelle Belästungen mitteilen. Ähnlich argumentieren Justice u. Justice (1979, S. 179). Mütter mißbrauchten häufiger als angenommen, indem sie ihre Jungen betätschelten, mit ihnen in einem Bett schliefen und gefühlsmäßig sehr eng an sich binden würden.

Russell (1984 a, S. 227) wendet sich entschieden gegen eine solche Ausweitung des sexuellen Mißbrauchbegriffs auf weitere Formen wie psychischer Mißbrauch.

Die Mehrzahl der Täter (61%) ist zwischen 25 und 55 Jahren alt; nur 12% sind über 55 Jahre (Wyatt 1985). Die Persönlichkeitsstruktur und die Motivation der Täter sind sehr unterschiedlich. Nur ein kleiner Teil ist unreif, aggressiv, impulsiv oder minderbegabt (Finkelhor 1986). Alkohol spielt bei ca. 30–40% der Fälle eine Rolle (Aarens et al. 1978). Die Täter sind in ihrer Kindheit häufig selbst mißbraucht worden. Nach einer Untersuchung von Tingle et al. (1986) sind 24 von 43 Kindesbelästigern in ihrer Kindheit selbst mißbraucht worden, in 70% der Fälle von Männern. Die Angaben aus anderen Studien (Gebhard et al. 1965; Groth u. Burgess 1979; Langevin et al. 1985) sind allerdings nicht konstant und schwanken erheblich. Miller (1987) nimmt an, "daß jeder Mensch, ohne Ausnahme, der seine Kinder mißbraucht, als Kind selbst mißbraucht wurde".

Im Erwachsenenalter haben Sexualtäter nach einigen Untersuchungen (Finkelhor 1986, S. 108 ff.) größere Schwierigkeiten, befriedigende sexuelle Beziehungen zu unterhalten. Einige Forscher betonen die "Angst vor Frauen" (Hammer u. Glück 1957) oder "ungenügende soziale Fertigkeiten" (Howells 1981). Goldstein et al. (1973) fanden, daß Pädophile repressivere Einstellungen zur Sexualität (z.B. Masturbation, außerehelicher Geschlechtsverkehr) haben als andere Menschen. Verheiratete Sexualtäter haben häufig Probleme in ihrem eheliche Sexualleben (Finkelhor 1986, S. 110).

9.4.4 Mißbrauch

Merkmale des Mißbrauchs: Meist (in 49–89% der Fälle) ist der Täter dem Opfer bekannt (Nachbar, Lehrer, Freund der Eltern etc.); häufig (in 14–32% der Fälle) kommt er aus der eigenen Familie (Vater, Onkel etc.). Wie oft der Täter vollkommen fremd ist, schwankt je nach Untersuchung (11–51%, s. Tabelle 1). Gewalt wird nach einer Umfrage der *Los Angeles Times* (Timnick 1985) in 18% der Fälle angewandt; 1/4 der Mißbraucherlebnisse passieren öfter als einmal (Myatt 1985; Baker u. Duncan 1985). Nur bei ungefähr 3% kommt es zu einer Anzeige (Russell 1983; Timnick 1985). Jedes 3. Opfer sagt bis zur speziellen Befragung niemandem etwas von den Erlebnissen (Timnick 1985). Auch wenn die erfragten Mißbrauchserlebnisse nicht alle strafrechtlich relevante Delikte sind, weist die Zahl der schweigsamen Opfer doch auf eine sehr hohe Dunkelziffer.

9.5 Spätfolgen

Finkelhor erörterte 1979 die Frage "Was ist eigentlich falsch am Sex zwischen Erwachsenen und Kindern?" (Finkelhor 1979 b). Neben dem moralischen Einwand der Machtausnutzung bzw. fehlender Einwilligungsmöglichkeit nennt er den möglichen Schaden. Doch der Schadensaspekt wird von einigen Autoren abgestritten. Es gibt Stimmen, die sexuelle Beziehungen zwischen Erwachsenen und Kindern für durchaus positive Erfahrungen halten, wenn Freiwilligkeit vorliegt (Nelson 1981; Bernard 1982; Sandfort 1986; Bornemann 1985), für nicht unbedingt schädlich (Henderson 1983) oder für fast immer sehr schädlich (Herman 1981; Rush 1980; Russell 1986).

Die wenigen deutschen Untersuchungen kommen zu dem Schluß, daß die primäre Schädigung des Opfers durch die Tat häufig hinter der sekundären Schädigung des Opfers zurückbleibt, die durch die Vernehmungen, die Gerichtsverhaltung, die allgemeine Stigmatisierung, also die Reaktion der Umwelt entsteht (Lempp 1968; Kühn 1980; Nixdorf 1982; Diesing 1980; Baurmann 1983).

Da diese Ergebnisse nur auf Analysen von Gerichtsfällen beruhen, die keinesfalls repräsentativ für den sexuellen Mißbrauch sind, können sie nicht verallgemeinert werden und werden deshalb im folgenden vernachlässigt.

In den USA konzentriert sich die Auseinandersetzung besonders auf den intrafamiliären Mißbrauch. Demott hat 1980 in einem Artikel in *Psychology Today* 3 häufige Argumente der "Pro-incest-Lobby" beschrieben: 1) Inzest ist so häufig, daß dieses Verhalten wieder normal ist, 2) Schuldgefühle und die sozialen Reaktionen erzeugen die eigentlichen negativen Folgen, 3) verdecktes, verführerisches Verhalten der Eltern gegenüber den Kindern ist destruktiver als offener Inzest. Und Menninger (1973) fragt, ob das Inzesttabu nicht eine ähnliche Entwicklung durchmachen werde, wie das Masturbationstabu und bald als überholt fallengelassen werde. Der Pro-incest-Lobby steht eine Unmenge von klinischen Beobachtungen und Studien entgegen, die von massiven und andauernden Schäden bei mißbrauchten Menschen berichtet. Auch nach Selbsteinschätzung einer repräsentativen Stichprobe von Betroffenen (Baker u. Duncan 1985) ist sexueller Kindesmißbrauch schädlich; 54% der Befragten gaben negative Folgen an; 42% erkannten keine Folgen und 4% stuften den Mißbrauch positiv ein. Bei der letzten Gruppe fand die Tat nie unter 10 Jahren und nicht innerhalb der Familie statt. Solche Selbsteinschätzungen muß man allerdings sehr vorsichtig interpretieren, da viele Opfer gar nicht die möglichen Zusammenhänge zwischen dem Mißbrauch in ihrer Kindheit und den Alltagsproblemen als Erwachsener erkennen.

Die möglichen sozialen, seelischen und körperlichen Schäden des sexuellen Kindesmißbrauchs sind sehr vielfältig. Fast alle psychopathologischen Symptome können auftreten. Ein gut abgrenzbares Mißbrauchssyndrom gibt es nicht, obwohl einige Störungen besonders häufig sind. Je nach zeitlichem Abstand vom Mißbrauch kann man Früh- und mittelfristige Folgen (Initialeffekte, bis 2 Jahre nachher) von den Spätfolgen unterscheiden. Die Initialeffekte hängen nicht allein von der Art des Mißbrauchs und individuellen Faktoren ab, sondern auch von der Reaktion der Umwelt (z.B. Unterstützung oder Abweisung der Eltern) ab. Eine Aufstellung der Initialeffekte findet sich bei Fürniss u. Phil (1986 b) Saller u. Saller (1986) Fegert, (unveröffentlicht) Finkelhor u. Browne (1985).

Der folgende Abschnitt beschäftigt sich ausschließlich mit den Spätfolgen, also den Symptomen von Erwachsenen, die in der Kindheit oder Jugend sexuell mißbraucht wurden. Die Aufstellung erfolgt in Anlehnung an die sehr gute Übersichtsarbeit von Finkelhor u. Browne (1985), ergänzt durch Ergebnisse neuerer Untersuchungen (Freeman-Longo 1986; Oppenheimer 1985; Lindberg u. Distad 1985; Coons 1986, Bowman et al. 1985; Gold 1986; Gorcey et al. 1986; Becker et al. 1986; Sloan u. Leichner 1986).

Als Spätfolgen werden am häufigsten Depression, Angst, Selbstdestruktivität, Suchtmittelmißbrauch, Beziehungsstörungen, sexuelle Störungen und die Tendenz zur Reviktimisierung genannt, wie folgende Übersicht weiter zeigt:

Psychische Störungen:
– Depression,
– Angst (Angstattacken, Alpträume),
– Schlaftstörungen,
– Suchtmittelmißbrauch (Alkohol, Medikamente, Drogen),
– Selbstdestruktion (Suizid, Selbstverletzungen).

Psychosomatische Störungen:
– Eßstörungen (Anorexia nervosa, Bulimie),
– chronische Schmerzen (Unterleibsschmerzen).

Psychiatrische Störungen:
– multiple Persönlichkeit,
– Borderlinesymptome.

Sexuelle Störungen:
– Vaginismus,
– Erregungsstörungen,
– Luststörungen,
– Flashbacks.

Beziehungsstörungen:
– negative (feindliche) Gefühle gegenüber der Mutter,
– negative (feindliche) Gefühle gegenüber dem Vater,
– Angst vor Männern,
– Angst vor Frauen.

Spätere Entwicklung als Opfer bzw. Täter:
– weitere Vergewaltigung,
– Ehe mit gewalttätigen Ehepartnern,
– Prostitution,
– mißbrauchte Jungen werden eher zu späteren Tätern.

Selbstwertgefühl:
– niedriges Selbstwertgefühl.

Allerdings beruhen diese Ergebnisse nur auf Korrelationen und sind deshalb keine Beweise im eigentlichen Sinne, daß der Mißbrauch für die somatischen, sexuellen, emotionalen Probleme des Opfers verantwortlich ist oder eben andere Einflüsse wie z.B. zusätzliche Mißhandlung, Vernachlässigung, neurotische Grundkonflikte oder Konstellationen.

Von den *psychischen* Störungen scheint die Depression ein Leitsymptom des sexuellen Mißbrauchs zu sein. Weitere häufige Reaktionen sind Angstattacken, Alpträume, Schlafstörungen und Suchtmittelmißbrauch. Selbstdestruktive Phantasien und Handlungen, wie Selbstverletzungen sind häufig und u.a. wohl Ausdruck von Selbsthaß. Die Hälfte der Opfer macht mindestens einen Suizidversuch (Briere 1984).

Bei den wenigen Befragungen zu *psychosomatischen* Störungen werden immer wieder Eßstörungen wie Anorexia nervosa und Bulimie (Oppenheimer et al. 1985; Sloan u. Leichner 1986) und Unterleibsschmerzen (Gross et al. 1981) genannt.

Die *Psychiatrie* hat sich bisher kaum mit dem sexuellen Kindesmißbrauch als möglichem Faktor bei der Entstehung von psychiatrischen Erkrankungen beschäftigt, obwohl z.B. viele Symptome, die für eine Borderlinepersönlichkeit sprechen, auch bei Mißbrauchsopfern vorkommen (Briere 1984). Das seltene Krankheitsbild der multiplen Persönlichkeit korreliert fast immer mit sexuellen, häufig sadistischem Mißbrauch (Coons 1986).

Fast alle klinischen Studien weisen auf massive Schwierigkeiten im *sexuellen* Bereich (Vaginismus, Erregungsprobleme, sexueller Apathie, Flashbacks) hin, speziell bei Opfern von intrafamiliärem Mißbrauch. Eine mögliche Erklärung ist, daß der beim Mißbrauch empfundene Ekel so sehr und anhaltend mit allem Körperlichen verbunden ist, daß jede sexuelle Annäherung Angst macht und daß einzelne Körperteile oder der ganze Körper – von sich oder von anderen – abgelehnt wird. Um nicht an den Mißbrauch erinnert zu werden, unterdrücken wahrscheinlich einige Opfer alle sexuellen Impulse.

In einer Studie (Becker et al. 1986) von 372 Opfern sexueller Gewalt, einschließlich Inzestopfern, klagten 58.6% über meist multiple sexuelle Dysfunktionen, besonders aber über Luststörungen, 71% glaubten an einen direkten Zusammenhang zum Mißbrauch. Von einer Kontrollgruppe gaben nur 17,2% sexuelle Probleme an. In einer weiteren Studie von Gorcey et al. (1986) berichteten sogar 85% der 41 Befragten, in der Kindheit sexuell mißbrauchten Frauen, von sexuellen Problemen; 43% hatten allgemeine Angst vor Sexualität; 11% berichteten von sog. "Flashbacks" während sexueller Aktivitäten.

Ob einige Opfer von sexuellem Kindesmißbrauch im späteren Leben eher vermehrt sexuelle Beziehungen haben (Promiskuität) haben, ist umstritten. Ebenso unklar ist, ob sexueller Mißbrauch einen Einfluß auf die spätere sexuelle Orientierung hat. Finkelhor (1984), Fromuth (1986) und Meiselman (1978) fanden einen geringen Zusammenhang zwischen Kindesmißbrauch und Homosexualität. In der Studie von Bell u. Weinberg (1981) gaben nur 5% der homosexuellen Menschen an, in der Kindheit sexuelle Erfahrungen mit Erwachsenen gehabt zu haben.

Viele mißbrauchte Frauen klagen auch über *Beziehungsstörungen* und Probleme mit den Eltern. Von Inzestopfern haben erstaunlicherweise mehr Frauen Probleme mit der Mutter als mit dem Vater (Täter). In DeYoungs (1982) Stichprobe hatten 79% der Opfer feindliche Gefühle gegenüber der Mutter, 52% gegenüber dem Vater. Ansonsten haben mißbrauchte Frauen mehr Probleme mit Männern als mit Frauen. Wahrscheinlich spielen auch hier die durch den Mißbrauch ausgelösten Gefühle eine Rolle, wie Wut, Ärger, Vertrauensverlust, Angst vor Nähe.

Mißbrauchte Jungen und Mädchen unterscheiden sich meist in der *späteren Entwicklung als Opfer bzw. Täter*. Mißbrauchte Mädchen werden auch als Erwachsene häufig Opfer von sexueller und physischer Gewalt; sie gelangen z.B. oft an gewalttätige Ehemänner oder werden wieder Opfer von Vergewaltigungen. Miller et al. (1978) verglichen Frauen, die einmal vergewaltigt wurden, mit Frauen, die mehrfach Opfer waren und fanden, daß viele der Mehrfachopfer in der Kindheit inzestuös mißbracht worden waren.

Prostitution ist eine weitere Form, wie mißbrauchte Mädchen zum Daueropfer werden können. Silbert u. Pines (1981) interviewten 200 Straßenprostituierte, von denen 60% angaben, früher sexuell ausgebeutet worden zu sein. Täter waren in 2/3 der Fälle die Väter bzw. Ersatzväter.

Mißbrauchte Jungen werden als Erwachsene nicht selten zum Täter, besonders aber die, die von mehreren Tätern mißbraucht wurden und der Mißbrauch über einen langen Zeitraum andauerte (Freeman-Longo 1986).

9.6 Therapie

Interventionen und Therapie mit *Kindern und Jugendlichen,* die sexuell mißbraucht werden, erfordert eine gute interdisziplinäre Zusammenarbeit, planmäßiges Vorgehen und therapeutische Erfahrung mit dem Problem (Fürniss u. Phil 1986a; Sesan et al. 1986). Nach der Klärung des Verdachts und den Maßnahmen, die einen weiteren Mißbrauch verhindern, gibt es ein breites Spektrum von Behandlungsmöglichkeiten (Saller u. Saller 1986; MacFarlane et al. 1986). Das Spektrum reicht von Einzeltherapien für Kinder (Lamb 1986; Jones 1986; Adams-Tucker 1984), Gruppentherapien für betroffene Jugendliche und Kinder (Hazzard et al. 1986; Lubell u. Soong 1982; Blick u. Porter 1982; James 1977; Knittle u. Tuana 1980; Sturkie 1983) bis zur Familientherapie bei intrafamiliärem Mißbrauch (Hoorwith 1983; Giaretto 1982a, 1982b; Korth 1979; James u. Nasjleti 1983). Die familientherapeutischen Ansätze sind jedoch umstritten. Ihnen wird vorgeworfen, die Verantwortung für das Vergehen vom Vater auf die ganze Familie abzuwälzen (Kavemann u. Lohstöter 1985, S. 86: "Am abwegigsten ist die Familientherapie") und daß eine Beendigung des Mißbrauchs nicht direkt sichergestellt werde (Steinhage, unveröffentlicht).

Im folgenden soll ausschließlich auf die Therapie mit *Erwachsenen* eingegangen werden, die als Kinder sexuell mißbraucht wurden. Da die Erfahrungen sich ausschließlich auf Frauen beziehen, wird in diesem Abschnitt nur von Klientinnen bzw. Patientinnen die Rede sein.

Seitdem das Thema "sexueller Kindesmißbrauch" zunehmend enttabuisiert wird, suchen immer mehr betroffene Frauen nach therapeutischer Hilfe. So gaben von einer Zufallsstichprobe von 153 Frauen, die sich um eine Psychotherapie bzw. Beratung bemühten, 67 (43,8%) an, als Kind sexuell mißbraucht worden zu sein (Briere 1984). Leider muß man annehmen, daß diese Frauen häufig auf unvorbereitete Psychotherapeuten stoßen, die die Mißbrauchsberichte überhören, als Phantasie abtun, anzweifeln oder ängstlich-erschrocken kommentieren. So verwundert es auch nicht, daß selbst nach jahrelangen Therapien das Geheimnis des Mißbrauchs weiter bestehen bleibt.

Ziel dieses Abschnittes ist es, die professionellen Helfer für das Thema zu sensibilisieren, um leichter einen Mißbrauch erkennen und geeignete Interventionen einleiten zu können.

Es gibt 3 Formen der Hilfe für betroffene Frauen: Selbsthilfegruppen, Einzel- und Gruppentherapie. Welche Form bzw. Kombination von Formen für die betroffenen Frauen am besten geeignet sind, hängt u.a. von der Art der Spätfolgen ab. Für die Therapieplanung ist deshalb die Konzeptualisierung der Spätfolgen nach Finkelhor u. Browne (1985) ein gutes Hilfsmittel. Die beiden Autoren haben versucht, die Fülle der möglichen Spätfolgen (s. 9.6) in 4 Bereiche zusammenzufassen: sexuelles Trauma, Vertrauensverlust, Stigmatisierung und Hilflosigkeit. Je nachdem welcher Bereich besonders ausgeprägt ist, sind unterschiedliche Interventionen zu wählen.

9.6.1 Sexuelles Trauma

Das Ausmaß des sexuellen Traumas kann sehr unterschiedlich sein, abhängig u.a. vom Alter des Opfers zur Tatzeit und der Art des Kontaktes. Versucht der Täter z.B. das Kind zu erregen, ist die Sexualisierung sicherlich größer, als wenn er sich vom Kind masturbieren läßt. Die Folgen des sexuellen Traumas können diverse Sexualstörungen (Vaginismus, Erregungsstörungen, Orgasmusstörungen, Flashbacks) sein, aber auch allgemeine Verwirrung über sexuelle Normen. So sind betroffene Frauen häufig über die Rolle und den Stellenwert der Sexualität in Beziehungen verwirrt: als Folge sexuellen Mißbrauchs zeigen viele Mädchen und Frauen verführerisches Verhalten; sie haben als Kind gelernt, daß sie nur über Sexualität Zuwendung und Zärtlichkeit bekommen.

In der Sexualität werden betroffene Frauen am ehesten an den sexuellen Mißbrauch erinnert, deshalb kommt in der Regel in Ehe- bzw. Sexualtherapien das frühe Trauma am schnellsten zur Sprache. Häufiger Anlaß für eine solche Therapie ist, daß der Partner wesentlich öfter sexuellen Kontakt haben will und die Frau sich deshalb schuldig fühlt. Solche Konflikte treten oft erst nach einer befriedigenden Anfangsphase der Beziehung auf. Nach McGuire u. Wagner (1978) haben viele mißbrauchte Frauen keine Orgasmusprobleme, vermeiden aber Sexualität und verspüren keine sexuellen Bedürfnisse. Als therapeutische Interventionen kommen bekannte sexualtherapeutische Techniken in Frage, die in der Einzel- oder Paartherapie angewandt werden können. Gegen die Paartherapie bei mißbrauchten Frauen spricht allerdings, daß die Opfer dabei wieder für die Bedürfnisse von jemand anderem (diesmal dem Partner) eingespannt werden und nicht für sich selbst eine Veränderung anstreben. Wird dennoch eine Paartherapie durchgeführt, sollte dieses Motivationsproblem ausführlich behandelt werden. Auch sollten alle sexualtherapeutischen Methoden nicht nur mit der Zielvorgabe baldigen Funktionierens eingesetzt werden. Beim "Sensate focus" (Kaplan 1979; Arentewics u. Schmidt 1986), dem gegenseitigen Streicheln in nichtfordernder Atmosphäre, das McGuire u. Wagner (1978) in den ersten 3–5 Therapiewochen einsetzt, geht es vielmehr erst einmal darum, negative Gefühle wie Ekel und Wut zu identifizieren und auszudrücken (Apfelbaum 1981). Es wäre falsch, diese unterdrückten Gefühle durch bewußt eingesetzte erotische Phantasien (Kaplan 1974) zu überspielen. Wenn die negativen Gefühle ihren Ursprung im Mißbrauchserlebnis haben, ist es für den Partner sehr wichtig diesen Zusammenhang zu erkennen.

In einem nächsten Therapieschritt sollte die Frau ermutigt werden, die Kontrolle über die sexuelle Initiative zu übernehmen. Sie soll jetzt im Gegensatz zu den frühen Erfahrungen bestimmen, wann, wie und ob sie sexuellen Kontakt haben will. Kommt es während der Intimität zu einem Flashback, also einem plötzlichen, gefühlsmäßigen Erinnern an die Mißbrauchssituation, rät McCarthy (1986) der Frau, mit offenen Augen zum Partner über diese Empfindungen zu sprechen, um zwischen dem Täter und dem jetzigen Partner zu diskriminieren

Zur Dekonditionierung von Sexualität und negativen Empfindungen wie Ekel, Zwang, Geheimhaltung, Konfusion werden weitere verhaltenstherapeutische Techniken empfohlen: Entspannung, geleitete Imagination, Desensibilisierung, Gedankenstop (McCarthy 1986, vgl. auch Kap. 4).

9.6.2 Vertrauensbruch

Bei sexuellem Mißbrauch innerhalb der Familie ist der Vertrauensbruch am größten. Das Mädchen fühlt sich betrogen und verraten, gerade von dem Menschen, dem es am meisten vertraut hat und von dem es am meisten abhängig ist. Dieser Vertrauensbruch kann zu Feindseligkeit und Mißtrauen gegenüber allen Menschen führen, die dem Mädchen später nahe kommen. Die vielfältigen Beziehungsstörungen (s. 9.6) haben hier ihre Ursache.

Auch bei extrafamiliärem Mißbrauch kann die Grundhaltung des Vertrauens gestört werden, z.B. wenn die Eltern dem Kind nicht glauben. Steht der Vertrauensbruch im Vordergrund des Traumas, muß in der Psychotherapie der Schwerpunkt auf dem Aufbau einer stabilen therapeutischen Beziehung liegen. Das kostet am Anfang häufig beiden Seiten große Anstrengungen und gelingt längst nicht immer. Therapieabbrüche sind nicht selten. Manchmal ist der frühere Vertrauensbruch so groß und andere, positive Bezugspersonen fehlten, daß die enge und intensive Atmosphäre einer Einzeltherapie zuviel Angst macht und evtl. eine Gruppentherapie angezeigt ist. Eine Exploration mißbrauchter Frauen sollte deshalb immer auch nach positiven Figuren in der Kindheit suchen (Tress 1986).

9.6.3 Stigmatisierung

Viele Opfer fühlen sich oft selbst schuldig, dreckig und schlecht. Um den Täter bzw. den Vater zu schonen, suchen sie die Ursachen für den Mißbrauch bei sich selbst. Der Zwang zur Geheimhaltung erhöht das Schuldgefühl. Selbstbestrafungen, Selbstbeschädigungen, niedriges Selbstwertgefühl und die Tendenz, sich von anderen

Menschen zu isolieren, können die Folgen davon sein. Stehen solche Schuld- und Schamgefühle im Vordergrund, ist eine Gruppentherapie oder eine Selbsthilfegruppe der wichtigste therapeutische Baustein. Hier lernt das Opfer, daß es mit diesem Problem nicht allein ist, daß es deswegen auch nicht "der letzte Dreck" ist.

Über die Erzählungen der anderen Frauen finden viele ihre eigene Sprache wieder, können den eigenen Empfindungen und Wahrnehmungen wieder glauben, halten sich nicht für verrückt und kommen aus der Isolation heraus. Das steigert nicht zuletzt das niedrige Selbstwertgefühl.

In einer Einzeltherapie können begleitend Techniken der kognitiven Umstrukturierung angewendet werden, um die Schuld nach außen zu richten (McCarthy 1986).

9.6.4 Hilf- und Machtlosigkeit

Hilf- und Machtlosigkeit ist eine Grunderfahrung von jeglichem Mißbrauch. Besonders hilflos fühlt sich das Opfer, wenn Abwehrversuche scheitern. Manche Opfer fühlen sich auch jahrelang später in vielen Situationen noch genauso hilflos wie zur Tatzeit und können sich nicht wehren; meist ohne zu wissen warum. Folgen können sein: Angst, Depression und erhöhtes Risiko, Opfer von Vergewaltigung oder sonstiger Gewalt und Unterdrückung zu werden (s. 9.6).

Den Zusammenhang zwischen Depression und Kindesmißbrauch hat Gold (1986) versucht, mittels der "Theorie der gelernten Hilfslosigkeit" (Seligman 1983) zu erfassen. Der Grundgedanke ist dabei, daß sexueller Mißbrauch ein typisches unkontrollierbares Ereignis im Sinne Seligmans ist. Gold hat 103 Frauen, die in der Kindheit sexuell mißbraucht wurden, mit diversen Fragebogen untersucht. Das Ergebnis spricht dafür, daß das Ausmaß der Depression, aber auch anderer psychischer Störungen, v.a. mit einer internalen, stabilen und globalen Attribuierung für schlechte Ereignisse zusammenhängen.

In der Therapie sollten solche Attributionsmuster identifiziert und verändert werden. Konkrete Ziele sind, im Hinblick auf die internale Attribuierung, die Verantwortung für den Mißbrauch zu externalisieren, im Hinblick auf die stabile Attribuierung, die heutigen Stärken und Möglichkeiten kennenzulernen ("als Kind konnte ich micht nicht wehren, wohl aber jetzt als erwachsene Frau"), im Hinblick auf die globale Attribuierung, die unterschiedlichen Einflußmöglichkeiten zu erkennen. Solche Reattribuierungen können durch Selbstsicherheitstrainings und Selbstverteidigungstrainings unterstützt werden, damit die Klientinnen lernen, sich heute gegen die Ungerechtigkeiten und die Alltagsgewalt durchzusetzen. Um weiterer Viktimisierung vorzubeugen ist es auch wichtig, daß die Frauen sich nicht als passives Opfer fühlen, sondern als "survivor" (Überlebende), die aktive Bewätigungsstrategien eingesetzt hat (McCarthy 1986).

9.6.5 Therapeutische Grundregeln

Alle bedeutenden Therapierichtungen können für die Therapie von Frauen, die in der Kindheit sexuell mißbraucht wurden, berücksichtigt werden ("Die Therapie des sexuellen Mißbrauchs gibt es nicht", Lechmann 1987):
die Grundvariablen der Gesprächstherapie (Empathie, Wertschätzung, Kongruenz), die gefühlsintensivierenden Techniken und der Gestaltdialog (z. B. Gespräch mit dem nicht anwesenden Täter) der Gestalttherapie, das Erkennen von Übertragung- und Gegenübertragungsprozessen der Psychoanalyse, das aktive, nicht "kopflastige" Vorgehen im Psychodrama und diverse zielbestimmte Interventionen der Verhaltenstherapie (z.B. kognitive Umstrukturierung, Selbstsicherheitstraining, sexualtherapeutische Techniken).

Im folgenden werden einige Grundregeln genannt, die sich speziell für die Therapie mißbrauchter Frauen als sinnvoll erwiesen haben.

— Sei offen für Andeutungen und Hinweise!
Wenn Patientinnen ganz beiläufig über Mißbrauch erzählen oder auch nur Andeutungen machen, gehe als Therapeut nicht darüber hinweg, sondern frage ruhig und bestimmt nach. Die Patientinnen sind in den allerwenigsten Fällen entsetzt, sondern meist dankbar, daß dieses heikle Thema endlich angesprochen wird. Um die Aussprache zu erleichtern kann man vor der direkten Frage betonen, daß sexueller Mißbrauch (auch in der Familie) sehr häufig ist.
— Glaube alle Berichte!
Berichte von sexuellem Mißbrauch sind fast nie erfunden, deshalb sollte allen Betroffenen, "gleichgültig wie vage und verschwommen die Erinnerungen sein mögen" (Hildebrand 1986, S. 60), geglaubt werden.
— Sei parteilich!
Versucht der Therapeut besonders am Anfang der Therapie, Verständnis für alle Beteiligten zu wecken (z.B. für den Vater, die Mutter), dann wird die Klientin gehindert, ihre Wut und ihren Ärger zu äußern und nach außen zu richten und die Verantwortung dort zu sehen, wo sie hingehört, nämlich beim Erwachsenen.
— Betone die Stärken!
So wichtig das Erkennen des Traumas ist, so wichtig ist auch das Erkennen der persönlichen Stärken und positiven Erfahrungen des Opfers. Es ist fatal, die Klientin nur über den Mißbrauch zu definieren. Vielmehr sollte der ganze Mensch mit seinen Stärken und Überlebensstrategien gesehen werden. Auch Störungen, wie Bettnässen, und Krankheiten, wie Bauchschmerzen, die in der Kindheit in Verbindung mit dem Mißbrauch standen, sollten als kreative Bewältigungsstrategien verstanden werden. Manchmal kann ein Mißbrauchsopfer erst dann das ganze Ausmaß seiner schlimmen Erfahrungen schildern, wenn es sich vorher seiner Stärken und auch seiner positiven Beziehungen (z.B. unbelasteten Stunden bei der Oma) versichert hat.

– Dränge nicht, bremse eher!
Manchmal sind die Patientinnen so froh, endlich über den Mißbrauch sprechen zu können, daß sie mit aller Gewalt ganz viele Erinnerungen auf einmal berichten wollen und so ihre Kräfte überschreiten. In solchen Momenten ist es wichtig, die Klientinnen zu bremsen. Jede Frau muß erlernen, ihr eigenes Tempo bei der Bewältigung des Kindheitstraumas zu finden. Darauf muß besonders in der Gruppentherapie geachtet werden. Auf keinen Fall darf der Therapeut drängen oder ungeduldig werden (Courtois u. Watts 1982).

– *Achte und setze Grenzen!*
Der Mißbrauch stellt eine Verletzung der physischen und psychischen Grenzen dar. Mißbrauchte Menschen sind auch später für Grenzverletzungen sehr verwundbar bzw. übertreten selbst auch Grenzen anderer. Deshalb sollte der Therapeut klare Grenzen setzen (z.B. Dauer der Therapiestunde), die Grenzen der Klientinnen beachten (z.B. bei Berührungen fragen) und die eigenen Grenzen betonen (z.B. wenn die Patientin die Therapie sexualisiert). Der Therapeut dient so auch als Modell für Abgrenzungen.

– *Stabilisieren des Alltags!*
Wenn eine Patientin in einer sehr schwierigen sozialen Lage ist, d.h. keine befriedigende Beschäftigung hat, keinen Freundeskreis und keine stabile Partnerschaft besitzt, kann sie häufig nicht die Anforderungen und Belastungen einer Aufarbeitung des Traumas ertragen. Deshalb sind Hilfen und Regelungen für den Alltag möglichst vor einer intensiven Auseinandersetzung mit dem Täter und der Tat wichtig.

Eine Grundvoraussetzung für Therapeuten von Mißbrauchsopfern ist, daß sie sich mit ihren eigenen Verletzungen der physischen, psychischen und sexuellen Grenzen in der Kindheit auseinandergesetzt haben.

9.6.6 Geschlecht des Therapeuten

Opfer sexueller Gewalt sind meist Frauen, die Täter meist Männern. Von feministischer Seite werden Männer als Therapeuten von mißbrauchten Frauen besonders aus folgenden Gründen abgelehnt (Steinhage, unveröffentlicht):

– Männer können sich in die Lage von Frauen nicht einfühlen. Sexueller Mißbrauch und Vergewaltigung sind Gewaltdelikte, nicht Sexualdelikte, die Ausdruck der patriarchalischen Gesellschaftsstruktur sind (Rush 1980; Brownmiller 1975). Frauen leben in der alltäglichen Angst vor Gewalt und Unterdrückung, in die sich Männer wegen ihrer unterschiedlichen Sozialisation nicht hineinversetzen können.
– Männliche Therapeuten identifizieren sich mit dem Täter bzw. haben "Angst davor, als Mann zurückgewiesen zu werden, weshalb sie versuchen, ihre Klientinnen davon zu überzeugen, daß nicht alle Männer gewalttätig sind" (Steinhage, unveröffentlicht, S. 7).

– Betroffene Frauen sexualisieren nicht selten die Therapie. Einige Therapeuten sehen dieses Verhalten nicht als Folge des Mißbrauchs, sondern fühlen sich angezogen und gehen intime Beziehungen ein. Damit wiederholen sie das Trauma. Die Folgen sind denen des sexuellen Kindesmißbrauch sehr ähnlich (Pope 1986; Pope u. Bouhoutsos 1986). Wie häufig solche Übergriffe in Deutschland sind, ist nicht erforscht. In den USA gibt es mehrere Befragungen von Psychotherapeuten (Psychologen und Psychiatern) über sexuelle bzw. erotische Kontakte zu Klienten bzw. Patienten. Danach haben zwischen 7% und 13% der männlichen Therapeuten und 0% und 3% der weiblichen Therapeuten sexuelle Kontakte zu einem oder mehreren Patienten gehabt (Pope 1986; Pope u. Bouhoutsos 1986).

Für die Einbeziehung von männlichen Therapeuten auch in der Behandlung mißbrauchter Frauen spricht, daß nicht wenige dieser Frauen sich ausdrücklich an Männer wenden. Ein Grund dafür ist, daß sie die größte Wut und den größten Vertrauensbruch gegenüber der Mutter empfinden und deshalb sich anderen Frauen nur schwer öffnen können. Wenn diese Frauen die Therapie bei einem Mann beginnen, kann es sinnvoll sein, die Therapie zusammen mit einer Therapeutin oder evtl. später allein bei einer Frau fortzuführen.

Das Argument der fehlenden Einfühlbarkeit von Männern ist sicherlich gewichtig, doch stellt sich die Frage der Einfühlbarkeit bei jeder Therapie und ist abhängig von Erfahrung und Ausbildung. Auf jeden Fall sollten alle Therapeuten bei Enthüllung des Mißbraucherlebnisses die Klientin fragen, ob sie sich weiter einem Mann oder zukünftig lieber einer Therapeutin anvertrauen möchte.

9.6.7 Gruppentherapiekonzepte

Über Gruppentherapien von mißbrauchten Frauen liegen bisher die meisten Berichte vor (Hildebrand 1986; Tsai u. Wagner 1978; Goodman u. Nowak-Scibelli 1985). Als Vorteile der Gruppenarbeit werden besonders genannt: Unterstützung, Entlastung von Schuldgefühlen, Aufhebung der Isolation, Verbessern der sozialen Fertigkeiten.

Die aus den USA bekannten Modelle begrenzen die Therapie auf 4–12 Wochen (Goodman u. Nowak-Scibelli 1985; Tsai u. Wagner 1978). Damit soll ein überschaubarer Rahmen geschaffen werden und der Widerstand der Frauen vor dem Trauma verringert werden. Allerdings geben die betroffenen Frauen einstimmig an, viel zu wenig Zeit gehabt zu haben (Tsai u. Wagner 1978).

Die Auswahl der Teilnehmerinnen ist unterschiedlich. Während Tsai u. Wagner (1978) alle Interessentinnen aufnehmen, stellen Goodman und Nowak-Scibelli (1985) einige Kriterien an die Klientinnen, u.a. müssen die Frauen emotional einigermaßen belastbar sein, und darüber hinaus verlangen sie, daß jede Teilnehmerin parallel eine Einzeltherapie macht.

Die kurze Dauer der verschiedenen Gruppentherapien in den USA ist sehr kritisch zu bewerten: die sexuellen Kindheitstraumata sind in der Regel nicht in wenigen Wochen aufzuarbeiten.

Die zeitliche Begrenzung der Gruppentherapie drängt den Frauen ein Tempo auf, das an den persönlichen Bedürfnissen und Möglichkeiten der Teilnehmerinnen vorbeigeht und ein neues Erleben von Hilf- und Machtlosigkeit erzeugt (Steinhage, unveröffentlicht). In der Bundesrepublik Deutschland sind zur Zeit Selbsthilfegruppen oft die einzigen Anlaufstellen für Betroffene. Sie ermöglichen den Frauen, sich Hilfe zu holen ohne das Stigma der psychisch Kranken auf sich nehmen zu müssen.

Eine Selbsthilfegruppe bietet zwar Frauen die Möglichkeit, sich ohne Zeitdruck auszutauschen und damit einen ersten Schritt zur Bearbeitung des Traumas einzuleiten, aber die Hilfestellung ist begrenzt und reicht in vielen Fällen nicht aus.

Es erscheint deshalb inhaltlich angemessener, eine therapeutische Konzeption anzustreben, die Einzeltherapie, Gruppentherapie, Selbsthilfegruppe oder eine auf die individuelle Bedürfnislage der Fragen abgestimmte Kombination vorsieht.

9.7 Ätiologie

Die bisherige Forschung legt einen vielschichtigen Erklärungsansatz für sexuellen Kindesmißbrauch nahe (Finkelhor 1986). Sowohl individuelle als auch familiäre und gesellschaftliche Faktoren müssen berücksichtigt werden. Alle Theorien, die sich nur auf den Täter beschränken (s. Übersichten von Howells 1981; Langevin 1983) und eine einzige Ursache nennen, wie z.B. die psychische Abnormität der Täter, greifen zu kurz. Finkelhor (1984, S. 56) hat ein 4stufiges Modell zur Erklärung des sexuellen Kindesmißbrauchs entwickelt, das viele verschiedene Ansätze und empirische Ergebnisse integriert:

	Erklärungsebene	
	Individuell	Sozial/kulturell
1) Motivationsfaktoren		
emotionale Kongruenz:	gehemmte emotionale Entwicklung, Kontroll- und Machtbedürfnisse, Wiederholung des Kindheitstraumas (Ungeschehenmachen), narzistische Identifikation,	männliches Bedürfnis nach Dominanz und Mach in sexuellen Beziehungen,
sexuelle Erregung:	sexuelle Kindheitserfahrung, die traumatisch oder stark konditionierend war, Modellernen des sexuellen Interesses an Kindern, Fehlattribuierung von Erregungsreizen, biologische Abnormalität,	Kinderpornographie, erotische Werbung mit Kindern, männliche Neigung alle emotionalen Bedürfnisse zu sexualisieren,

Blockierung: ödipaler Konflikt, Kastrationsangst,   repressive Normen bezüg-
Angst vor Frauen, traumatisches   lich Masturbation und
sexuelles Erlebnis mit einem   außerehelichem Ge-
Erwachsenen, fehlende soziale   schlechtsverkehrs,
Fertigkeiten, Ehekonflikte,

2) Überwinden der internen Hemmungen

Alkohol, Psychose, fehlende   Gesellschaftliche Toleranz des
Impulskontrolle,   sexuellen Interesses an Kin-
Senilität, Versagen der   dern, geringe Strafen für
Inzestschranken in der   Sexualtäter, patriachalische
Familiendynamik   Normen, gesellschaftliche
Toleranz für Taten im alko-
holisierten Zustand,
Kinderpornographie,
Unfähigkeit der Männer, sich
mit kindlichen Bedürfnissen
zu identifizieren,

3) Überwinden der äußeren Hindernisse:

kranke oder abwesende Mutter,   fehlende soziale Unterstüt-
distanzierte oder überbehütende   zung der Mutter,
Mutter, unterdrückte oder miß-   Hindernisse in der Gleichbe-
brauchte Mutter von Seiten des Va-   rechtigung der Frau,
ters, soziale Isolation der Familie,   Auflösung der Nachbar-
ungewöhnliches Alleinsein mit   schaftshilfe,
dem Kind, geringe Aufsicht,   Familie als unantastbare
ungewöhnliche Schlaf- und   Privatsphäre,
Raumanordnungen,

4) Überwinden des kindlichen Widerstandes:

emotional unsicheres und   fehlende Sexualerziehung,
verarmtes Kind,   gesellschaftliche Machtlosig-
kindliches Nichtwissen von   keit der Kinder
sexuellem Mißbrauch,
ungewöhnliches Vertrauen
zwischen Kind und Täter,
Zwang.

Nach diesem Modell müssen 4 Bedingungen erfüllt sein, damit sexueller Mißbrauch stattfindet:

a) Der mögliche Täter muß eine *Motivation* haben, ein Kind sexuell zu mißbrauchen. Diese Motivation kann mehrere Wurzeln haben. Einmal kann die Beziehung zu erwachsenen Partnern blockiert sein (Ehekonflikte, Angst vor Frauen etc.).
Dann kann sich ein Mensch besonders von Kindern sexuell und gefühlsmäßig
angezogen fühlen, weil er z.B. als Kind selbst sexuell mißbraucht wurde. Tiefenpsychologische Ansätze erklären diese emotionale Kongruenz mit der Theorie der
"Identifikation mit dem Aggressor". Danach versuchen mißbrauchte Kinder ihre

empfundene Hilflosigkeit zu überwinden, indem sie als Erwachsene die Tat wiederholen, diesmal aber als der machtvolle Aggressor (Groth et al. 1982, S. 138). Empirisch ist diese Annahme insofern untermauert, als viele Täter als Kind selbst Opfer waren (s. 9.5). Die Theorie erklärt jedoch nicht, warum es mehr weibliche als männliche Opfer und mehr männliche als weibliche Täter gibt.

Die Frage wird durch einen Ansatz beantwortet, der das männliche Bedürfnis nach Macht und Überlegenheit hervorhebt. Besonders von feministischer Seite wird die Rolle der männlichen Sozialisation als verursachende Variable betont (Russell 1984 a; Herman 1981). Männer lernen danach schon als kleine Jungen, dominant, stark und aggressiv zu sein. Dementsprechend kommen als Partner nur Kleinere und Schwächere in Frage. Kinder sind kleiner und schwächer und erfüllen dieses Dominanzbedürfnis deshalb immer. Mißbrauch jeglicher Art kann nur in ungleichen Beziehungen passieren; je größer die Machtdifferenz, desto eher kann Mißbrauch bzw. Ausbeutung stattfinden.

Sexueller Mißbrauch von Kindern muß nicht primär sexuell motiviert sein; genausowenig wie Vergewaltigung (Russell 1984 a), bei der Dominanz und Erniedrigung wichtige Motivationsfaktoren sind. Doch auch wenn bei sexuellem Kindesmißbrauch die sexuelle Motivation nicht im Vordergrund steht, muß erklärt werden, warum die Dominanz nicht durch Schläge etc. bewiesen wird, sondern auf sexuellem Gebiet. Wiederum werden als eine Erklärung der sexuellen Motivierung eigene Mißbrauchserlebnisse des Täters genannt. Über Konditionierung und Modellernen mag ein ehemaliges Opfer später selbst durch Kinder erregt werden.

Auch durch Kinderpornographie kann wahrscheinlich latentes sexuelles Interesse an Kindern verstärkt bzw. erst hervorgerufen werden. Es fehlen jedoch empirische Belege. Experimente mit Vergewaltigungsfilmen legen allerdings nahe, daß durch häufig wiederholtes Betrachten von Vergewaltigungsszenen Konditionierungsprozesse in Gang gesetzt werden, so daß anfangs neutrale Szenen zu Auslösern sexueller Erregung werden können (Finkelhor 1984).

Möglicherweise spielt auch ein Attributionsfehler bei der sexuellen Erregung eine Rolle. Howells (1981) glaubt, daß die intensiven Gefühle, die Kinder bei Erwchsenen hervorrufen können, von einigen Menschen fälschlicherweise als sexuelle Gefühle gedeutet werden. Warum bei Männern dies häufiger passiert, mag in der postulierten männlichen Eigenschaft liegen, sexuelle Stimuli aus dem Kontext zu isolieren bzw. Gefühle generell zu sexualisieren (Russell 1984a).

Ein weiterer Grund, sich für Kinder als Sexualpartner zu interessieren, kann daran liegen, daß die Befriedigung in einer erwachsenen Beziehung blockiert ist, weil es an sozialen Fertigkeiten fehlt, aufgrund von Ehekonflikten oder aufgrund von repressiven Normen bezüglich Masturbation und außerehelichem Geschlechtsverkehr.

b) Der mögliche Täter muß seine internen *Hemmungen* überwinden. Auf der individuellen Ebene kann Alkohol zur Enthemmung und damit Übertretung der gesellschaftlichen Normen führen. Gesellschaftlich relevant sind die hohen Scheidungsraten, die vermehrt zu Stieffamilien geführt haben, in denen das Mißbrauchsrisiko stark erhöht ist (s. 9.5).

c) Der mögliche Täter muß die *äußeren Hindernisse* überwinden. Empirisch abgesichert ist, daß Kinder, die ohne Vater aufwachsen, die ein schlechtes Verhältnis zu den Eltern haben, deren Mütter krank oder behindert sich, ein größeres Mißbrauchsrisiko haben, d.h. sie sind anfälliger für sexuelle Übergriffe als andere Kinder (Finkelhor 1986).

d) Der mögliche *kindliche Widerstand* muß überwunden werden. Das kann durch Zwang passieren oder auch durch subtilere Methoden. Kinder, die emotial vernachlässigt sind, werden sicherlich leichter für sexuelle Kontakte zu Erwachsenen zu gewinnen sein, um wenigstens etwas Wärme und Zuwendung zu bekommen. Ebenso können Kinder, die sexuell ahnungslos sind und nicht aufgeklärt wurden, weniger sicher eine Mißbrauchssituation einschätzen. Dieser 4. Bedingungsfaktor gibt wichtige Hinweise zur Prävention mit Kindern. In den USA werden Trainings mit Schulkindern durchgeführt, die sie befähigen sollen, Situationen des Übergriffs zu erkennen und durch sehr bestimmtes Auftreten (sich des Rechtes, "nein" zu sagen, sicher sein!) abzuwehren (vgl. Übersicht von Finkelhor 1986).

9.8 Anstelle einer Zusammenfassung

Das Thema "sexueller Mißbrauch im Kindes- und Jugendalter" ruft starke Emotionen hervor, wie viele Auseinandersetzungen unter Fachleuten belegen. Bei kaum einem anderen Thema laufen so viele verschiedene und heiß umstrittene gesellschaftliche Probleme zusammen: Machtverhältnisse zwischen Männern und Frauen, Sexualität und Gewalt, Sexualität zwischen Erwachsenen und Kindern, Sexualität in der Familie, die Institution der Kernfamilie.

Jeder ist betroffen, ob als Frau oder Mann, als Therapeut oder Klient, als Mißbrauchter oder Mißbraucher. Eine allseits abgewogene Betrachtungsweise ist deshalb kaum möglich. Dennoch hoffe ich, mit diesem Übersichtsartikel einen Beitrag geleistet zu haben, der die Auseinandersetzung mit diesem Thema fördert.

Literatur

Aarens M et al. (1978) Alcohol, causalities and crime. Social Research Group, Berkeley, CA

Adams-Tucker C (1984) Early treatment of child incest victims. Am J Psychother 38:505–516

American Human Association (1978) National analysis of official child abuse and neglect reporting. Denver

Apfelbaum B (1981) Review of disorders of sexual desire and other new concepts and techniques in sex therapy. J Sex Res 17:182–189

Arentewicz G, Schmidt G (Hrsg) (1986) Sexuell gestörte Beziehungen. 2. Aufl. Springer, Berlin Heidelberg New York

Armstrong L (1978) Kiss daddy goodnight. A speak-out on incest. Hawthorn Books, New York (dt. 1985: Kiss daddy goodnight. Aussprache über Inzest. Suhrkamp, Frankfurt am Main

Bagley C (1985) Child sexual abuse within the family: An account of studies 1978–1984. University of Calgary Press, Calgary

Baker AW, Duncan SP (1985) Child sexual abuse: A study of prevalence in Great Britain. Child Abuse Negl 9:457–567

Bass E, Thornton L (eds) (1983) I never told anyone: Writings by women survivors of child sexual abuse. Harper & Row, New York

Baurmann M (1983) Sexualität, Gewalt und psychische Folgen. BKA-Forschungsreihe Nr. 15, Wiesbaden

Becker JV et al. (1986) Level of postassault sexual functioning in rape and incest victims. Arch Sex Behav 15:37–49

Bell A, Weinberg M (1981) Sexual preference: Its development among men and women. Indiana University Press, Bloomington

Bernard F (1982) Kinderschänder? Foerster, Berlin

Blick L, Porter F (1982) Group therapy with female adolescent incest victims. In: Sgroi S (ed) Handbook of clinical interventions in child sexual abuse. Lexington Books, Lexington

Bornemann E (1985) Das Geschlechtsleben des Kindes. Urban & Schwarzenberg, München Wien Baltimore

Bowman ES et al. (1985) Multiple personality in adolescence: Relationship in incestual experiences. J Am Academy Child Psychiatry 24:109–114

Briere J (1984) The effects of childhood sexual abuse on later phsychological functioning: Defining a post-sexual-abuse syndrome. Paper presented at the third national conference on sexual victimization of children. Washington, DC

Brownmiller S (1975) Against our will. Simon & Schuster, New York

Burgess AW et al. (eds) (1978) Sexual assault of children and adolescents. Lexington Books, Lexington Toronto

Cameron P et al. (1986) Child molestation and homosexuality. Psychol Rep 58: 327–337

Coons PM (1986) Child abuse and multiple personality disorder: Review of the literature and suggestions for treatment. Child Abuse Negl 10:455–462

Courtois CA, Watts DL (1982) Counseling adult woman who experiences incest in childhood adolescence. Personnel & Guidance J 60:275–279

Creighton SJ (1985) An epidemiological study of abuse children and their families in the United Kingdom between 1977 and 1982. Child Abuse Negl 9:441–448

Curtis JM (1986) Factors in sexual abuse of children. Psychol Reports 58:591–597

Demott B (1980) The pro-incest lobby. Psychology Today 13:11–16

DeYoung M (1982) The sexual victimization of children. McFarland, Jefferson London

DeYoung M (1985) Incest. An annotated bibliography. McFarland, Jefferson London

"Die Therapie gibt es noch nicht". (1987) Gespräch mit Ursula Enders. Psychologie heute 10:68–69

Diesing U (1980) Psychische Folgen von Sexualdelikten bei Kindern. Eine katamnestische Untersuchung. Minerva, München

Ellerstein NS, Canavan WJ (1980) Sexual abuse of boys. Am J Dis Child 134: 255–257

Fegert J (1987) Klinischer Umgang mit sexuellem Mißbrauch. Diagnostisches Vorgehen. (Unveröffentlichtes Manuskript)

Fey E, Fegert J (1987) Wenn Heimlichkeiten unheimlich werden. Möglichkeiten der Vorbeugung gegen den sexuellen Mißbrauch von Kindern. Frankfurt Rundschau 3. 1. 1987

Fikentscher E et al. (1978) Sexualstraftaten an Kindern und Jugendlichen unter Berücksichtigung latenter Kriminalität. Kriminalistik Forens Wissenschaften 33: 67–82

Finkelhor D (1979a) Sexually victimized children. Free Press, New York

Finkelhor D (1979b) What's wrong with sex between adults and children? Ethics and the problem of sexual abuse. Am J Orthopsychiatry 49:692–697

Finkelhor D (1984) Child sexual abuse. New theory and research. Free Press, New York

Finkelhor D (1986) A sourcebook on child sexual abuse. Sage, Beverly Hills London New Delhi

Finkelhor D, Browne A (1985) The traumatic impact of child sexual abuse: A conceptualization. Am J Orthopsychiatry 55:530–541

Freeman-Longo RE (1986) The impact of sexual victimization on males. Child Abuse Negl 10:411–414

Freud S (1969) Vorlesungen zur Einführung in die Psychoanalyse und Neue Folge. Firscher, Frankfurt am Main

Fromuth ME (1986) The relationship of childhood sexual abuse with later psychological and sexual adjustment in a sample of college women. Child Abuse Negl 10:5 15

Fürniss T, Phil M (1986a) Therapeutische Interventionen bei sexueller Kindesmißhandlung. Monatsschr Kinderheilkd 134:340–344

Fürniss T, Phil M (1986b) Diagnostik und Folgen von sexueller Kindesmißhandlung. Monatsschr Kinderheilkd 134:335–340

Gebhard P et al. (1965) Sex offenders: An analysis of types. Harper & Row, New York

Giaretto H (1982a) A comprehensive child sexual abuse treatment program. Child Abuse Negl 6:263–278

Giaretto H (1982b) Integrated treatment of child sexual abuse: A treatment and training manual. Science Behavior Books, Palo Alto

Gold ER (1986) Long-term effects of sexual victimization in childhood: an attributional approach. J Counsulting & Clin Psychol 54:471–475

Goldstein MJ et al. (1973) Pornography and sexual deviance. University of California Press, Los Angeles

Goodman B, Nowak-Scibelli D (1985) Group treatment for women incestuously abused as children. Int J Group Psychother 35:531–544

Gorcey M et al. (1986) Psychological consequences for women sexually abused in childhood. Social Psychiatry 21:129–133

Gross RJ et al. (1981) Borderline syndrome and incest in chronic pelvic pain patients. J Psychiatry Med 10:79–96

Groth NA (1979) Men who rape: The psychology of the offender. Plenum, New York

Groth NA, Burgess A (1979) Sexual trauma in the life histories of rapists and child molesters. Victimology. An Int J 4:10–16

Groth NA et al. (1982) The child molester: Clinical observations. In: Conte J, Shore D (eds) Social work and child sexual abuse. Haworth, New York

Hammer RF, Glueck BC (1957) Psychodynamic patterns in sex offenders: A four-factor theory. Psychiatric Q 31:325–345

Hazzard A et al. (1986) Group therapy with sexually abused adolescent girls. Am J Psychother 60:213–223

Henderson J (1983) Is incest harmful? Can J Psychiatry 28:34–40

Herman J (1981) Father-daughter incest. Harvard University Press, Cambridge London

Herman J (1985) Father-daughter incest. In: Burgess AW (ed) Rape and sexual assault. A research handbook. Garland, New York London, pp 83–96

Hildebrand E (1986) Therapie erwachsener Frauen, die in ihrer Kindheit inzestuöser Vergehen ausgesetzt waren. In: Backe L et al. (eds) Sexueller Mißbrauch von Kindern in Familien. Deutscher Ärzte-Verlag, Köln, S 52–68

Hirsch M (1987) Realer Inzest. Psychodynamik des sexuellen Mißbrauchs in der Familie. Springer, Berlin Heidelberg New York

Hoorwitz AN (1983) Guidelines for treating father-daughter incest. Social casework: J Contempo Soc Work 515–524

Howells K (1981) Adult sexual interst in children: Considerations relevant to theories of aetiology. In: Cook M, Howells K (eds) Adult sexual interest in children. Academic Press, London, pp 55–98

James B, Nasjleti M (1983) Treating sexually abused children and their families. Consulting Psychologists Press, Palo Alto

James K (1977) Incest: The teenager's perspective. Psychother Theor Res Practice 14:146–155

Johnson RJ, Shrier DK (1985) Sexual victimization of boys. J Adolesc Health Care 6:372–376

Jones DPH (1986) Individual psychotherapy for the sexually abused child. Child Abuse Negl 10:377–385

Justice B, Justice R (1979) The broken taboo: Sex in the family. Human Sciences, New York

Kaplan HS (1974) The new sex therapy. Brunner & Mazel, New York

Kaplan HS (1979) Sexualtherapie. Ein neuer Weg für die Praxis. Enke, Stuttgart

Kavemann B, Lohstöter I (1984) Väter als Täter. Sexuelle Gewalt gegen Mädchen. Rowohlt, Reinbek

Kavemann B, Lohstöter I (1985) Plädoyer für das Recht von Mädchen auf sexuelle Selbstbestimmung. In: Kavemann B et al. (eds) Sexualität – Unterdrückung statt Entfaltung. Leske & Rudrich, Opladen

Kercher GA, McShane M (1984) The prevalence of child sexual abuse victimization in an adult sample of Texas residents. Child Abuse Negl 8:495–501

Kirchhoff C, Kirchhoff F (1979b) Erlebte Sexualdelikte. Zur versteckten sexuellen Viktimisation. Sozialpäd Blätter 4:110–122

Kirchhoff C, Kirchhoff F (1979a) Untersuchungen im Dunkelfeld sexueller Viktimisation mit Hilfe von Fragebögen. In: Kirchhoff GF, Sessat K (Hrsg) Das Verbrechensopfer. Ein Reader zur Viktomologie. Brockmeyer, Bochum, S 275–299

Kirchhoff G, Thelen C (1976) Hidden victimization by sex offenders in Germany. In: Viano E (ed) Victims and society. Victimology, Washington, pp 277–284

Knittle B, Tuana S (1980) Group therapy as primary treatment for adolescent victims of intrafamilial sexual abuse. Clin Soc Work 8:236–242

Kroth JA (1979) Child sexual abuse. Analysis of a family therapy approach. Thomas, Springfield

Kühn E (1980) Kindesmißbrauch: Gerichtsverfahren schädigen mehr als die Tat. Kinderschutz aktuell 1:23–24

Lamb S (1986) Treating sexually abused children: Issues of blame and responsibility. Am J Orthopsychiat 56:303–307

Landis JT (1956) Experience of 500 children with adult sexual deviation. Psychiatric Q (Suppl) 30:91–109

Langevin R (1983) Sexual strands. Understanding and treating sexual anomalies in men. Laurence Erlbaum Association, Hillsdale

Langevin R et al. (1985) Why are pedophiles attracted to children? Further studies of erotic preference in heterosexual pedophilia. In: Langevin R (ed) Erotic preference, tender identity, and aggression in men: New research studies. Laurence Erlbaum Association, Hillsdale, pp 181–210

Lechmann C (1987) Erzwungene Liebe. Psychologie heute 10:62–67

Lempp R (1968) Seelische Schädigung von Kindern als Opfer von gewaltlosen Sittlichkeitsdelikten. NJW 21:49

Lindberg FH, Distad LJ (1985) Post-traumatic stress disorders in women who experienced childhood incest. Child Abuse Negl 9:329–334

Lubell D, Soong W (1982) Group therapy with sexually abused adolescents. Can J Psychiatry 27:311–315

MacFarlane K et al (1986) Sexual abuse of young children. Evaluation and treatment. Holt, Rinehart & Winston, London Sydney

Maisch H (1968) Inzest. Rowohlt, Reinbek

Masson JM (1974) Was hat man dir, du armes Kind, getan? Sigmund Freuds Unterdrückung der Verführungstheorie. Rowohlt, Reinbek

McCarthy BW (1986) A cognitive-behavioral approach to understanding and treating sexual trauma. J Sx Mar Ther 12:322–329

McGuire LS, Wagner WN (1978) Sexual dysfunction in women who were molested as children: One response pattern and suggestions for treatment. J Sex Mar Ther 4:11–15

Meiselman KC (1979) Incest. A Psychological study of causes and effects with treatment recommendations. Jossey-Bass, San Francisco Washington London

Menninger K (1973) Whatever became of sin. Hawthorn, New York

Miller A (1987) Wie Psychotherapien das Kind verraten. Ein Gespräch mit Alice Miller. Psychologie heute 4:20–31

Miller J et al. (1978) Recidivism among sex assault victims. Am J Psychiatry 135:1103–1105

Mrazek PB (1981a) Definition and recognition of sexual child abuse: Historical and cultural perspectives. In: Mrazek PB, Kempe CH (eds) Sexually abused children and their families. Pergamon, Oxford, pp 5–17

Mrazek PB (1981b) The nature of incest: A review of contributing factors. In: Mrazek PB, Kempe CH (eds) Sexually abused children and their families. Pergamon, Oxford, pp 98–108

Mrazek PB (1983) Bibliography of books on child sexual abuse. Child Abuse Negl 7:247–249

Mrazek PB, Bentovim A (1981) Incest and the dysfunctional family system. In: Mrazek PB, Kempe CH (eds) Sexually abused children and their families. Pergamon, Oxford, pp 167–178

Mrazek PB, Kempe CH (eds) (1981) Sexually abused children and their families. Pergamon, Oxford

National Center on Child Abuse and Neglect (NCCAN) (1981) Study findings: National study of incidences and severity of child abuse and neglect. Department of Health, Education and Welfare, Washington DC

Nelson JA (1981) The impact of incest: Factors in self evaluation. In: Constantine LL, Martison FM (eds) Children and Sex. Little Brown & Co., Boston

Nixdorf H (1982) Das Kind als Opfer sexueller Gewalt. Mschr Kriminologie & Strafrechtsreform 65:87–97

Oppenheimer R et al. (1985) Adverse sexual experience in childhood and clinical eating disorders: A preliminary despription. J Psychiatric Res 19:357–361

Parker H, Parker S (1986) Father-daughter sexual abuse: An emerging perspective. Am J Orthopsychiat 56:531–549

Petrovich M, Templer DJ (1984) Heterosexual molestation of children who later become rapists. Psychol Rep 54:810
Pierce R, Pierce LH (1985) The sexual abused child: A comparison of male and female victims. Child Abuse Negl 9:191–199
Pope KS (1986) Research and laws regarding therapist-patient sexual involvement: Implications for therapists. Am J Psychother 60:564–571
Pope KS, Bouhoutsos JG (1986) Sexual intimacy between therapists and patients. Praeger, New York
Rennert H (1965) Untersuchungen zur Gefährdung der Jugend und zur Dunkelziffer bei sexuellen Straftaten. Psychiat Neurol Med Psychol 17:361–367
Rush F (1980) The best kept secret: Sexual abuse of chilren. Prentice-Hall, New Jersey (dt. 1982: Das bestgehütete Geheimnis: Sexueller Kindesmißbrauch. sub rosa Frauenverlag, Berlin)
Russell DEH (1983) The incidence and prevalence of intrafamilial and extrafamilial sexual abuse of female children. Child Abuse Negl 7:133–146
Russell DEH (1984a) The prevalence and seriousness of incestuous abuse: Stepfathers vs. biological fathers. Child Abuse Negl 8:15–22
Russell DEH (1984b) Sexual exploitation. Rape, child sexual abuse and workplace harassment. Sage Publications, Beverly Hills
Russell DEH (1986) The secret trauma. Incest in the lives of girls and women. Basic Books, New York
Saller H, Saller R (1986) Sexueller Mißbrauch von Kindern. Diagnostische und therapeutische Aspekte. Padiat Prax 33:573–580
Sandfort T (1986) Pädophile Erlebnisse. Holtzmeyer, Braunschweig
Schechter MD, Roberge L (1976) Sexual exploitation. In: Helfer RE, Kempe CH (eds) Child abuse and neglect: The family and the community. Ballinger, Cambridge, MA
Seligman MP (1983) Erlernte Hilflosigkeit. Urban & Schwarzenberg, München Wien Baltimore
Sesan R et al. (1986) The support network: Crisis intervention for extrafamilial child sexual abuse. Prof Psychol: Res Practice 17:138–146
Showers J et al. (1983) The sexual victimization of boys: A three-year survey. Health Values: Achieving High Level Wellness 7:15–18
Silbert MH, Pines AM (1981) Sexual child abuse as an antecedent to prostitution. Child Abuse Negl 5:407–411
Sloan G, Leichner P (1986) Is there a relationship between sexual abuse or incest and eating disorders? Can J Psychiat 31:656–660
Spencer MJ, Dunklee P (1986) Sexual abuse of boys. Pediatrics 78:133–138
Statistisches Bundesamt (Hrsg) (1986) Statistisches Jahrbuch 1986 für die Bundesrepublik Deutschland. Kohlhammer, Stuttgart
Steinhage R (1987) Beratung und Therapie mit Frauen, die als Mädchen sexuell mißbraucht wurden. (Unveröffentlichtes Manuskript)
Sturkie K (1983) Structured group treatment for sexually abused children. Health Soc Work 8:299–308
Thorman G (1983) Incestouos families. Thomas, Springfield, Il
Timnick L (1985) 22% in servey were child abuse victims. Los Angeles Times, Aug 25, p 1
Timnick L (1985) Children's abuse reports reliable, incest believe. Los Angeles Times, Aug 26, p 1
Tingle D et al. (1986) Childhood and adolescent characteristics of pedophiles and rapists. Int J Law Psychiatry 9:103–116

Tress W (1986) Die positive frühkindliche Bezugsperson — Der Schutz vor psychogenen Erkrankungen. Psychother Med Psychol 36:51−57
Tsai M, Wagner NN (1978) Therapy groups for women sexual molested as children. Arch Sex Behav 7:417−427
Wild NJ (1986) Sexual abuse of children in Leeds. Br Med J 292:1113−1116
Wolters WHG et al. (1985) A review of cases of sexually exploited children reported to the Netherlands State Police. Child Abuse Negl 9:571−574
Wyatt GE (1985) The sexual abuse of Afro-American and white American women in childhood. Child Abuse Negl 9:507−519
Wyatt GE, Peters SD (1986) Issues in the definition of child sexual abuse in prevalence research. Child Abuse Negl 10:231−240

10 Psychosoziale Faktoren der HIV-Infektion

S. Hoyndorf

10.1 Einführung in die medizinischen Grundlagen

Einer noch geringen Zahl von Aids-Fällen stehen ca. 200 000 HIV-infizierte Personen gegenüber, von denen vermutlich nur 10% von ihrer Infektion wissen. Primärer Infektionsmodus sind Sexualkontakte, wobei inzwischen auch die heterosexuelle Übertragung gut dokumentiert ist. Entgegen früherer Annahmen kann davon ausgegangen werden, daß die Infizierung bidirektionell erfolgt, d.h. für Männer und Frauen besteht das gleiche Infektionsrisiko (Jäger 1987).

Die Ausbreitung der HIV-Infektion aus den bisher bekannten Hauptbetroffenengruppen erfolgt(e) in erster Linie durch sexuelle Kontakte von Fixern mit nichtdrogenabhängigen Partnern. Bisexuelle Männer und registrierte Prostituierte spielen bei der Ausbreitung der HIV-Infektion nur eine untergeordnete Rolle.

Die akute Infektion (Zeitpunkt der Infizierung) kann zu leichten Lymphknotenschwellungen führen, die jedoch häufig unbemerkt bleiben. Unspezifische Symptome bei Progredienz der Infektion sind Lymphknotenschwellungen, Durchfälle, Fieber, Nachtschweiß, Gewichtsverlust, Müdigkeit und Leistungsabfall. Aids kann als Endstadium der HIV-Infektion bezeichnet werden, das durch das Auftreten einer oder mehrerer oppotunistischer Erkrankungen charakterisiert ist. Als grobe Regel gilt: je fortgeschrittener die Immunschwäche, desto ausgeprägter das Krankheitsbild und desto schwieriger die Behandlung der opportunistischen Erkrankung. Neurologische Manifestationen sind häufig und können die Initialsymptomatik bilden (Kesselring 1986). Die Symptome umfassen Demenz, motorische Störungen, psychische Auffälligkeiten und Bewußtseinsstörungen.

Sichere Aussagen über die Prognose sind bisher nicht möglich. Brodt et al. (1986) schätzen auf der Grundlage ihrer Daten, daß im Verlauf von 7 Jahren ca. 75% der HIV-Infizierten das Aids-Vollbild entwickeln. Möglicherweise ist es nur eine Frage der Zeit, bis alle Infizierten das Vollbild Aids entwickeln.

Die Faktoren, die zu einer Progredienz der HIV-Infektion führen, bzw. die Progredienz beschleunigen, sind weitgehend unbekannt. So kann auch über Art und Ausmaß von psychischen Faktoren, Ernährung, Drogenkonsum nur spekuliert werden. Fragwürdig sind unkritische Annahmen, die sich auf Befunde ganz anders gearteter Erkrankungen stützen und das Wesen der Immunschwäche nicht berücksichtigen.

Das einzige bisher freigegebene Medikament ist Azidothymidin (AZT; Handelsname Retrovir), das die Sterblichkeit von Aids-Patienten verringern kann (Fischl et al. 1987b), jedoch erhebliche Nebenwirkungen hat (Richmann et al. 1987).

Eine bessere Verträglichkeit wird von chemisch verwandten Wirkstoffen erhofft, die vor der klinischen Testung stehen (Pfäffl 1987).

HIV 2 ist ein neuentdecktes Retrovirus, von dem vermutet wird, daß es einen ähnlichen Immundefekt verursacht wie das HIV 1 bei gleichem Infektionsmodus. In der BRD wurde Anfang 1987 der erste Fall einer HIV-2-Infektion diagnostiziert; von weiteren HIV-2-Infektionen ist auszugehen (Staszewski et al. 1987).

10.2 Aids-Prävention

10.2.1 Aufklärung und Beratung

Die Prävention ist beim heutigen Wissensstand die wichtigste Strategie der Aids-Bekämpfung. Aufklärungskampagnen stehen vor der Aufgabe zu alarmieren und zu beruhigen, Stigmatisierung entgegenzuwirken und Verhaltensänderungen anzuregen. Für Verhaltensänderungen muß zielgruppengerecht, produktorientiert und mit attraktiven Modellen geworben werden (Göckenjan 1987). Werbung für Safer sex erfordert Werbung für kondomzentrierten Sex. Dabei sollten soziale Erwünschtheit, Verantwortungsbewußtsein und die Kompatibilität von Lust und Kondom unterstrichen werden.

Noch weitgehend ungenutzt sind die Möglichkeiten des Mediums Fernsehen. Eine adäquate Aids-Prävention in den Schulen wird noch immer durch ideologische Richtlinien der Kultusministerien gebremst.

Unter dem Eindruck, daß Aufklärung durch Broschüren und Medien nur begrenzt zu Verhaltensänderungen im Sinne der Infektiosprophylaxe geführt hat, werden verstärkt Streetworker eingesetzt. Neben der Verteilung von Kondomen und Einwegspritzen in der Szene besteht ein wesentlicher Teil der Arbeit in zeitintensiven vertrauensbildenden Gesprächen.

Die begrenzte Effektivität von Aufklärungskampagnen sollte nicht übersehen werden. Untersuchungen aus den USA weisen darauf hin, daß trotz jahrelanger Safer-sex-Kampagnen der Analverkehr bei Homosexuellen noch weit verbreitet ist und rund 40% dabei keine Kondome verwenden (Frösner 1987).

Aids-Beratung beinhaltet zunächst einmal Aufklärung bezüglich Infektionsrisiken und Safer sex. Safer-sex-Beratung darf sich nicht auf den Verweis auf Kondome beschränken. Angesprochen werden müssen Ängste, Hemmungen, Vorurteile (s. unten). Im Sinne einer Desensibilisierung bzw. zum Abbau von Berührungsängsten sollte bei der Beratung ein Kondom zur Hand sein.

Vor einer HIV-Untersuchung sollte ihre Bedeutung geklärt werden. Das Wesen des Tests impliziert, daß für einige die schlimmsten Befürchtungen wahr werden und andere davon befreit werden. Dabei geht es primär um die eigene Gesundheit, Sexualität und Zukunft bzw. Lebensbedrohung. Zusätzlich geht es um Befürchtungen, Partner zu infizieren bzw. infiziert zu haben oder anders formuliert um die Frage, ob man sich zukünftig einem Partner zumuten kann.

Umstritten ist, ob aktiv zur HIV-Untersuchung geraten werden sollte. Dabei wird leicht vernachlässigt, daß das Ergebnis der HIV-Untersuchung oft als motivierender Faktor einer notwendigen Veränderung des Sexualverhaltens erforderlich ist (Crenshaw 1987; vgl. Frösner 1987). Ist dies der Fall, so sollte eine aktive Bearbeitung von Ängsten erfolgen, die der HIV-Untersuchung entgegenstehen.

Als Spezifikum der Aids-Beratung kann die Verantwortung gegenüber nichtinfizierten Personen gesehen werden. Vor dem Hintergrund der Ausbreitung der HIV-Infektion — Verdopplungszeiten von rund 12 Monaten können so interpretiert werden, daß jeder Infizierte seine Infektion im Durchschnitt alle 12 Monate weitergibt (Stille u. Helm 1987) — ist es unverantwortlich, sich diesem Spezifikum und seinen Implikationen für die Beratungsarbeit nicht zu stellen.

Ein negatives Testergebnis kann leicht eine Scheinsicherheit vermitteln und als "Persilschein" fehlinterpretiert werden. Die Beratung sollte aufzeigen, daß auch bei einem negativen Untersuchungsergebnis — von Ausnahmen abgesehen — Veränderungen im Sexualverhalten (bzw. im Spritzengebrauch) notwendig sind.

10.2.2 Safer sex

Beim Schlagwort Safer sex geht es darum, das sexuelle Verhalten so zu gestalten, daß ein Infektionsrisiko weitgehend ausgeschlossen wird.

Safer sex im weitesten Sinn schließt eine Reduktion der Anzahl der Sexualpartner bzw. "sorgfältige" Auswahl der Sexualpartner ein. Safer sex im engeren Sinn bezieht sich auf den Gebrauch von Kondomen, Gleitmitteln und Spermiziden, um risikoreiche Verhaltensweisen relativ risikoarm zu gestalten (zum Gebrauch von Kondomen s. Faltblatt "Kondome — und wie man sie gebraucht" der Deutschen Aids-Hilfe).

Die präventive Wirkung von Kondomen hat Grenzen, wie die Erfahrungen mit Kondomen als Mittel der Empfängnisverhütung zeigen. Die hohe Versagerquote wird durch unregelmäßige Anwendung, Mängel des Kondoms bzw. Platzen des Kondoms und inkorrekten Gebrauch erklärt (Masters et al. 1982, S. 134).

Der Pearl-Index von Kondomen beträgt 3–10, d.h. 3–10 von 100 Frauen werden innerhalb eines Jahres schwanger, auch wenn der Partner ständig Kondome benützt. Da der Pearl-Index die Tage berücksichtigt, an denen eine Konzeption möglich ist (3–4 Tage pro Monat), ist der "HIV-bezogene Pearl-Index" etwa 7mal höher. Die unzureichende Sicherheit von Kondomen belegt eine Untersuchung der Stiftung Warentest (*Test*, Juli 1987, S. 60–66); 1/3 der getesteten Markenkondome wurde als "mangelhaft" bewertet, und zwar unabhängig von dem Hinweis "elektronisch geprüft" oder den Gütesiegeln der Industrie ("dlf" bzw. RAL).

Das Infektionsrisiko trotz Kondomgebrauchs belegt auch eine Verlaufsbeobachtung von 10 Paaren, von denen ein Partner HIV-positiv war: trotz des ständigen Gebrauchs von Kondomen kam es in einem Fall zu einer heterosexuellen Übertragung (Fischl et al. 1987a).

Jeder Sexualkontakt, der die Möglichkeit eines Austauschs von Körperflüssigkeit ausschließt, kann als risikofrei gelten ("safe sex"). Darunter fallen zum einen Verhaltensweisen, die ansonsten eher als Komponenten des Vorspiels verstanden werden und Verhaltensweisen, die eher ungewöhnlich sind. Dazu zählen Massage, Aneinanderreiben (Frottage), gegenseitige Masturbation, exhibitionistisches und voyeuristisches Verhalten (Masturbation, Striptease), der Gebrauch von getrennten Sexspielzeugen (Vibratoren, Dildos) und Telefonsex.

Umstritten ist, inwieweit Zungenküsse ein Infektionsrisiko darstellen, zumindest kann jedoch davon ausgegangen werden, daß es sehr gering ist.

Das Gros der deutschen Sexualwissenschaftler hat in Publikationen zu Safer sex kritisch Stellung genommen. Betont wurde die Triebhaftigkeit der Sexualität, die sich nicht einfach "partialisieren" und "kondomisieren" lasse (Clement 1986; Sigusch 1986 a, b). "Safer sex ist keine neue kreative Form von Sexualität, sondern nüchterne Prävention einer Infektionskrankheit, die die sexuellen Erlebnis- und Ausdrucksmöglichkeiten auf ein armseliges Maß beschränkt. Er ist Präventionssex" (Rühmann 1986, S. 83). Die Tatsache, daß Kondome zur Empfängnisverhütung Anwendung finden, daß Paare Spermizide benützen und Frauen Diaphragmen einsetzen und daß diese Maßnahmen der Kontrazeption der sexuellen Aktivität und dem partnerschaftlichen Genuß offensichtlich nicht entgegenstehen, wird dabei leicht übersehen. Bezüglich Safe sex wurde kritisiert, daß dieser einer "Anonymisierung" und "Pervertierung" der Sexualität Vorschub leiste (Schorsch 1986). Insbesondere für HIV-Positive gilt jedoch, daß, wer sich aufgrund des Infektionsrisikos etwa dazu entschließt, mehr und genußvoller zu masturbieren, eine reife und bewußte Entscheidung trifft (Haeberle 1987). Ein weiterer Aspekt der Diskussion bezieht sich auf moralische und gesellschaftliche Implikationen von Safer sex. Befürchtet wird, daß die Aids-Problematik ein gefundenes Fressen für Wendepolitiker darstellt, um Treue und andere konservative Werte zu propagieren (Schmidt 1986). Bei manchen Diskussionsbeiträgen, gerade auch von Sexualwissenschaftlern, kann man sich allerdings schwer des Eindrucks erwehren, daß die darin vielbeschworenen Ziele der Sexualität, von Emanzipation bis Selbstverwirklichung, primär dazu dienen, das eigene gesellschaftskritische Selbstverständnis zu betonen und sich unangenehmer Verantwortlichkeit zu entziehen.

10.2.3 Praxis von Safer sex

Der praktischen Umsetzung der technischen Safer-sex-Empfehlungen stehen eine Reihe von Faktoren entgegen. Diese betreffen v.a. Kontakte mit neuen Partnern. Sind beide Partner bzw. die Beziehung auf Safer sex eingestellt, wird die Praxis von Safer sex sicher erleichtert.

Voraussetzung für die Praxis von Safer sex ist die Wahrnehmung der eigenen Betroffenheit. Eine Verleugnung der eigenen Betroffenheit stellt die verbreitete Annahme dar, man könne "sichere" Partner identifizieren. Ein weiterer Aspekt ist eine "Es-wird-schon-gut-gehen"-Haltung in der aktuellen Situation.

Die Abkehr von gewohnten sexuellen Aktivitäten erfordert u.a. eine Modifikation sexueller Schemata. Dazu gehört die Vorstellung von spontanem, "natürlichem" Sex und die Tendenz zu "alles oder nichts". Betroffen sind auch die Rituale der "Anmache" vor sexuellen Kontakten, in denen häufig kein Platz für klärende Gespräche ist. Dies gilt sowohl für Homosexuelle, wie auch für Heterosexuelle.

Safer sex muß so auch unter dem Aspekt eines Verlusts betrachtet werden, des Verlusts einer relativ unbeschwerten Sexualität. Subjektiv wird das Erleben dieses Verlusts von Charakter und Stellenwert der vorher gelebten Sexualität abhängen und davon, ob dieser Verlust temporär oder permanent ist. Für Nichtinfizierte kann eine monogame Beziehung (sofern beider Partner seronegativ sind) als Hoffnungshorizont erscheinen. HIV-Positive müssen sich nach heutigem Wissensstand mit einem permanenten Verlust auseinandersetzen. Das Charakteristische an diesem Verlust ist die Notwendigkeit permanenter Selbstkontrollanstrengungen, um dem Infektionsrisiko Rechnung zu tragen.

Häufig bestehen Ängste, mit einem Partner über Safer sex zu reden und/oder Unwissen darüber, wie man ein solches Gespräch in Gang bringen kann. Die Umsetzung von guten Vorsätzen zu Safer sex kann leicht an mangelnder Verfügbarkeit von Kondomen oder akuter Eintrübung des Bewußtseins infolge Drogenkonsums (Alkohol, Marihuana etc.) scheitern. Ein weiterer hinderlicher Faktor betrifft die Art des Sexualkontakts; der Gebrauch von Kondomen bei anal- und vaginal-genitalen Kontakten ist problemloser als bei oral-genitalen Kontakten, da das "Lutschen am Gummi" sicher wenig in übliche Vorstellungen von Sex paßt. Auch innere Hemmungen erschweren sicherlich die Praxis einiger Safe-sex-Verhaltensweisen (z. B. voyeuristisches/exhibitionistisches Verhalten).

Die Adaptation von Safer sex wird zudem subjektiv häufig als permanenter Streß erlebt. Eine Ursache hierfür kann darin gesehen werden, daß Safer sex leicht mit der Bedrohung durch Aids assoziiert wird. Dies gilt v.a. für Homosexuelle, die bisher das Privileg hatten, nicht verhüten zu müssen. So kann Safer sex zwar Angst reduzieren, jedoch trotzdem vom lustfeindlichen Schatten Aids begleitet werden. Weitere Faktoren, die die Adaptation von Safer sex beeinflussen, sind Alter, psychische Stabilität, sexuelles Interesse und Akzeptanz von Safer sex in der Peergroup (Klein et al. 1987). Insgesamt betrachtet kann es kaum verwundern, daß das wahrgenommene Infektionsrisiko nicht in eindeutigem Zusammenhang mit der Praxis von Safer sex steht (Siegel et al. 1985).

Safer sex kann auch unter dem Gesichtspunkt einer neuen sexuellen Identität betrachtet werden. Diese aufzubauen, kann 1/2−1 Jahr dauern. In diesem Prozeß können modellhaft folgende Schritte unterschieden werden: Wahrnehmung der eigenen Betroffenheit und Bedrohung der sexuellen Identität, Angst vor Sex unter Kondomzwang, erste Erfahrungen und Rückschläge, zunehmende Praxis von Safer sex und Ausbildung einer Safer-sex-Identität (Hauschild 1986).

10.2.4 Safer sex für alle?

Das Infektionsrisiko wird maßgeblich durch die Häufigkeit risikoreicher Kontakte, Art der Kontakte bzw. Art der Körperflüssigkeit bestimmt. Das relative Risiko hängt ab von Art der Sexualpartner und geographischer Lage. Zur Infektion kann es durch einen falschen Kontakt kommen, andererseits führt auch jahrelanger Geschlechtsverkehr mit einer infizierten Person nicht zwangsläufig zur Infektion. Über das Infektionsrisiko im Einzelfall kann spekuliert werden, wobei jedoch die Möglichkeit längerer Infektionsketten zu berücksichtigen ist.

Die Situation bei jungen bzw. neuen Beziehungen von "normalen" Heterosexuellen wirft viele Fragen auf: grundsätzlich Safer sex? Mit einem neuen Partner erst nach vorhergehender "Sexualanamnese" ins Bett? Welche "Sexualanamnese" ist unverdächtig? Auf HIV-Untersuchung bestehen? Wie lange darf eine HIV-Untersuchung zurückliegen, um Anlaß zur Beruhigung zu geben? Eine neue sexuelle Beziehung mit dem gemeinsamen Gang zur HIV-Untersuchung beginnen? Kann man "unbescholtene" Personen nicht doch erkennen? Fragen, die nicht eindeutig zu beantworten sind, jedoch gestellt werden müssen.

Über den Einfluß der Aids-Problematik auf die Heterosexuellen bisher liegen nur wenige Berichte vor. Nach einer repräsentativen Umfrage sind Jugendliche und die 20- bis 30jährigen ohne festen Partner durch Aids stark verunsichert und die Bereitschaft zum Kondomgebrauch "bei noch nicht so lange bekannten Partnern" beträgt bis zu 78% (Dannecker 1987).

Zu einem ganz anderen Ergebnis kommt eine schriftliche Befragung über den Postweg (eine Untersuchungsmethode, bei der der Aspekt der sozialen Erwünschtheit weitestgehend entfällt), bei der sich kaum ein Zusammenhang von theoretischem Wissen über Infektionsrisiken und entsprechendem Handeln zeigte und nur bei ca. 20% der Befragten eine Bereitschaft zum Kondomgebrauch bei unsicheren Kontakten (Runkel 1987).

Erfahrungen in der Aids-Beratung weisen ebenfalls daraufhin, daß die Bereitschaft zu Verhaltensänderungen gering einzuschätzen ist. Heterosexuelle Männer kommen primär zur Rückversicherung zur HIV-Untersuchung, ohne jedoch danach die notwendigen Konsequenzen zu ziehen. Die Motivation der Frauen zu Safer sex ist aufgrund der Furcht vor (unbekannterweise) bisexuellen Männer höher, wobei Frauen die Bereitschaft der Männer zu Safer sex als eher gering einschätzen (Goergens et al. 1987).

10.2.5 Jugend und Safer sex

Es ist absehbar, daß sich die HIV-Infektion in den nächsten Jahren weiter ausbreitet, was zu einer besonderen Gefährdung der Jugendlichen und jungen Erwachsenen führt. Ursachen dieser besonderen Gefährdung sind die Charakteristiken jugendlicher Sexualität: sexuelle Neugier und Interesse, Partnersuche und Partnerwechsel.

Hintergrund jugendlicher Sexualität ist eine Suche nach Zärtlichkeit und Anerkennung beim anderen (und gleichen) Geschlecht und das Streben nach Statuskompetenz in einer Phase der inneren Ablösung vom Elternhaus. Es kommt zu Liebesziehungen, und/oder eine innere Stimme meint, daß es an der Zeit ist, sexuell aktiv zu werden. Situativ bedeutsame Faktoren sind Interesse und Erlebnishunger, das Drängen eines (des männlichen?) Partners, jugendliche Unsicherheit, das Streben nach "coolness' und — nennen wir es beim Namen — jugendlicher Leichtsinn.

In diesem Zusammenhang sei darauf hingewiesen, daß es einen Gipfel sexuell übertragbarer Krankheiten bei Jugendlichen gibt (wobei eine Ursache im sexuellen Mißbrauch an Jugendlichen liegt) und daß — unabhängig von der Aids-Problematik — rund 20–30% junger Mädchen und Frauen keine Kontrazeptiva verwenden (Jäger 1987; Organon 1987; Schmid-Tannwald u. Urdze 1987). Darüber hinaus ist aus dem Bereich der Empfängnisverhütung bekannt, daß der Kondomgebrauch Jugendliche (wie auch Erwachsene) häufig überfordert.

Nun stehen Jugendliche und junge Erwachsene vor der Aufgabe, sich mit Aids und Safer sex auseinanderzusetzen. Der individuelle Umgang mit der Problematik ist sicher unterschiedlich. Die einen suchen Information und Gespräche, andere versuchen, die Auseinandersetzung mit Problemen zu vermeiden. Auf der Verhaltensebene kann es zu sexueller Abstinenz kommen bzw. die "Jungfräulichkeit/ Jungmännlichkeit" erhalten bleiben, wobei sich die psychischen Folgen eines ängstlichen Vermeidens von geschlechtlichen Beziehungen erahnen lassen. Andererseits kommen sexuelle Kontakte, die der Infektionsgefahr keine Rechnung tragen, zunehmend einer Art von russischem Roulette gleich. Leicht wird das Infektionsrisiko zunächst verleugnet und dann doch von der panischen Angst, sich infiziert zu haben, eingeholt. Safer sex ist nur eine — rationale — Verhaltensoption. Insbesondere der Mangel an sexueller Erfahrung und Identität erschwert die Praxis von Safer sex bei Jugendlichen. Auch entwicklungsbedingte Defizite in sozialer und kommunikativer Kompetenz können verhindern, daß dem Infektionsrisiko Rechnung getragen wird.

Aufklärung allein ist kaum hinreichend, um Jugendliche in die Lage zu versetzen, die Anforderungen der HIV-Infektion zu bewältigen. Aufklärung ist, wie Erfahrungen bei anderen Problemen (z.B. Empfängnisverhütung, Alkohol und Rauchen) zeigen, nur begrenzt wirksam. Praxisrelevante Prävention sollte den konkreten Situationserfordernissen der Infektionsverhütung Rechnung tragen und die Jugendlichen gezielt darauf vorbereiten. Das Ziel von Maßnahmen zur Unterstützung der Praxis von Safer sex müssen Verhaltensänderungen im Sinne der Infektionsprophylaxe sein ohne unerwünschte Folgen, wie etwa ängstliches Vermeiden von sexuellen Kontakten.

Dies kann die Bearbeitung folgender Bereiche erforderlich machen:

— Vorurteile und Berührungsängste zu Kondomen
  ("Da spür ich nichts mehr"; "eklig");
— Ängste vor der Reaktion des Partners
  "Was wird er/sie von mir denken, wenn ich anfange,
  über die Aids-Gefahr zu reden");

- Ängste, die Atmosphäre zu zerstören
  ("da kann ich es ja gleich sein lassen");
- Bagatellisierungsmentalität
  ("es wird schon gut gehen");
- Kognitive Verzerrungen
  ("Kondomverzicht als Liebes—/Vertrauensbeweis";
  "ich kann sichere Partner erkennen");
- antizipatorische Vorbereitung
  ["Wann streife ich wie das Kondom über?" — "Wie weit will ich
  gehen (Petting ja — Geschlechtsverkehr nein?)?"].

Ein Teil dieser Inhalte fällt in den Bereich sozialer Kompetenz in sexuellen Beziehungen, und Interventionen aus den Bereichen "Training sozialer Kompetenz" und "Sexualtherapie" sind geeignet, auf diese spezifischen Anforderungen adäquat vorzubereiten. Rollenspiele eignen sich als Diagnostikum und zum Aufbau entsprechender kommunikativer Kompetenzen. Imaginative Übungen ermöglichen die Auseinandersetzung mit kritischen Punkten der sexuellen Interaktion. Zusätzlich wird häufig eine Auseinandersetzung mit dem Mythos vom spontanen, natürlichen und wortlosen Sex und mit Ritualen von Anmache und Verführung erforderlich sein.

Gelernt werden muß nicht nur die Praxis von Safer sex, sondern auch, daß diese Verhaltensänderungen einen Lernprozeß darstellen. Bei "Ausrutschern" (ungeschützte Sexualkontakte trotz "gutem Vorsatz") müssen resignative und selbstabwertende Tendenzen aufgefangen werden.

In Anbetracht der eben nur relativen Sicherheit von Safer sex muß auch die Option Safe sex, also u.a. Petting und Masturbation, thematisiert werden. Auch dieser Bereich erfordert die Bearbeitung sexueller Mythen ("Masturbation ist unreif", "auf den Koitus kommt es an").

Prävention in diesem Sinne sollte in Form von Gruppenarbeit (Schulklassen, freie Jugendarbeit, Gesprächsabende in Beratungsstellen etc.) durchgeführt werden. Die Arbeit in der Gruppe ermöglicht Rollenspiele und die Korrektur irrationaler Ängste und Vorstellungen (etwa bezüglich der Reaktion des Partners).

Ungelöst ist die Frage, wer qualifiziert ist, diese Arbeit zu leisten. Die momentane Ausbildung von Aids-Beratern bzw. Multiplikatoren läßt — in Ermangelung der Qualifikation der Ausbilder — zumeist zu wünschen übrig.

Viel zu pauschal wird diese Arbeit von Behördenseite Biologielehrern und Ärzten übertragen, obwohl es doch nur am Rande um die Vermittlung von medizinischem Wissen geht. In diesem Zusammenhang sei zum Stellenwert der Aids-Prävention bei Jugendlichen angemerkt, daß sie auch vor dem Hintergrund der jugendlichen Entwicklung zu sehen ist. Die Erfahrungen des Jugendlichen mit Sexualität prägen entscheidend die zukünftige Sexualität und sind wichtig für die Identitätsentwicklung. Neben Infektionsverhütung ist so bei Jugendlichen die Prävention eines negativen Einflusses von Aids auf Erleben und Verhalten anzustreben.

10.3 Anpassung an die HIV-Infektion und therapeutische Maßnahmen

10.3.1 Anpassung an die HIV-Infektion

Es kann davon ausgegangen werden, daß die wesentliche persönliche Auseinandersetzung mit der HIV-Infektion bereits zum Zeitpunkt des positiven Tests stattfindet. Die wenigen vorliegenden Beobachtungen infizierter Personen von der Mitteilung der Infektion bis zu Diagnose Aids bestätigen dies (Seidl u. Goebel 1987). Ein Großteil der Betroffenen reagiert zunächst mit Abwehr, bei Drogenabhängigen kann der positive Befund zur Flucht in verstärkten Drogengebrauch führen (Ramloch-Sohl u. Wiederkehr 1986).

Der Infektionsmodus, der dem HIV-Patienten in der Regel eine Kausalattribution auf das eigene Verhalten ermöglicht, begünstigt es, die HIV-Infektion als Bestrafung zu erleben, und viele Betroffene entwickeln Schuldgefühle. Schuldgefühle können auch daraus erwachsen, daß ein Betroffener glaubt oder weiß, daß er die Infektion an andere weitergegeben hat. Dies kann zu selbst auferlegter Isolation führen (Perry u. Tross 1984).

Die Unsicherheit der Prognose begünstigt die Tendenz zu zwanghafter Beobachtung des eigenen Körpers und hypochondrischem Verhalten. So kann sich bei jeder Erkältung die Frage stellen, ob dies ein Anzeichen für die Progredienz der HIV-Infektion ist.

Die HIV-Infektion kann zu einer Vielzahl von Ängsten (Angst vor Verlust der physischen Attraktivität, vor Reaktionen der Umwelt, vor dem Tod etc.) und von psychosomatischen Reaktionen führen (Morin et al. 1984; Seidl u. Goebel 1987). Diese Reaktionen sind als normaler Teil des Anpassungsprozesses zu betrachten, wobei jedoch auch die Gefahr besteht, daß sie chronisch werden.

Ärger, Aggression und Feinseligkeit gehören zu den zu erwartenden und häufig beschriebenen Reaktionen auf eine unheilbare Krankheit (vgl. Gaus u. Köhle 1986; Köhle et al. 1986). Verschiedene Autoren berichten sie auch bei Aids-Patienten (Deuchar 1984; Holland u. Tross 1985). Ärger und Aggression können sich richten gegen frühere oder derzeitige Sexualpartner, gegen Angehörige, gegen Ärzte und Pflegepersonal in den Krankenhäusern sowie gegen die Gesellschaft.

Manche HIV-Patienten verhandeln: indem sie versprechen, gut zu sein, hoffen sie auf Heilung bzw. Ausbleiben der Progredienz der HIV-Infektion (Nichols 1985). Es kann auch vorkommen, daß Patienten ihren Ärger in fortgesetztes Risikoverhalten verschieben, mit dem sie sich und andere gefährden. Hier stellt sich die Frage, inwieweit die Verarbeitung der HIV-Infektion die Sozialverantwortlichkeit des Sexualverhaltens beeinflußt. So gibt es Hinweise auf HIV-Infizierte, die absichtlich "aus Rache" ihre Sexualpartner infizieren oder die Infektion ihrer Partner bewußt in Kauf nehmen.

Im Verlauf der HIV-Infektion kann es zur Chronifizierung psychischer Symptome kommen. Bei Aids-Patienten zeigten sich in bis zu 65% der Fälle Anpassungsstörungen mit depressiver Symptomatik und in bis zu 17% der Fälle Depressionen (Dilley et al. 1985; Perry u. Tross 1984). Bei Progredienz der Infektion muß zusätzlich verstärkt mit psychiatrischer Symptomatik aufgrund neurologischer Komplikationen gerecht werden (Faulstich 1987). In einer Stichprobe erhielten 40% der Patienten die Diagnose organisches Psychosyndrom und bei weiteren 25% bestand der Verdacht auf organisches Psychosyndrom (Perry u. Tross 1984).

Zu den persönlichen Faktoren, die die Anpassung beeinflussen, zählen demographische Merkmale, das prämorbide Level der psychologischen Anpassung des Patienten, seine Persönlichkeitsstruktur und seine Copingfähigkeiten. Bei den Hauptbetroffenengruppen können insbesondere der Faktor der internalisierten Homophobie bzw. Drogenabhängigkeit relevant sein.

Aus einem positiven Testergebnis ergibt sich als unmittelbare Folge, daß das Leben des Betroffenen fortan geprägt ist von der Unsicherheit über den weiteren Verlauf der Infektion. Die zweite unmittelbare Konsequenz eines positiven Testergebnis ist die Notwendigkeit der Veränderung des Sexualverhaltens gemäß Safe(r)-sex-Richtlinien. Welche Auswirkungen das auf den einzelnen hat, hängt u.a. davon ab, welchen Stellenwert und welche Funktion die Sexualität in seinem bisherigen Leben eingenommen hat. Schwierigkeiten werden dann verstärkt entstehen, wenn Sexualität eine Hauptform von Kontakt, Kommunikation und Intimität dargestellt hat oder wenn kompulsives Sexualverhalten zur Spannungsreduktion benutzt wurde (Christ u. Wiener 1985).

Die Angst, einen Partner anzustecken, kann auch dazu führen, daß ein Betroffener ganz auf Sexualität verzichtet. Das Auftreten von klinischen Symptomen verstärkt noch die Unsicherheit und die Furcht vor Aids; zusätzlich können diese Patienten durch die Symptome in ihren beruflichen und sozialen Funktionen stark beeinträchtigt sein. Auch bei momentan erfolgreicher Behandlung einer opportunistischen Erkrankung muß mit ihrem erneuten Auftreten bzw. anderen Erkrankungen gerechnet werden. Die Progredienz der HIV-Infektion führt schließlich zu einer immer schwereren Ausprägung der klinischen Symptomatik.

Eine vordringliche Aufgabe bei positivem HIV-Befund ist die Klärung der Implikationen für die Partner- bzw. sexuelle Beziehung(en). Für Sexualpartner stellt sich die Frage, ob sie auch infiziert sind. Abgesehen von den sich nach einer Infizierung ergebenden Konflikten, kann allein die Tatsache, daß ein Partner (unwissentlich) ein Infektionsrisiko war, zu Spannungen führen. Durch die Infektion eines Partners wird die Modifikation der sexuellen Aktivität erforderlich, wobei zu berücksichtigen ist, daß auch bei Gebrauch von Kondomen ein Infektionsrisiko besteht. Unabhängig davon, ob die Partner sich für Safer sex, Safe sex oder sexuelle Abstinenz entscheiden, wird die Sexualität vom Schatten der HIV-Infektion begleitet. Unter diesen Umständen ist es auch wenig verwunderlich, wenn der nichtinfizierte Partner nach weniger belasteten Sexualkontakten sucht.

Das Wissen um die HIV-Infektion kann auch als Katalysator für das Ansprechen von Problemen innerhalb der Beziehung wirken, die zuvor unter den Teppich gekehrt wurden. Für den gesunden Partner kann eine Aids-Erkrankung bedeuten, daß er statt der Verwirklichung seiner ursprünglichen Pläne einen Großteil seiner Zeit und Energie auf die Pflege des kranken Partners verwendet bzw. bei einer HIV-Infektion damit rechnet. Dies kann für ihn einen Verlust seiner subjektiven Zukunft bedeuten.

Heterosexuelle Paare, die sich Kinder gewünscht hatten, verlieren – bei rationaler Verarbeitung der HIV-Infektion – diese mögliche Perspektive einer Partnerschaft. Besonders vulnerabel sind homosexuelle Beziehungen, da ihnen die gesellschaftliche Anerkennung fehlt. Schließlich kann es auch dazu kommen, daß auch der gesunde Partner sozial diskriminiert wird.

10.3.2 Konzeptualisierung

Die HIV-Infektion bringt eine Reihe von Anforderungen und potentiellen Stressoren mit sich. Die Folge von "Anforderungen, die in der Einschätzung der betroffenen Person interne oder externe Resourcen auf die Probe stellen oder überschreiten", ist psychischer Streß (Lazarus 1981, S. 213).

Die Intensität und Qualität der emotionalen Reaktion wird durch die Einschätzung der Situation bestimmt. Die Bewältigung eines potentiellen Stressors hängt davon ab, welche Arten der Krankheitsbewältigung einer Person zur Verfügung stehen. Krankheitsbewältigung (Coping) umfaßt alle Aktivitäten, die dazu dienen, die Integrität zu wahren und Irreversibles zu kompensieren (Lipowski 1970).

Modellhaft kann zwischen bewußter Krankheitsbewältigung und unbewußten Abwehrmechanismen unterschieden werden. Im Verhalten chronisch kranker Patienten zeigen sich in der Regel beide Prozesse und die bewußte Krankheitsbewältigung wird durch unbewußte Abwehrprozesse beeinflußt (Heim et al. 1983).

Ein bei lebensbedrohlichen Erkrankungen wichtiger Prozeß ist die Verleugnung (Weisman 1979). Verleugnung kann zu einer erträglicheren Einschätzung einer subjektiv unerträglichen Situation führen und somit streßreduzierend wirken. Verleugnung kann aber auch dazu führen, daß objektive Risiken, wie etwa das Infektionsrisiko auch bei Safer sex, nicht wahrgenommen werden.

Charakteristisch für die HIV-Infektion ist die Unsicherheit der Prognose und die Unkontrollierbarkeit der Situation. Gelernte Hilflosigkeit (Seligman 1979) ist zu erwarten, wenn die HIV-Infektion und Folgeprobleme als durch die eigene Person bzw. chronisches Versagen bedingt erlebt werden.

Schwere und chronische Krankheiten bedeuten immer auch Verluste, reale oder antizipierte. Im Falle einer Aids-Spektrum-Diagnose sind dies der Verlust einer unbeschwerten Sexualität, der Verlust von Beziehungen, von sozialen Rollen und Funktionen, der Verlust von Zukunft und bei progredientem Verlauf schließlich der Verlust von körperlichen Funktionen und letztendlich des Lebens. Die Anpassung an eine Krankheit bedeutet daher auch die Bewältigung der Trauer über bereits erfolgte Verluste sowie der antizipatorischen Trauer in bezug auf noch zu erwartende Verluste.

Viele Patienten fragen nach dem Sinn ihrer Erkrankung und stellen subjektive Krankheitstheorien auf. Wann das Sterben anfängt, läßt sich kaum eindeutig festmachen. Möglicherweise beginnt das subjektive Sterben mit der Diagnosestellung einer tödlichen Erkrankung bzw. der Akzeptanz dieser Diagnose (Kastenbaum 1977).

Soziale Unterstützung ("social support") kann eine wichtige Hilfsquelle bei der Anpassung an die HIV-Infektion darstellen. Dies kann Wertschätzung, Empathie, Ermutigung, Informationsvermittlung und materielle Hilfe beinhalten (Wortman 1984). Welche Art von Unterstützung für wen hilfreich ist, hängt von individuellen und situativen Gegebenheiten ab.

Die Verfügbarkeit von "social support" wird mitbestimmt durch Charakteristika des Empfängers und des Gebers sowie strukturellen, kulturellen und Umweltfaktoren. Was den Empfänger angeht, so besteht beispielsweise eine signifikante Beziehung zwischen positiver Einstellung bezüglich Hilfesuchen und der Mobilisierung von "support" (Eckenrode 1983). Auch die sozialen Fähigkeiten des Empfängers, wie Geselligkeit, Selbstsicherheit und soziale Problemlösefähigkeit können eine Rolle spielen. So erhalten diejenigen, die soziale Zuwendung am nötigsten haben, häufig am wenigsten.

Soziale Zuwendung vermag aber auch die Selbstachtung des Patienten zu unterminieren, in dem Maße, wie sie seinen Status als "behinderte" Person reflektiert. Dieses Problem hat 2 Aspekte: zum einen fühlen sich Patienten oft unwohl bei dem Gedanken, den anderen eine solche (emotionale, physische und finanzielle) Last aufzuladen, wie sie durch ihre Krankheit entsteht. Zum anderen muß ein Patient, um Unterstützung zu erhalten, auch seine Situation als "behindert" anerkennen (DiMatteo u. Hays 1981).

Auch kann es dazu können, daß nahestehende Personen soviel Anteilnahme zeigen, daß der Betroffene das Gefühl erhält, sie trösten zu müssen, d.h. einer zusätzlichen Belastung ausgesetzt ist (Ferara 1984).

Die Hilfe und Beistand leistenden Personen benötigen ihrerseits oft Unterstützung, um die emotionalen Belastungen der Situation ertragen zu können und die Beziehung zum Patienten aufrechtzuerhalten. Typische Fehler bei der Betreuung von unheilbaren Kranken sind Überaktivität, Projektion eigener Bedürfnisse und die Verleugnung begrenzter Einflußmöglichkeiten (Wellisch 1981). Supportive und edukative Maßnahmen sind hier sinnvoll und können einem "burn-out" der Helfer vorbeugen (vgl. z.B. Koch u. Schmeling 1982).

10.3.3 Therapeutische Maßnahmen

Übergeordnetes Ziel psychotherapeutischer Hilfe ist die Förderung individueller Copingkompetenz. Die Behandlung im Einzelfall beruht auf probaten therapeutischen Verfahren (vgl. Fliegel et al. 1981); — eine "Aids-Psychotherapie" gibt es nicht.

Inwieweit Empfehlungen zur Veränderung des Gesundheitsverhaltens sinnvoll sind, ist fraglich. Als Verhaltensregeln wurden u.a. ausreichender Schlaf, psychische Ausgeglichenheit, Abstinenz von Alkohol und Tabak und körperliche Bewegung vorgeschlagen (Ramloch-Sohl u. Wiederkehr 1986). Möglicherweise liegt der Nutzen dieser Empfehlungen darin, daß sie sowohl der Ablenkung und Aktivierung als auch (der Illusion?) subjektiver Kontrollmöglichkeiten über den Verlauf der HIV-Infektion dienen. Empfehlungen wie Abstinenz von Alkohol und Tabak können allerdings auch eine zusätzliche Belastung darstellen bzw. Leistungsdruck ausüben; die Gesundheitsempfehlung der psychischen Ausgeglichenheit kann leicht als blanker Hohn erlebt werden.

Besonders wichtig für die Anpassung an die HIV-Infektion ist die Verarbeitung der mit der HIV-Infektion verbundenen Verluste (s. oben). Pathologische Trauerreaktionen treten aufgrund des Infektionsmodus v.a. in Form von Schuldgefühlen auf, die bei homosexuellen Patienten häufig mit internalisierter Homophobie verbunden sind. Um die notwendige Trauerarbeit zu ermöglichen, ist es erforderlich, die mit der Trauerreaktion assoziierten Verluste zu thematisieren.

Ramsay (1979) vergleicht die Entstehung pathologischer Trauer mit der Entstehung von Phobien: durch die Vermeidung der Konfrontation mit der Situation und den mir ihr verbundenen schmerzhaften Gefühlen kann es nicht zu einer Extinktion der negativen, konditionierten, emotionalen Reaktion kommen. Das Behandlungsverfahren, das er daraus ableitet, ist analog zu einem "Flooding"-Ansatz: der Klient wird mit den Problemen konfrontiert, damit die Verleugnung wegfällt und er die Niedergeschlagenheit, die Angst, die Aggressionen und die Schuldgefühle erlebt, ohne ausweichen zu können. Die akute Phase einer Depression kann durch dieses Vorgehen entscheidend verkürzt werden. Allerdings ist es auch sehr belastend für den Klienten und sollte daher nur nach sorgfältiger Indikationsstellung und nach Absprache mit dem Klienten durchgeführt werden.

Eine starke Belastung für Patient und Therapeut bringt die Auseinandersetzung mit Tod und Sterben mit sich. Eine wesentliche Aufgabe des Therapeuten besteht darin, einer Pathologisierung und Psychotherapeutisierung des Todes entgegenzuwirken und einer Integration der Endlichkeit der eigenen Existenz in die Lebensgestaltung beizutragen (da hier nicht auf die komplexe Problematik des Sterbens und psychotherapeutischer Unterstützung eingegangen werden kann, sei auf Howe u. Ochsmann 1984; Spiegel-Rösing u. Petzold 1984 hingewiesen).

Bei gruppentherapeutischer Arbeit stellt sich die Frage der Zusammensetzung der Gruppe, also ob die Gruppe sowohl für symptomfreie HIV-Infizierte als auch für HIV-Patienten in fortgeschrittenem Stadium der Infektion offen sein soll. Für gemischte Gruppen spricht, daß Betroffene bei Progredienz der HIV-Infektion in der Gruppe bleiben können. Andererseits kann es für symptomfreie HIV-Patienten erschreckend sein, mit Patienten in fortgeschrittenem Stadium konfrontiert zu werden. Verhaltenstherapeutische Gruppen dienen primär der Erarbeitung konkreter Inhalte (Umgang mit der Sexualität, Streßmanagement etc.), Gesprächsgruppen v.a. der Aussprache und gegenseitigen Unterstützung.

Selbsthilfegruppen können damit konfrontiert werden, daß die starken emotionalen Belastungen die Gruppe überfordern und zu Spannungen führen. Auch besteht die Gefahr, daß Gruppenmitglieder jammern, andere maladaptive Verhaltensweisen verstärken und wesentliche Probleme vermeiden. So kann es auch kaum verwundern, daß es schon zur Auflösung von Selbsthilfegruppen HIV-Positiver kam und es bleibt offen, wievielen HIV-Patienten dieses Konzept der sozialen Unterstützung tatsächlich gerecht wird.

10.4 Schlußbemerkungen

Spätestens seit 1985 ist der epidemische Verlauf der HIV-Infektion und das Ausmaß der Problematik bekannt. Die Entwicklung in der Bundesrepublik Deutschland entspricht in etwa der in den USA bei einer zeitlichen Verzögerung von ca. 3 Jahren. Dieser zeitliche "Vorsprung" wurde jedoch kaum genutzt, und ideologische Barrieren und Trägheit der Behörden bremsen und vereiteln erforderliche Anstrengungen zur Aids-Bekämpfung. Inhaltlich zeigt sich ein mangelnder Transfer vorliegender Erkenntnisse auf die Aids-Problematik. Besonders deutlich ist dies im Bereich der Prävention: noch immer wird Prävention fast ausschließlich mit Aufklärung gleichgesetzt und noch immer wird fast ausschließlich Ärzten zugetraut, dafür kompetent zu sein. Dabei geht es hier doch primär um die Anleitung zu Verhaltensänderungen und um die Vermittlung der dafür erforderlichen Kompetenzen. Aids ist ein Testfall für interdisziplinäre Zusammenarbeit und für die Fachleute der Verhaltensänderung – insbesondere für Sexualpädagogen und Sexualtherapeuten – der keine Zurückhaltung erlaubt, sondern offensives Engagement erfordert.

Literatur

Brodt HR, Helm EB, Werner A et al. (1986) Spontanverlauf der LAV/HTLV III Infektion. Dtsch Med Wochenschr 111:1175–1180

Christ GH, Wiener LS (1985) Psychosocial issues in AIDS. In: De Vita V, Hellman S, Rosenberg S (eds) Aids: Etiology, diagnosis, treatment and prevention. Lippincott, Philadelphia

Clement U (1986) Interview. Gay Express, Hamburg, Nr 2

Crenshaw TL (1987) AIDS: preserving society through prevention – responsibilities and capabilities of sex therapists and educators. Vortrag, 8. Weltkongreß für Sexologie, Heidelberg

Dannecker M (1987) Haben Sie Angst vor AIDS? Sexualmedizin 16:294–298

Deuchar N (1984) Aids in New York City with particular reference to the psychosocial aspects. Br J Psychiatry 145:612–619

Dilley JW, Ochtill HN, Perl M, Volberding PA (1985) Findings in psychiatric consultations with patients with acquired immune deficiency syndrome. Am J Psychiatry 142:82–86

Di Matteo JN, Hays R (1981) Social support and serious illness. In: Gottlieb BH (ed) Social network and social support. Sage, Beverly Hills

Eckenrode J (1983) The mobilization of social support: Some individual constraints. Am J Commun Psychol 2:509–528

Faulstich ME (1987) Psychiatric aspects of AIDS. Am J Psychiatry 144:551–556

Ferrara AJ (1984) My personal experience with AIDS. Am Psychol 39:1285–1287

Fischl MA, Dickinson GM, Scott GB et al. (1987a) Evaluation of heterosexual partners, children, and household contracts of adults with AIDS. JAMA 257:640–644

Fischl MA, Richmann DD, Grieco MH et al. (1987b) The efficacy of azidothymidin (AZT) in the treatment of patients with AIDS and AIDS-related complex. N Engl J Med 317:185–191

Fliegel S, Groeger W, Künzel R et al. (1981) Verhaltenstherapeutische Standardmethoden. Urban & Schwarzenberg, München Wien Baltimore

Frösner G (1987) III. International conference on AIDS. Bericht von der 3. internationalen AIDS-Konferenz vom 1.–5. Juni 1987 in Washington/DC. AIFO 2: 462–469

Gaus E, Köhle K (1986) Psychische Anpassungs- und Abwehrprozesse bei körperlichen Erkankungen. In: Uexküll T (Hrsg) Psychosomatische Medizin, 3. neubearb. Aufl. Urban & Schwarzenberg, München Wien Baltimore

Göckenjan G (1987) Demarkationslinie zwischen Vernunft und Hysterie. Frankfurter Rundschau 5.6.1987, S 10

Goebel FD (1987) International conference on AIDS. AIFO 2:413–415

Goergens K, Kathke N, Krahnke H (1987) Psychosoziale Problemfelder, Gesundheitserziehung und Änderung im Sexualverhalten bei HIV-Infektionen. AIFO 2: 171–175

Haeberle EJ (1987) Es gibt nichts Repressiveres als den Tod. Psychol Heute 2:32–37

Hauschild HP (1986) Safer sex – was wird bleiben, was wird sich ändern? In: Dunde SR (Hrsg) AIDS – was eine Krankheit verändert. Fischer, Frankfurt am Main

Heim E, Augustiny K, Blaser A (1983) Krankheitsbewältigung (Coping) – ein integratives Modell. Psychother Med Psychol 33:35–40

Holland JC, Tross S (1985) The psychosocial and neuropsychiatric sequelae of the acquired immunodeficiency syndrome and related disorders. Ann Intern Med 103:760–764

Howe J, Ochsmann R (Hrsg) (1984) Tod – Sterben – Trauer. Fachbuchhandlung für Psychologie, Frankfurt am Main

Jäger H (1987) HIV-Infektionen im heterosexuellen Bereich. In: Kahl J (Hrsg) AIDS und Drogenabhängige. Drogenhilfe, Tübingen e.V.

Jäger H (Hrsg) (1987) AIDS: psychosoziale Betreuung von AIDS- und AIDS-Vorfeldpatienten. Thieme, Stuttgart New York

Kastenbaum RJ (1977) Death, society and human experience. Mosley, St. Louis

Kesselring J (1986) Neurologische Manifestationen beim erworbenen Immundefektsyndrom (AIDS). Dtsch Med Wochenschr 111:1068–1073

Klein D, Sullivan G, Wolcott DL et al. (1987) Changes in AIDS risk behaviors among male physicians and university students. Am J Psychiatry 144:742–747

Koch U, Schmeling C (1982) Betreuung von Schwer- und Todkranken. Urban & Schwarzenberg, München Wien Baltimore

Köhle K, Simons C, Kubanek B (1986) Zum Umgang mit unheilbar Kranken. In: Uexküll T (Hrsg) Psychosomatische Medizin, 3. neubarb. Aufl. Urban & Schwarzenberg, München Wien Baltimore

Lazarus RS (1981) Streß und Streßbewältigung – ein Paradigma. In: Filipp SH (Hrsg) Kritische Lebensereignisse. Urban & Schwarzenberg, München Wien Baltimore

Lipowski ZJ (1970) Physical illness, the individual and the coping process. Psychiatr Med 1:91–102

Masters W, Johnson V, Kolodny R (1982) Human sexuality. Little Brown, Toronto

Morin SF, Charles KA, Malyon AK (1984) The psychological impact of AIDS on gay men. Am Psychol 39:1288–1293

Nichols SE (1985) Psychosocial reactions of persons with AIDS. Ann Intern Med 103:765–767

Organon GmbH (1987) Thema Nr. 1: Aufklärung. Sexualmedizin 16:226

Ostrow D, Emmons C, Altmain N et al. (1985) Sexual behavior change and persistence in homosexual men. In: The international conference on the acquired immunodeficiency syndrome (Abstracts). American College of Physicians, Philadelphia

Perry SW, Tross S (1984) Psychiatric problems of AIDS inpatients at the New York Hospital: Preliminary report. Public Health Rep 99:200–205

Pfäffl W (1987) Medizinische Grundlagen. In: Jäger H (Hrsg) AIDS: psychosoziale Betreuung von AIDS- und AIDS-Vorfeldpatienten. Thieme, Stuttgart New York

Ramloch-Sohl M, Widerkehr P (1986) Zur AIDS-Problematik im Drogenbereich: konzeptionelle Überlegungen zur Selbsthilfe. AIFO 1:328–335

Ramsay RW (1979) Bereavement: A behavioral treatment of pathological grief. In: Sjöden PO, Bates S, Dockens W (eds) Trends in behavior therapy. Academic Press, New York

Richmann DD, Fischl MA, Grieco MH et al. (1987) The toxicity of azidothymidin in the treatment of patients with AIDS and AIDS-related complex. N Engl J Med 317:192–196

Rühmann F (1986) Sicherer Sex. In: Sigusch V, Gremliza HL (Hrsg) Operation AIDS. Konkret ("Sexualität")

Runkel G (1987) AIDS-Einstellung und Auswirkung einer Seuche auf die Einstellung und Sexualverhalten der Bundesbürger. Abstract, 8. Weltkongreß für Sexologie, Heidelberg

Schmidt G (1986) Moral und Volksgesundheit. In: Sigusch V, Gremliza HL (Hrsg) Operation AIDS. Konkret ("Sexualität"), H 7

Schmid-Tannwald I, Urdze A (1987) Sexual and contraceptive behavior in teenage girls in the FRG. Abstract, 8. Weltkongreß für Sexologie, Heidelberg

Schorsch E (1987) Mit perversen Requisiten winken. In: Sigusch V, Gremliza HL (Hrsg) Operation AIDS. Konkret ("Sexualität"), H 7

Seidl O, Goebel FD (1987) Psychodynamische Reaktionen von Homosexuellen und Drogenabhängigen auf die Mitteilung eines positiven HIV-Testergebnisses. AIFO 2:181–187

Seligman M (1979) Erlernte Hilflosigkeit. Urban & Schwarzenberg, München Wien Baltimore

Siegel K, Hirsch D, Christ G (1985) Adoption of modification in sexual behavior among asymptomatic homosexual men. In: The international conference on the acquired immunodeficiency syndrome (Abstracts). American College of Physicians, Philadelphia

Sigusch V (1986a) AIDS für alle, alle für AIDS. In: Sigusch V, Gemliza HL (Hrsg) Operation AIDS. Konkret ("Sexualität"), H 7

Sigusch V (1986b) Liebe Kollegen (Editorial) Sexualmedizin 15

Spiegel-Rösing I, Petzold H (Hrsg) Die Begleitung Sterbender. Theorie und Praxis der Thanototherapie. Junfermann, Paderborn

Staszewski S, Stille W, Werner A et al. (1987) HIV-2-Infektion auch in Deutschland. Dtsch Med Wochenschr 112:487

Stille W, Helm EG (1987) Memorandum: Die aktuellen Konsequenzen. AIFO: 2: 237–240

Weisman AD (1979) Coping with cancer. McGraw-Hill, New York

Wellisch DK (1981) On stabilizing families with an unstable illness: Helping disturbed families cope with cancer. In: Lansky M (ed) Major psychopathology and the family. Grune & Stratton, New York

Wortmann CB (1984) Social support and the cancer patient: Conceptual and methodological issues. Cancer 53:2339–2359

11 Transsexualität

G. Rau

11.1 Einleitung

11.1.1 Begriffserklärung

Unter Transsexualität (TS) ist eine Störung der Geschlechtsidentität zu verstehen, genauer gesagt bedeutet der Begriff "Geschlechtsumwandlung". Die anatomische und biologisch vorgegebene Geschlechtsidentität stimmt nicht mit der psychischen Geschlechtsidentität überein: Fahrner u. Kokott (1984) nennen dies die vollständige psychische Identifikation mit dem Gegengeschlecht. Auch die Geschlechtsolle, die der öffentliche Ausdruck der Geschlechtsidentität (Money u. Erhardt 1975) ist, orientiert sich bei TS an der des Gegengeschlechts.

Ein männlicher Transsexueller, der anatomisch einen Penis hat, versucht sein Geschlecht in ein weibliches umzuändern, die weibliche Transsexuelle, die anatomisch eine Vagina hat, ist bestrebt ein männliches Geschlecht zu erlangen. Sowohl männliche als auch weibliche Transsexuelle leiden an keiner faßbaren körperlichen Erkrankung, sondern vielmehr unter dem Widerspruch ihrer Anatomie, an der Spaltung zwischen Körper und Geist, an den Verhaltensproblemen, die durch eine unverständige Umwelt auftreten. Sie sind objektiv überzeugt, dem anderen Geschlecht anzugehören, meinen, irrtümlich im falschen Körper zu leben und verlangen beharrlich und unerbittlich eine Geschlechtskorrektur.

Mit Geschlechtsidentität bezeichnet man die absolut feste, persönliche Überzeugung, einem bestimmten Geschlecht anzugehören (Money u. Walker 1977). Nach Stoller (1984) sind für die Entwicklung der Geschlechtsidentität verschiedene Faktoren maßgebend: einmal die Anatomie der äußeren Genitalien, das Verhalten der Eltern und weiterer Bezugspersonen und letztlich ein unbewußter Faktor, den er mit "biologischer Kraft" bzeichnet. All diese Faktoren zusammen bewirken in einer Art Lernprozeß über Jahre hinweg die Entstehung und Festigung einer bestimmten Geschlechtsidentität. Entscheidend ist die Geschlechtsrolle, also die äußeren männlichen und weiblichen Verhaltensweisen. Es bestehen bestimmte Rollenklischees für eine Gesellschaft. So sprechen z.B. Dominanz, Aktivität, Durchsetzungsvermögen und Aggressivität für männliches Verhalten, dagegen Unterordnung, Passivität, Anpassung und Zurückhaltung für weibliches Verhalten.

Bei TS handelt es sich um eine totale und zugleich dauerhaft-chronische Transposition der Geschlechtsidentität (Money 1978; Money u. Ehrhardt 1975), d.h. sie ist irreversibel fixiert und entgegengesetzt zu den körperlichen Geschlechtsmerkmalen. Je nachdem wie stark die Geschlechtsidentität transponiert ist, unterscheidet man nach der Vorstellung Moneys: total oder partiell und dauerhaft oder episodisch. So handelt es sich bei Transvestiten um eine totale, aber episodische Transposition der Geschlechtsidentität.

11.1.2 Literaturübersicht

Den Begriff "Transvestitismus" brachte zuerst 1910 Hirschfeld in die Literatur ein, wobei es hier prinzipiell um eine Angleichung des Verhaltens an das gewünschte Geschlecht geht. Im Jahre 1918 sprach Hirschfeld als erster von "seelischem Transsexualismus". Eine wesentliche Begriffserklärung kam erst 1953 zustande, als Benjamin die Transvestiten beschrieb, die sich einer geschlechtsumwandelnden Operation unterzogen hatten. Damit wurde der eigentliche Transsexuelle vom Transvestit abgegrenzt.

Die erste aufsehenerregende Publikation über eine geschlechtsumwandelnde Operation von dem Endokrinologen Hamburger (Fall Christine Jörgensen), die vom dänischen Justizministerium genehmigt worden war, erschien 1953. In der amerikanischen Literatur veröffentlichte Benjamin 1966 die erste Monographie *The Transsexual Phenomenon,* quasi das erste Fachbuch zur TS. Er stellt eine sexuelle Orientierungskala für Mann-zu-Frau-Transsexuelle auf (SOS) und unterteilte in 3 verschiedene Gruppen. Als Typ O wird die "normale" sexuelle Orientierung und Identifikation angenommen. Die 1. Gruppe besteht aus Transvestiten, die durch das "cross-dressing" sexuell befriedigt werden. In der 2. Gruppe sind solche Transvestiten, die sich mit dem "cross-dressing" nicht allein begnügen, die vielmehr darüber hinaus noch weibliche Hormone verlangen, um "weiblicher" zu erscheinen. Diese Transvestiten sind psychisch auffälliger als die der 1. Gruppe, sie benötigen meistens eine psychologische Betreuung. In der 3. Gruppe sind die eigentlichen Transsexuellen zu finden, die ihre äußeren Geschlechtsorgane nicht mehr als Lustorgan empfinden können, sondern die sie hassen und die sich vor ihnen ekeln. Dementsprechend sind sie verzweifelt, regelrecht unglücklich, der innere Zwiespalt ist für sie unlösbar. Die einzige für sie mögliche Lösung besteht in einer Operation.

Als 2. umfangreiche und ausführliche Darstellung in der amerikanischen Literatur ist die Arbeit von Green u. Money (1969) *Transsexualism and sex reassignment* zu nennen. In dieser Veröffentlichung sind Richtlinien für die Diagnosestellung einschließlich Behandlung von Transsexuellen zusammengestellt, die von einem interdisziplinären Komitee aus Psychologen und Psychiatern, Chirurgen, Gynäkologen, Urologen und Endokrinologen in Baltimore am John-Hopkins-Hospital 1965 erarbeitet wurden.

Akutell in der deutschsprachigen Literatur sind 2 Übersichtsreferate von Sigusch et al. (1979) und Ploeger u. Flamm (1976). Hier werden die Leitsymptome und die Differentialdiagnose sowie ätiologische und therapeutische Fragen beschrieben und diskutiert. Springer (1981) geht in der *Pathologie der geschlechtlichen Identität* besonders auf verschiedene ätiologische Probleme ein und kritisiert die bisher durchgeführten therapeutischen Maßnahmen. Desirat (1985) setzt sich eingehend mit den Ursachen und mit den psychotherapeutischen Möglichkeiten bei weiblichen Transsexuellen auseinander. Eicher (1984) befaßt sich besonders mit chirurgischen Behandlungsmaßnahmen neben einer umfangreichen allgemeinen Darstellung.

11.1.3 Häufigkeit

Die Häufigkeit liegt nach Ploeger u. Flamm (1976) bei Männern bei 1 : 30 000 bis 1 : 100 000 und unter Frauen bei 1 : 100000 bis 1 : 400000. Weil viele Transsexuelle jedoch statistisch nicht erfaßt werden, handelt es sich um reine Schätzungen. Es ist darauf hinzuweisen, daß die vorhandenen Zahlen nur von solchen Transsexuellen ausgehen, die sich hilfesuchend an irgendeine Institution gewandt haben. Die Anzahl derer, die sich nicht melden, ist bei weitem größer. Dazu kommt noch, daß die Dunkelziffer vermutlich besonders bei den Frau-zu-Mann Transsexuellen hoch ist, da diese relativ unerkannt mit Kompromißlösungen leben können.

Die Gesamtzahl in der Bundesrepublik Deutschland wurde von Frische (1981) auf ca. 3 000 bis ca. 5 000 Personen geschätzt. Das Verhältnis zu Mann-zu-Frau-Transsexuellen und Frau-zu-Mann-Transsexuellen beschrieb Benjamin (1966) mit 6 : 1, nach Eicher (1984) liegt es jetzt bei 2 : 1. Nach Fahrner (1987) ist das Verhältnis ausgeglichener: in einer Katamnesestudie von 59 untersuchten Transsexuellen stellte sie eine Relation von 1,3 : 1 von operierten Mann-zu-Frau-Transsexuellen im Vergleich zu Frau-zu-Mann-Transsexuellen fest.

11.2 Symptomatik

11.2.1 Leitsymptome nach Sigusch

Zur Erleichterung und Sicherung der Diagnosestellung einer typischen, voll entfalteten TS sowie deren Abgrenzung – besonders gegenüber Transvestitismus und Homosexualität – sind grundlegende Symptome von Sigusch et al. 1979 zusammengestellt worden, die heute als verbindliche Kriterien gelten. Diese 12 Kriterien werden zusammengefaßt als Zitate nach Sigusch dargestellt:

1) Transsexuelle haben die innere Gewißheit, dem Geschlecht anzugehören, das ihnen körperlich nicht gegeben ist.
2) Abweichende körperliche Befunde kommen bei Transsexuellen so oft vor wie bei anderen seelischen Kranken auch.
3) Transsexuelle sind vom Verlangen nach Geschlechtswechsel besessen. Dieses Verlangen läßt sich oft bis in die frühe Kindheit zurückverfolgen, ist durchgehend vorhanden, wird zunehmend entfaltet, verfeinert, korrigiert und immer intensiver, nimmt krankhaften und suchtartigen Charakter an, zehrt jedes andere auf und ist möglicherweise endlos, nie ganz zu stillen.
4) Auf die geschlechtsspezifischen Merkmale des eigenen Körpers, insbesondere die kulturell hochbewerteten, wie Penis und Bartwuchs beim Mann, Brüste und

Menstruation bei der Frau, reagieren Transsexuelle mit Haß und Ekel. Sie führen gegen die körperlichen Geschlechtsmerkmale einen ständigen inneren und äußeren Kampf.

5) Bereits in der Kindheit zeigen viele Transsexuelle Verhaltensweisen und Empfindungen, die gemeinhin dem anderen Geschlecht zugeordnet werden.

6) "Cross-dressing", das Tragen von Kleidern des anderen Geschlechtes, kommt ebenfalls oft schon in der Kindheit vor und entwickelt sich progredient. Es geht nur in Ausnahmefällen und auch dann nur vorübergehend mit sexueller Erregung einher, dient vielmehr bei typischen Transsexuellen, im Gegensatz zu Transvestiten der Beruhigung. Über das "cross-dressing" hinaus streben Transsexuelle die perfekte Imitation aller Reaktionen, Ausdrucks- und Verhaltensweisen des begehrten Geschlechts an, von der Miktion bis zum Berufsleben. Niemand verficht Geschlechtsspezifisches leidenschaftlicher und kompromißloser als sie.

7) Im Vergleich zur zentralen Geschlechtsproblematik hat die bewußt erlebte Sexualität oft eine untergeordnete Bedeutung, auch dann, wenn sexuelle Appetenz und Aktivität nicht bis hin zur Asexualität herabgesetzt sind.

8) Transsexuelle zeigen eine starke Abwehr und Ablehnung der Homosexualität, empfinden sich selber als heterosexuell und haben den Wunsch, mit uneingeschränkt, manchmal geradezu "makellos" heterosexuellen Partnern Beziehungen einzugehen.

9) Im ärztlichen Gespräch wirken Transsexuelle kühl-distanziert und affektlos, starr, untangierbar und kompromißlos, egozentrisch, demonstrativ und nötigend, dranghaft besessen und eingeengt, merkwürdig uniform, normiert, durchtypisiert.

10) Psychotherapie lehnen Transsexuelle ab. Kastration ist für sie eine natürliche Maßnahme, Psychotherapie eine widernatürliche, Krankheitseinsicht fehlt völlig. Ganz im Gegensatz zu den klassischen Perversionen macht der Transsexuelle sein Leiden öffentlich.

11) Die zwischenmenschlichen Beziehungen Transsexueller sind stark gestört, weil ihnen das Einfühlungsvermögen und die Bindungsfähigkeit weitgehend fehlen.

12) Wenn Transsexuelle den Eindruck haben, in ihrem Wunsch nach Geschlechtswechsel nicht unterstützt oder behindert zu werden, reagieren sie oft gereiztaggressiv bis hin zu schweren Verstimmungen. Alle Transsexuellen weisen eine Tendenz zu psychotischem Durchbruch unter Streß, in Krisensituationen auf. Ernstzunehmende Selbstmord- und Selbstverstümmelungsversuche kommen dann vor (Sigusch et al. 1979, S. 250–253).

11.2.2 Ergänzungen zu den Leitsymptomen

Zu den Leitsymptomen von Sigusch möchte ich einige ergänzende Erläuterungen anführen, die sich im Laufe der Zeit aus meinen Beratungsgesprächen ergeben haben. Die komprimierte Zusammenfassung der Beobachtungen und Erfahrungen mag manchmal wie eine "Anschuldigung" der Transsexuellen klingen, hinter den so beschriebenen Verhaltensweisen steht jedoch ein außergewöhnliches individuelles Leid.

Ad 1. Diese innere Gewißheit, dem anderen Geschlecht anzugehören, ist so enorm groß, daß Transsexuelle ungeheuerlich leiden, wenn man ihnen nicht glaubt oder ihre angestrebte Identität anzweifelt. Sie bringen auch immer wieder Beispiele für Bestätigungen von anderen Leuten, daß sie in der anderen Geschlechtsrolle sehr gut wirken, daß sie das Verhalten (Mimik, Gestik, Sprache) des anderen Geschlechts beinahe "perfekt" beherrschen. Sehr oft wird deutlich, daß Transsexuelle geradezu überbetont in der angestrebten Geschlechtsrolle leben, was gelegentlich Anstoß erregt. Die Gewißheit und absolute Überzeugung läßt sich weder erschüttern noch durchbrechen; anderen Argumenten, sich auf eine Kompromißlösung einzulassen, schenken Transsexuelle kein Gehör. Sie wollen nicht nur die Verkleidung, sondern auch die komplette Anerkennung in der gewünschten anderen Geschlechtsrolle.

Ad 2. Das Verlangen nach dem Geschlechtswechsel wird beharrlich und fortwährend mit unglaublicher Intensität vorgetragen — es kommt einer Forderung gleich. Überhaupt fordern Transsexuelle laufend, so daß man bei der Beratung solcher Patienten stets darauf bedacht sein muß, die Führung nicht zu verlieren. Transsexuelle glauben sehr leicht, wenn man sie über Jahre hinweg berät, daß man als Berater derselben Überzeugung sei wie sie. Sie wollen möglichst schnell und ohne große Umwege ihr Operationsziel erreichen. In der unbedingt notwendigen Beobachtungszeit sind sie ungeduldig und unwillig. Ihre permanenten Forderungen und der unaufhörliche Druck sind so vorherrschend, daß Gespräche über Nebenwirkungen und Risiken von vornherein abgeblockt werden. Die erforderliche Aufklärung über alle evtl. auftretenden Risiken und das Leben danach kann oft nur mühsam durchgesetzt werden und macht die Beratung unerfreulich. Berater sollten sich auch vor Erpressungsversuchen hüten!

Ad 3. Der Widerstand gegen die eigenen Geschlechtsmerkmale wird besonders in der Pubertät außergewöhnlich problematisch. Bei Frau-zu-Mann-Transsexuellen bedeutet der Beginn der Menses einen psychischen Tiefpunkt, ebenso wie das Wachstum der Brüste. Diese Mädchen schämen sich schon frühzeitig, wollen um keinen Preis in der Schule mitturnen oder schwimmen. Die Brüste werden häufig eingeengt, weggedrückt oder sogar mit einer Binde abgebunden. Aus Ekel und Haß gegen die Brüste kommen auch Selbstverstümmelungen vor, die später noch an den Schnittnarben erkenntlich sind.

Ein ähnliches Verhalten kann man bei Mann-zu-Frau-Transsexuellen beobachten: die Erektionen in der Pubertät werden mit Abscheu und voller Haß erlebt. Die Hoden stören, so daß sie hochgedrückt werden, der Hodensack ist dann scheinbar leer. Der Penis wird geschickt nach hinten durch eine entsprechend einengende Unterhose gedrückt. Diese Jungen urinieren nur im Sitzen; urinieren im Stehen in öffentlichen WCs wird unter allen Umständen vermieden. Selbstverstümmelungen kommen gelegentlich vor. Bei Eicher (1984) ist eine gelungene Selbstkastration eines 14jährigen Mann-zu-Frau-Transsexuellen beschrieben.

In einer solchen depressiven und verzweifelten Verfassung werden Suizidideen geäußert und auch mit Suizid gedroht. Die Unterscheidung, ob die Drohungen vorwiegend demonstrativ oder real gemeint sind, ist sehr schwierig. In jedem Fall ist eine derartige Ankündigung ernstzunehmen.

Ad 4. Die Vorgeschichte läßt sich oft bereits bis in die Kindheit, nämlich bis vor das 10. Lebensjahr zurückverfolgen. Meist fällt das Spielverhalten auf, z.B. bei Mann-zu-Frau-Transsexuellen ein typisch weibliches Spielverhalten mit Puppen usw. Weiterhin ist das "cross-dressing" schon als Kind erinnerlich.

Ad. 6. und 7. Ein weiteres typisches Verhaltensmuster ist das des Sexualverhaltens, das nach Sigusch et al. (1979) oft eine geringe Bedeutung hat. Nach neueren Berichten spielt die Sexualität eine größere Rolle, als man bisher annahm. Durch die enormen Hemmungen und Ängste und den Haß auf die eigenen Geschlechtsorgane sind die zwischenmenschlichen Beziehungen gestört, so daß sexuelle Kontakte selten sind. So gewinnt man sehr leicht den Eindruck, wenn keine sexuellen Kontakte eruierbar sind, daß sexuelle Appetenz und Inaktivität vorliegen. In der Regel empfinden Transsexuelle heterosexuell, d.h. wenn eine erotische Partnerschaft gesucht wird, dann vorwiegend zu einem heterosexuell orientierten Partner. Mann-zu-Frau-Transsexuelle wünschen sich einen Mann, der sie voll und ganz als Frau akzeptiert; Frau-zu-Mann-Transsexuelle wollen in der Regel Kontakte zu Frauen, die sie als Mann betrachten und akzeptieren. In Einzelfällen werden auch homosexuelle und bisexuelle Kontakte bejaht.

11.3 Ätiologie

Es gibt ganz verschiedene Erklärungsmodelle für die TS, die jedoch alle hypothetisch und ohne ausreichend empirische Absicherung sind. Am ehesten ist ein Zusammenwirken von hormonellen, genetischen und umweltbedingten Faktoren als Ursache für eine transsexuelle Entwicklung anzunehmen.

11.3.1 Hormonelle Ursachen

Nach Dörner (1969) liegt der TS eine Hormonstörung zugrunde: es handelt sich dabei um eine angeborene Neuroendokrinopathie. Bei Mann-zu-Frau-Transsexuellen sind zu wenig Androgene vorhanden, bei Frau-zu-Mann-Transsexuellen dagegen zu viel. Diese Annahme beruht auf tierexperimentellen Untersuchungen, in denen man fand, daß Testosteron in der Embryonalzeit nicht nur für die Entwicklung der Fortpflanzungsorgane entscheidend ist, sondern auch in einer bestimmten Zeit der Embryonalentwicklung für das spätere Sexualverhalten verantwortlich gemacht werden kann. Blockiert man nämlich die Testosteronausscheidungen in dieser kritischen Phase, so ließ sich danach beobachten, daß sich männliche Tiere nach der Geburt nicht "männlich", sondern "weiblich" verhalten. Inwieweit solche Ergebnisse auf menschliche Verhältnisse übertragen werden können, ist äußerst fraglich.

Neben den Tierexperimenten gibt es auch Untersuchungen an Menschen, die jedoch keine befriedigenden Belege für die These einer hormonellen Ursache der TS liefern. Yalom et al. (1973) testeten Söhne von Müttern, die während der Schwangerschaft wegen Abortgefährdung mit hohen Dosen von weiblichen Hormonen behandelt wurden. Keiner dieser Söhne zeigte eine transsexuelle Entwicklung, obwohl sie ein geringeres sexuelles Interesse hatten und auch weniger aggressiv waren.

Ob endokrine Faktoren eine wesentliche Rolle für die Genese der TS spielen, ist unklar. Kockott und Nusselt (1976) fanden bei 28 Transsexuellen 9 pathologische EEGs, wobei 4 der Patienten in der Vorgeschichte ein Schädel-Hirn-Trauma gehabt hatten. Die Veränderungen lagen meist im Bereich des Temporallappens des Gehirns: die Patienten hatten eine Temporallappenepilepsie. Man kann bei diesem Beispiel davon ausgehen, daß die zentralnervöse Sexualsteuerung gestört sein muß, so daß sich eine TS entwickeln konnte.

Eicher et al. (1980) beschreiben H-Y-Antigen-Befunde bei TS. Diese Befunde konnten jedoch in anderen Untersuchungen nicht bestätigt werden (Engel et al. 1980).

11.3.2 Umweltfaktoren

Es gibt eine Reihe von Untersuchungen, die als Ursache verschiedene Umweltfaktoren benennen. So sind z.B. das durch die Hebamme bei der Geburt zugeordnete Geschlecht und die der Geschlechtszuordnung entsprechenden Erziehungsmaßnahmen richtungsweisend für eine transsexuelle Entwicklung.

Bleibtreu-Ehrenberg (1986) bezieht sich auf die "Prägung" von Lichtenstein (1961): ein Kind kann sich an die Wünsche (auch an die unbewußten) und Strebungen der eigenen Mutter anpassen, bis zur Übernahme einer eigenen "Identität". Somit wird die Identität bestimmt durch die Umwelt, nämlich durch die Mutter oder eine andere entsprechende Bezugsperson. Zum Beispiel kann ein biologischer Junge von der Mutter als Mädchen gekleidet werden, der Haarschnitt ist mädchenhaft, die Auswahl des Spielzeuges wird dann von der Mutter bestimmt, der Rufname ist weiblich. Der eigentliche Junge wächst somit in einer weiblichen Geschlechtsrolle auf. Bleibtreu-Ehrenberg bezeichnet diesen Vorgang als Sozialisationsauftrag, den die Mutter an das Kind gibt. Im Falle der TS handelt es sich um einen paradoxen Sozialisationsauftrag, dessen Informationen nicht stimmen. Dem Kind wird eine Geschlechtsrolle aufdiktiert, die sich mit seinem biologischen Geschlecht nicht deckt, wodurch sich das Verhalten des Kindes paradox entwickelt.

Weiterhin wurden die Familienstruktur und die Elternbeziehungen von Transsexuellen untersucht (Green u. Money 1969). Die beschriebenen Familienkonstellationen (Vater weich, Mutter dominant, Broken-home-Verhältnisse) findet man jedoch auch bei Homosexuellen, bei Neurotikern, ja sogar bei "Normalpersonen", ohn daß sich eine transsexuelle Entwicklung abzeichnet.

11.3.3 Psychoanalytische und psychologische Theorien

Eine Gruppe von amerikanischen Psychoanalytikern (Socarides 1970; Person u. Oversey 1974; Stoller 1975) versucht die TS durch Konfliktstörungen in den Phasen der Symbiose und Individuation oder in einer speziellen Familiendynamik zu erklären. Die Loslösungs- oder Individuationsphase nach Mahler (1972) beginnt gleich nach der Geburt (die Schwangerschaft wird in der Mutter-Kind-Einheit als Symbiose angesehen), im 2.–3. Lebensjahr entwickelt dann das Kind seine eigene Identität. Der Transsexuelle kann sich nicht rechtzeitig und erfolgreich in der frühen Kindheit von der Mutter lösen.

Die TS wird von einigen Psychoanalytikern den Borderlinepathologien zugeordnet, wobei es sich nach Kernberg (1975) um eine "ziemlich spezifische und bemerkenswert stabile Form pathologischer Ich-Struktur handelt". Kinder, die später transsexuell werden, haben grundlegende intrapsychische Fähigkeiten, die in der Phase der Trennung und Individuation erworben werden, nicht entwickeln können. Dadurch entstehen schwere Störungen und Mängel beim Aufbau der Ich-Struktur.

Manche Autoren vermuten, daß die "Vermeidung" von Homosexualität eine wichtige Determinante einer transsexuellen Entwicklung darstellt (Bancroft 1985).

Besonders von biologisch weiblichen Transsexuellen wird von der frühen Jugend an eine starke sexuelle Zuneigung zu Frauen berichtet (Pauly 1974). Diese homosexuellen Gefühle werden jedoch abgewehrt, es kommt zur "Flucht in die Heterosexualität". Werden die Beziehungen zu Jungen als unbefriedigend empfunden und bleibt der Widerstand gegen die homosexuelle Orientierung bestehen, dann bietet die transsexuelle Rolle einen Ausweg.

Spezielle verhaltenstheoretische Konzepte wurden nicht entwickelt; die verhaltenstherapeutischen Ansätze basieren auf den Untersuchungen zu Umwelteinflüssen auf die Entwicklung der Geschlechtsidentität (Green 1974) in Verbindung mit allgemeinen Erkenntnissen zum Erwerb menschlichen Verhaltens (Konditionierung und Modellernen, vgl. Bancroft 1985).

11.4 Differentialdiagnose

11.4.1 Homosexualität

Die Differentialdiagnose der TS zur Homosexualität ist sehr oft schwierig zu beurteilen, da die Homosexualität durchaus als "Durchgangsphase" bei Transsexuellen vorkommen kann. So hatten z.B. nach Eicher (1984) 25% der Mann-zu-Frau-Transsexuellen homosexuelle und 14% der Frau-zu-Mann-Transsexuellen lesbische Beziehungen in der Vorgeschichte. In der Regel jedoch empfinden Transsexuelle heterosexuell, d.h. daß sich Mann-zu-Frau-Transsexuelle einen männlichen Partner wünschen und Frau-zu-Mann-Transsexuelle einen weiblichen. Die sexuellen Beziehungen eines männlichen Homosexuellen sind dagegen eindeutig von Mann zu Mann.

Es kann bei Homosexuellen auch der Wunsch nach einer Geschlechtsumwandlung im Sinne einer Zuflucht geäußert werden, wenn die Probleme, die aus der Homosexualität entstehen, zu groß und unlösbar erscheinen. Es kann sich dabei auch um eine bisher versteckte, sog. larvierte Homosexualität handeln, so daß der Wunsch nach Geschlechtsumwandlung als Abwehr einzustufen ist. Nach Sigusch et al. (1978) gibt es auch Männer mit früheren homosexuellen Beziehungen, die später als Transsexuelle imponieren, bei denen jedoch schwer zu entscheiden ist, welche der beiden Richtungen für sie eine akzeptable Notlösung darstellt. Ein wesentliches Kriterium ist, daß die für die TS typische Abscheu vor den eigenen Geschlechtsorganen bei Homosexuellen nicht gefunden wird. Im Gegenteil erleben sie ihre eigenen Geschlechtsorgane lustvoll, ähnlich wie die Transvestiten.

11.4.2 Transvestismus

Transvestiten sind in der Regel Männer mit männlicher Geschlechtsidentität ohne den Wunsch nach Geschlechtsumwandlung. Sie begnügen sich zum Zwecke der sexuellen Befriedigung mit "cross-dressing": dabei kommt es zur Erektion, Masturbation und Ejakulation. Danach empfinden Transvestiten Befriedigung und der transvestitische Drang beruhigt sich vorübergehend. Im Gegensatz dazu empfindet der Transsexuelle nach der Masturbation Ekel, da er durch die sexuelle Erregung an das ungewollte biologische Geschlecht erinnert wird. Bei den Transsexuellen vermittelt die andersgeschlechtliche Kleidung ein angenehmes Gefühl, welches aber nicht sexuell betont ist, sondern vielmehr den Allgemeinzustand betrifft.

Bancroft (1985) deutet Transsexualität und Transvestismus nicht als 2 unterschiedliche klinische Bilder, sondern geht von einem Kontinuum aus, an dessen einem Ende der "fetischistische Transvestit" angesiedelt ist und am anderen Ende der "überzeugte Ganzzeittranssexuelle". Zwischen diesen Polen wäre der "Transvestit mit Doppelrolle" einzuordnen, also ein Mann, "der einen Teil seines Lebens als normaler heterosexueller Mann verbringt, einen anderen Teil, indem er sich als Frau kleidet und ausgibt. Das "cross-dressing" gleicht hier dem des Transsexuellen, es besteht aber kein Verlangen, das Geschlecht auf Dauer zu ändern. Diese Person will sich vielmehr beide Möglichkeiten offen halten" (Bancroft 1985, S. 184). Bancroft weist auf die Tendenz bei vielen Transvestiten hin, mit der Zeit mehr und mehr transsexuell zu werden, was für eine latente TS spricht.

11.4.3 Adoleszentenkonflikte

Eine 3. Gruppe, die mit dem Wunsch nach Geschlechtsumwandlung zur Beratung kommt, stellen diejenigen Jugendlichen dar, die aufgrund ihrer noch nicht abgeschlossenen Entwicklung und durch andere Umwelteinflüsse bezüglich ihrer Geschlechtsidentität in Konflikt geraten. Gerade diese jugendlichen Patienten gilt es

intensiv psychologisch und ärztlich zu betreuen, damit sich nicht durch leichtfertige
Übernahme ihrer Wünsche eine "iatrogene Transsexualität" entwickelt.

11.4.4 Psychiatrische Erkrankungen

Transsexuelles Gedankengut tritt manchmal auch bei Psychosen auf. Im Zusammenhang mit Wahnvorstellungen ist die Psychose klar zu diagnostizieren und von der
TS abzugrenzen. Die typisch transsexuelle Vorgeschichte fehlt hier im allgemeinen,
es handelt sich vielmehr um ganz akut auftretende Wünsche und Forderungen nach
Geschlechtsumwandlung im Rahmen einer schizophrenen Phase. Selbstverstümmelungen im Sinne von Kastrationen kommen bei psychotischen Patienten eher vor als
bei Transsexuellen.

11.4.5 Somatische Erkrankungen

Temporallappenepilepsie

Differentialdiagnostisch muß bei TS auch an eine Epilepsie mit pathologischen
EEG-Veränderungen gedacht werden. Insbesondere handelt es sich dabei um
Erkrankungen des Temporallappens, z.B. bei Temporallappenepilepsie.

Intersexualität/Klinefelter-Syndrom

Als weitere somatische Erkrankung spielt auch noch eine intersexuelle Fehlbildung
eine Rolle. Bei Intersexualität liegt eine Chromosomenaberration zugrunde. Der
normale Chromosomensatz (Karyogramm) besteht aus 46 Autosomen und einem
Paar Geschlechts- oder Sexchromosomen: XX bei der Frau, XY beim Mann. In der
Regel sind bei Abweichungen im genetischen Geschlecht keine Störungen der
Geschlechtsidentität bekannt. Es gibt jedoch bei Patienten mit Klinefelter-Syndrom
(Chromosomensatz 47/XXY) Transsexuelle (Baker u. Stoller 1968). Es handelt sich
hier um biologische Männer mit kleinen Hoden, einer weiblichen Brustbildung, oft
verbunden mit einem Hochwuchs.

Bleibtreu-Ehrenberg (1986) schlägt vor, im Rahmen einer Vorsorgemaßnahme
bei Neugeborenen grundsätzlich eine Chromosomenbestimmung als Routineunter-
suchung durchzuführen, damit es in Zukunft keine Verwechslung von genetisch be-
dingter Intersexualität mit TS mehr geben wird.

Diese Forderung ist m.E. unrealistisch, da eine solche Chromosomenaberration
nur selten vorkommt und Chromosomenuntersuchungen sehr teuer sind.

Kongenitaler Hypogonadismus

Vollständigkeitshalber muß auch der kongenitale Hypogonadismus als organische Erkrankung genannt werden: aufgrund einer Unterfunktion der Keimdrüsen (Hoden, Eierstöcke) sind die sekundären Geschlechtsmerkmale vermindert ausgebildet oder fehlen. In der Literatur ist ein Fall bekannt (Bürger-Prinz et al. 1966), bei dem der Wunsch nach Geschlechtsumwandlung nach Hormonsubstitution verschwand.

Sowohl bei den psychiatrischen als auch den somatischen Erkrankungen (Temporallappenepilepsie, Klinefelter-Syndrom und kongenitaler Hypogonadismus) ist eine Beratung und Betreuung der Transsexuellen in demselben Maße gegeben wie in anderen Fällen. Bei den vorliegenden Grunderkrankungen sind jedoch geschlechtsanpassende Operationen eine absolute Kontraindikation.

11.5 Rechtslage

11.5.1 Transsexuellengesetz (TSG)

Im September 1980 wurde das Transsexuellengesetz in der BRD verkündet (in Kraft seit 01.01.1981) mit einer kleinen (Vornamenänderung) und einer großen (Personenstandsänderung oder Feststellung der Geschlechtszugehörigkeit) Lösung. Das Gesetz fordert, daß der Antragsteller deutscher Nationalität und mindestens 25 Jahre alt ist. In beiden Fällen müssen 2 voneinander unabhängige ärztliche Gutachten erstellt werden, die bestätigen, daß sich die neugewählte Geschlechtsrolle mit hoher Wahrscheinlichkeit nicht mehr ändern wird. Für die große Lösung muß damit der Nachweis erbracht werden, daß der Transsexuelle dauernd fortpflanzungsunfähig ist und daß er sich einer Operation unterzogen hat, durch die eine deutliche Annäherung an das andere Geschlecht erreicht worden ist. Außerdem darf der Transsexuelle nicht verheiratet sein.

Insgesamt ist es positiv zu werten, daß die rechtliche Situation der Transsexuellen in der BRD geklärt ist. Sehr problematisch ist nach wie vor die Altersgrenze für die kleine Lösung (25 Jahre), die in einzelnen Fällen sicherlich zu hoch liegt und diese für die Betroffenen wenig attraktiv macht. Zur Vornamensänderung muß der Transsexuelle einen Antrag beim zuständigen Amtsgericht stellen.

11.5.2 Reichsversicherungsordnung (RVO)

Nach der bisherigen Rechtsprechung und nach dem Transsexuellengesetz versteht man unter Krankheit einen "regelwidrigen Körper- oder Geisteszustand, der ärztlicher Behandlung bedarf und/oder Arbeitsunfähigkeit zur Folge hat". Dazu gehört auch eine Störung im Verhältnis der Psyche zum Körper. Somit ist auch die TS eine Krankheit im Sinne der RVO (Jörgensen 1982). Die RVO koppelt den Krankheitsbegriff jedoch noch an 3 therapeutische Kriterien: die Krankheit muß heilbar sein oder gelindert werden können oder sie muß zumindest von einer drohenden Verschlimmerung bewahrt werden können. Da diese Aspekte nicht für die TS zutreffen, verweigert manche Krankenkasse bisher die Kostenübernahme.

11.5.3 Leistungspflicht der Krankenkassen

Bei verschiedenen Landessozialgerichten sowie beim Bundessozialgericht waren und sind Prozesse anhängig, in denen Transsexuelle ihre Krankenkasse auf Übernahme der Operationskosten verklagt haben. Nach dem neuesten Gerichtsurteil sind die Krankenkassen dazu verpflichtet, die Kosten zu übernehmen, wenn vorher der Nachweis der "Zweckmäßigkeit" erbracht wird. Bei Transsexuellen, die unter schwerem Leidensdruck stehen und die selbstmordgefährdet sind, wird die Operation als einziges Mittel zur Linderung angesehen.

In der wissenschaftlichen Literatur ist man sich über den Krankheitscharakter der TS einig; die Krankenkassen zweifeln dagegen am Krankheitswert der TS. Die Leiden der Transsexuellen werden oft als "psychosoziale Verhaltensstörung" bagatellisiert. Ferner werden bei den Krankenkassen Zweifel an den Behandlungsergebnissen laut: die Behandlung befände sich noch im Experimentierstadium, es lägen zu wenige Berichte über erfolgreiche Geschlechtsumwandlungsoperationen vor, die Anzahl der Rückfälle sei nicht gering. Inzwischen gibt es in der Literatur eine größere Anzahl sorgfältiger Nachuntersuchungen, die eine Linderung der Krankheit mehrheitlich eindeutig bestätigen, ohne die negativen Fälle und postoperativen Komplikationen zu verschweigen, die aber in der Minderheit sind. Für die Zukunft ist es vorstellbar, daß die Transsexuellen eine Übernahme der Operationskosten bei den jeweiligen Krankenkassen, ähnlich der heute bereits üblichen Kostenübernahme für psychotherapeutische Behandlung, beantragen können.

11.6 Therapie

"Die Therapie" der TS gibt es nicht, vielmehr handelt es sich um eine Reihe von Maßnahmen mit einer geschlechtsumwandelnden Operation am Ende. In der überwiegenden Zahl der Fälle ist die Operation das einzige Ziel der Transsexuellen. Der Wunsch nach einer "echten Umwandlung" bleibt jedoch eine Illusion. Dieser Wunsch ist unerfüllbar. Eine "Heilung" der TS gibt es nicht. Alle angebotenen operativen Hilfen sind kosmetisch oder rehabilitativ zu betrachten, d.h. daß nur eine Angleichung oder Anpassung an das gewünschte Geschlecht möglich ist.

11.6.1 Diagnosestellung

Exploration

Die meisten Transsexuellen suchen in einer Phase, die Monate und manchmal Jahre dauern kann, die verschiedensten Ärzte und manchmal auch Heilpraktiker auf, bis sie einen Psychiater oder Psychologen finden, der sich für diese Thematik interessiert, dann die endgültige Diagnose stellt und die nötigen weiteren Schritte veranlaßt.

Die Erhebung der Vorgeschichte (Fragen nach der Eltern-Kind-Beziehung, Entwicklung der Geschlechtsmerkmale und -organe, Einstellung zur Sexualität, Umgang mit der Sexualität) erfordert viel Zeit, Geduld und Einfühlungsvermögen. Es ist sinnvoll, die biographische Anamnese durch Befragung von Familienangehörigen zu vervollständigen (natürlich nur dann, wenn der Patient damit einverstanden ist). Nach den ersten Gesprächen, die gleichzeitig der Aussprache, Exploration und Beratung dienen, folgen verschiedene Untersuchungen, entsprechend dem Frankfurter Untersuchungsprogramm (Sigusch et al. 1978).

Internistisch-neurologische Untersuchung

Am Anfang sollte durch einen niedergelassenen Internisten eine allgemeine internistische Untersuchung stattfinden, einschließlich einer Laboruntersuchung mit dem Standardprogramm: Blutsenkung, Blutbild, Nüchternzucker, Elektrolyte, Leberwerte, Eiweißkörper, Blutfette und Urinstatus. Die Laboruntersuchungen sollen Risikofaktoren und eventuelle Kontraindikationen für eine spätere Hormonbehandlung ausschließen (z.B. Gerinnungs- und Stoffwechselstörung, Gefäßerkrankung, Leberfunktionsstörungen). Zum internistischen Befund gehört auch eine orientierende neurologische Untersuchung mit Ableitung eines EEGs.

Gynäkologisch-andrologische Untersuchung

Eine gynäkologische bzw. andrologische Untersuchung beim Frauenarzt oder beim Hautarzt (bei Männern) gibt Auskunft über Anlage und Funktion der weiblichen bzw. männlichen Geschlechtsorgane. Bei biologisch weiblichen Patientinnen ist besonders der Ausschluß einer Schwangerschaft wichtig. Eine endokrinologische Untersuchung, die sich auf die Bestimmung der Sexualhormone und der Schilddrüse bezieht, kann angeschlossen werden. Falls bei der biologisch weiblichen Patientin normale Zyklusverhältnisse vorliegen, kann auf die Bestimmung der Sexualhormone verzichtet werden.

Genetische Untersuchung

Es folgt eine genetische Untersuchung zur Feststellung des chromosomalen Geschlechts (Rachenabstrich oder Blutabnahme in einem speziellen genetischen Labor, meistens einer Frauenklinik angeschlossen). Zur Diagnosestellung sollten alle Befunde beim Psychiater gesammelt werden, der sie zusammenfassend auswertet und endgültig beurteilt, ob die Diagnose "Transsexualität" zutreffend ist.

11.6.2 Vorbereitungsphase

Die Phase der Vorbereitung auf die mögliche Operation und ein Leben mit einem anderen Geschlecht soll mindestens ein Jahr dauern und die Diagnose "Transsexualität" immer wieder neu überprüfen. Die Diagnose muß absolut gesichert sein: es gilt zu beobachten, ob der Wunsch nach Geschlechtsumwandlung kontinuierlich und permanent drängend bleibt.

Psychologisch-soziale Betreuung

Die psychologisch-soziale Betreuung erfolgt durch psychotherapeutische Maßnahmen im allgemeinen, im besonderen durch Verhaltenstherapie. Versuche, Transsexuelle von ihrem Wunsch nach Geschlechtsumwandlung durch Psychotherapie abzubringen, haben sich in der Regel nicht bewährt. Primär sind Transsexuelle überhaupt nicht motiviert, sich einer Psychotherapie zu unterziehen. Eine tiefenpsychologische Behandlung scheitert bereits an einer fehlenden Bereitschaft und Freiwilligkeit. Bisher wurde nur ein überzeugender Fall einer erfolgreich abgeschlossenen Psychotherapie eines Transsexuellen über die Dauer von 4 Jahren beschrieben (Schwöbel 1960). Behandlungsmaßnahmen, die an den frühen verhaltenstherapeutischen Konzepten orientiert waren, konnten ebenfalls keine wesentlichen Erfolge verbuchen (Marks et al. 1970). Nur bei Barlow et al. (1973) wird ein positiver Behandlungsfall geschildet: ein 17jähriger Mann-zu-Frau-Transsexueller konnte durch Verhaltenstherapie von seinem Umwandlungswunsch abgebracht werden.

Die Erfolgsaussichten psychotherapeutischer Behandlung bei Erwachsenen gelten als sehr gering. Dagegen sind Maßnahmen im Kindesalter vielversprechend: die eingeschliffenen Verhaltensmuster in den Familien dieser Kinder werden so verändert, daß die Kinder neue Verhaltensweisen und Interessen erlernen können.

Zusammenfassend wird in der Literatur festgestellt, daß psychotherapeutische Maßnahmen als alleinige Therapie wenig sinnvoll sind. Zu den neueren verhaltenstherapeutischen Konzepten, nach denen der Therapeut aktiv die Behandlungsmotivation fördert, liegen keine Befunde vor. Direkte Anleitungen, wie sie von Verhaltenstherapeuten für andere Problembereiche als Verhaltenstraining entwickelt worden sind, fehlen leider für diese Vorbereitungsphase.

Bereits 1976 zeigte Yardley eine solche Behandlung in einer Fallstudie: ein Mann-zu-Frau-Transsexueller erlernte nach und nach spezifisch weibliche Verhaltensweisen, so daß sich systematisch eine weibliche Identität entwickeln konnte.

Trotz der eingeschränkten Bedeutung der Psychotherapie bei Transsexuellen wird es heute als Kunstfehler angesehen, wenn psychotherapeutische Maßnahmen ganz unterbleiben. Transsexuelle dürfen mit ihren schwerwiegenden Problemen nicht alleingelassen werden. Psychologische und psychotherapeutische Hilfen sind begleitend unbedingt notwendig, damit die Transsexuellen möglichst realistische Problemlösungen und einen adäquaten Einstieg in die neue Geschlechtsrolle finden.

Alltagstest

Die psychologisch-soziale Betreuung sollte in den sog. Alltagstest übergehen, eine Versuchsperiode von mindestens einem Jahr Dauer, besser jedoch zwischen 1 und 2 Jahren. In dieser Phase sollte der/die Transsexuelle den Rollenwechsel realisieren, d.h. versuchen, sich in die heißersehnte neue Geschlechtsrolle einzuleben, indem er/sie sein/ihr Äußeres dem anderen Geschlecht angleicht. Das betrifft in erster Linie die Kleidung, die Frisur, aber auch das Make-up. Neue geschlechtsspezifische Verhaltensweisen müssen gelernt werden, insbesondere Gestik und Mimik sind außerordentlich wichtig, damit das Gesamtbild stimmig ist und überzeugend wirkt. Somit wird eine perfekte Imitation "angestrebt", die ein hohes Maß an Selbstdisziplin fordert. Hemmungen müssen überwunden werden, bis sich der/die Transsexuelle einigermaßen sicher und unauffällig in seiner/ihrer Umgebung bewegen kann. Der Alltagstest ist manchmal nur mit allergrößten Schwierigkeiten durchführbar. Am Arbeitsplatz, besonders in verantwortlichen Positionen, aber auch in Familien und im Bekanntenkreis können unlösbare Konflikte aufbrechen, die oft zu einer Trennung von dem/der Transsexuellen führen. Die Transsexuellen müssen sich mit den unschönen und diskriminierenden Reaktionen ihrer Umwelt auseinandersetzen. In dieser Zeit ist der Kontakt zu einer verständnisvollen Betreuungsperson außerordentlich wichtig, denn sich wiederholende negative Erlebnisse bringen die Transsexuellen oft an den Rand der Verzweiflung. In dieser Phase zeigt sich, ob der/die Transsexuelle den an ihn/sie gestellten Anforderungen "im neuen Leben" überhaupt gewachsen ist und wie er/sie diese neuen Erfahrungen verarbeitet. Insofern wird durch diesen Alltagstest geprüft, ob die Diagnose Transsexualität korrekt ist, ob die Wunschvorstellungen der neuen Realität entsprechen und ob der/die Transsexuelle am Ziel einer endgültigen Operation wirklich beharrlich festhält. Der Alltagstest bietet eben noch die Möglichkeit, von der Zielvorstellung der irreversiblen Operation Abstand zu nehmen und sich in die biologisch vorgegebene Geschlechtsrolle einzufinden.

Erschwerend für die Durchführung des Alltagstestes ist es, daß der Personenstand meist in den Personalpapieren noch nicht geändert ist. Muß sich ein(e) Transsexuelle(r) einmal ausweisen, gibt es stets Komplikationen, bei denen der/die Transsexuelle mit seiner/ihrer Geschlechtsidentität konfrontiert wird. Dieser Erfahrungen im täglichen Leben sind bitter und deprimierend.

Anfangs werden geschlechtstypische Verhaltensweisen gern überzogen ausgeführt, so daß sie eigentümlich starr und maskenhaft wirken. Der/die Transsexuelle fällt dadurch besonders auf. Die neue Geschlechtsrolle kann zunächst nicht perfekt beherrscht werden, worauf die Umwelt in aller Regel mit Unverstandnis und Diskriminierung reagiert. Dieses Unvermögen, trotz bestimmter Kleidung nicht als Mitglied einer bestimmten Geschlechtsgruppe anerkennt und akzeptiert zu werden und für leidenschaftliche und ernsthafte Bemühungen nur Spott und Hohn manchmal sogar Verachtung zu ernten, entmutigt die Transsexuellen. Es läßt sie erheblich an ihrem Selbstwertgefühl zweifeln und kann lebensbedrohende Krisen auslösen.

Ergibt sich im Laufe der Zeit ein positives Resultat des Alltagstests, erhöhen sich damit die Chancen der weiteren therapeutischen Bemühungen (Hormon- und operative Therapie) wesentlich.

Hormontherapie

Bestätigen die psychologisch-soziale Betreuung und der Alltagstest die Diagnose und haben die Transsexuellen an Sicherheit gewonnen, kann mit der Behandlung mit gegenschlechtlichen Hormonen begonnen werden: Bei Mann-zu-Frau-Transsexuellen mit Östrogenen, bei Frau-zu-Mann-Transsexuellen mit Testosteronpräparaten. Die Hormone können sowohl vom Frauenarzt und Internisten als auch vom praktischen Arzt und Hautarzt verabreicht werden (anfangs in Spritzenform, später in Tablettenform). Auf die Art der Hormone und deren Dosierung soll hier nicht näher eingegangen und auf Sigusch et al. (1978) verwiesen werden.

Für die Hormonbehandlung bedarf es der rechtswirksamen Einwilligung des/der Transsexuellen, der eine Aufklärung über die Auswirkungen einer solchen Therapie vorausgehen muß. Durch die Verabreichung der Hormone kommt es nämlich zu wesentlichen Veränderungen, die nach 3–4 Monaten irreversibel bzw. nur bedingt reversibel sind: z.B. bei biologisch männlichen Transsexuellen das Brustwachstum, bei biologisch weiblichen Transsexuellen das Kehlkopfwachstum und der männliche Behaarungstyp. Auch evtl. auftretende unerwünschte Nebenwirkungen sollten vorher durchgesprochen werden und der/die Transexuelle zu den entsprechenden Kontrolluntersuchungen motiviert werden. Hier ist in erster Linie auf die Leber (Leberparenchymschäden), zum anderen auf eine Gefäß- und Kreislaufschädigung sowie auf Thrombembolien zu achten. Durch vermehrte Elektrolytansammlungen kann es zu einer Blutdruckerhöhung kommen. Durch hohe Östrogengaben ist die Gefahr eines beschleunigten Tumorwachstums gegeben.

Liegen nach dem internistischen Befund Kontraindikationen vor, z.B. bei Gerinnungs- und Stoffwechselstörungen, bei Leber- und Gefäßschäden, darf nicht mit Hormonen behandelt werden. Kontrolluntersuchungen in regelmäßigen Abständen sind unumgänglich.

Ein verantwortungsvoller Therapeut wird die Hormonbehandlung nicht vor dem 18. Lebensjahr und dem Abschluß der körperlichen Entwicklung beginnen.

Die Behandlungsdauer sollte nach Eicher (1984) mindestens ein halbes Jahr betragen. Die Zielsetzung bei Mann-zu-Frau-Transsexuellen ist eine körperliche Verweiblichung, die ihren Ausdruck im Brustwachstum und in der Vermehrung des Fettgewebes an den Hüften findet. Bei Frau-zu-Mann-Transsexuellen wird eine Vermännlichung angestrebt, die sich in der Vertiefung der Stimme, der männlichen Behaarung einschließlich Bartwuchs und in einer Vergröberung der Gesichtszüge manifestiert. Sind die gewünschten körperlichen Veränderungen eingetreten, ist es möglich, die Hormone abzusetzen (Sigusch et al. 1978). Mit den jeweiligen körperlichen Veränderungen geht in der Regel auch eine psychische Stabilisierung einher, die Transsexuellen fühlen sich wohler, sie sehen ihrem Ziel, nämlich der Operation, zuversichtlich entgegen. Falls auf die körperlichen Veränderungen keine solch positiven emotionalen Reaktionen erfolgen, muß die Diagnose in Frage gestellt werden.

Beim biologisch männlichen Transsexuellen kann u.U. der Bartwuchs so stark sein, daß er trotz gegengeschlechtlicher Hormone nicht befriedigend weniger und eine elektrische Verödung der Haarwurzeln bei einer Kosmetikerin notwendig wird. Eine solche Epilationsbehandlung ist kostspielig, dauert oft über Jahre, ist äußerst schmerzhaft und erfordert viel Geduld und Ausdauer. Pro Tag kann nur eine bestimmte Anzahl von Haaren epiliert werden, da jedes Haar einzeln behandelt werden muß, und die Epilation nur bis zur Schmerzgrenze durchgeführt werden kann. Die Haut schwillt dabei an. Bei extremer Behaarung gilt es abzuwägen, ob eine medikamentöse Behandlung z.B. mit Androcur durchzuführen ist.

Manche Transsexuelle beschaffen sich illegal Hormone, um möglichst schnell, ohne die psychologisch-soziale Betreuung und den Alltagstest abzuwarten, zum Ziel zu kommen. Sie wollen sofort eine äußerlich sichtbare Änderung ihres Körpers erzwingen und gehen mit dieser Therapie auf eigene Faust ein hohes Risiko ein. Die dringend notwendigen Kontrolluntersuchungen unterbleiben dann in der Regel. Andere Transsexuelle wollen Hormontabletten und -spritzen vermeiden und sind mit einer Hormoncreme zur äußerlichen Anwendung zur Brustentwicklung zufrieden.

11.6.3 Gutachten

Nach erfolgreicher Vorbereitungsphase, also einer planvollen therapeutischen Ausrichtung auf die Operation, können die beiden notwendigen Gutachten eingeholt werden, sofern sich der/die Transsexuelle zur Operation entschlossen hat. Die Operationsindikation sollte von 2 voneinander unabhängigen Fachärzten für Psychiatrie mit speziellen Erfahrungen mit Transsexuellen (z.B. Chefärzte und Oberärzte von psychiatrischen Kliniken oder speziellen Zentren) gestellt werden. Es empfiehlt sich, dem Gutachter alle gesammelten Vorbefunde und einen Verlaufsbericht zur Verfügung zu stellen, da er den/die Transsexuellen vorher nicht kennt. Das Gutachten stützt sich auf die möglichst vollständigen Vorbefunde, auf die Angaben des/der Transsexuellen und den persönlichen Eindruck des Gutachters am Untersuchungstermin.

11.6.4 Operation

Befürworten die Gutachter die geschlechtsumwandelnde Operation und ist der Geschlechtsrollenwechsel vollzogen, d.h. der/die Transsexuelle lebt die neue Geschlechtsrolle und ist in der Lage, seinen/ihren Lebensunterhalt zu bestreiten, steht der operativen Geschlechtsanpassung nichts mehr im Wege. Der Begriff "geschlechtsumwandelnde Operation" verleitet zu der irrigen Annahme, daß eine *Umwandlung* von Mann-zu-Frau oder umgekehrt medizinisch möglich sei. Es handelt sich jedoch vielmehr stets nur um eine *Korrektur* oder eine *Angleichung,* also eine Anpassung an das gewünschte andere Geschlecht. Die Begriffe "geschlechtskorrigierende Operation" (Sigusch et al. 1978) oder "geschlechtsanpassende Operation" (Fahrner u. Kockott 1984) sind daher präziser und zutreffender.

Neben der Erfüllung der oben beschriebenen Voraussetzungen fordert Kockott wegen der Irreversibilität der Operation ein abgeschlossene psychosexuelle Entwicklung, d.h. daß die Operation nicht vor dem 20. Lebensjahr erfolgen kann.

Der/die Transsexuelle ist über die Operationsrisiken und über die rechtliche Situation aufzuklären. Auch sein/ihr Einverständnis zur postoperativen ärztlichen und sozialen Nachsorge sollte Bedingung sein. Diese Voraussetzungen wurden in einem Vorschlag der Kommission der Deutschen Gesellschaft für Sexualforschung für rehabilitative Therapie der Transsexualität beschrieben (Biemer 1982).

Die Operationstechniken und -maßnahmen sind verschieden und können auf den individuellen Fall abgestimmt werden. Bei Mann-zu-Frau-Transsexuellen sind prinzipiell 4 grundlegende Operationen möglich: die operative Entfernung des Penis (Penektomie) und der beiden Hoden (Kastration), die Anlage einer künstlichen Vagina (Neovagina) und die Formung einer weiblichen Brust (Mammaaufbauplastik).

Bei Frau-zu-Mann-Transsexuellen sind die folgenden Basisoperationen möglich: die operative Entfernung der beiden Brüste (Mastektomie), der beiden Eierstöcke (Ovarektomie), der Gebärmutter (Hysterektomie) und schließlich die operative Formung eines künstlichen Penis (Phalloplastik) oder statt dessen eine operative Maßnahme an der Klitoris, die zu einer höheren Beweglichkeit der Klitoris führt (sog. Klitorismobilisierung nach Eicher 1984).

11.6.5 Nachsorgephase

Im Anschluß an die geschlechtsanpassende Operation ist es dringend notwendig, die in der Vorbereitungsphase begonnenen therapeutischen Maßnahmen fortzuführen, um den Transsexuellen bei alltäglichen Konflikten beizustehen und ihnen zu helfen, in der Öffentlichkeit sicherer zu werden. Die Geschlechtsanpassung stellt eine mühsame Entwicklung dar, bei der Transsexuelle Hilfe von dritten Personen dringend benötigen. Oft sind unerfüllbare Erwartungen bezüglich der Geschlechtsidentität und der sozialen Anerkennung gehegt worden, die sich bald als Unzufriedenheit mit dem Operationsergebnis zeigen. Enttäuschungen und Depressionen sowie weitergehende Operationswünsche müssen aufgearbeitet werden.

Verhaltenstrainings für Transsexuelle, die sowohl in der Vorbereitungs- als auch in der Nachsorgephase hilfreich wären, sind in der Literatur nicht beschrieben. Oft kristallisiert sind auch erst nach der Operation klar heraus, daß die Operation die persönlichen Probleme lösen sollte: mit der Operationserfahrung wird diese Illusion für viele erkennbar, wenn neue Krisensituationen auftreten: manche Transsexuelle wollen dieses Dilemma jedoch nicht erkennen und sehen ihr Heil möglicherweise nur in weiteren operativen Maßnahmen.

11.7 Katamnese und Bewertung

Die Behandlung transsexueller Patienten läuft immer auf einen Kompromiß hinaus, sozial und psychisch mit Konflikten einigermaßen erträglich zu leben. Nachuntersuchungen operierter Transsexueller sollen Aufschluß darüber geben, inwieweit geschlechtsanpassende Operationen die Situationen der Transsexuellen verbessern können. Die in der Literatur referierten Katamnesen unterscheiden sich erheblich hinsichtlich des Zeitpunktes der Untersuchung (unmittelbar vor und nach der Operation sowie einige Jahre später) und den angewandten Testmethoden und Beurteilungsmaßstäben.

Die Mehrzahl der nachuntersuchten Transsexuellen werden als psychisch und sozial stabil eingeschätzt (Hoenig et al. 1971; Benjamin 1966; Pauly 1968; Money u. Ehrhardt 1970). Manche Autoren sehen allerdings die Operation nur als "beschönigende" Maßnahme, die zwar die soziale Anpassung fördert, dennoch wenig an den grundlegenden Problemen ändert (Hastings 1974; Money u. Walker 1977; Sörensen 1981).

Aufgrund einer Untersuchung, die erstmals operierte mit nichtoperierten Transsexuellen verglich, kamen Meyer u. Reter (1979) zu der Meinung, daß hinsichtlich der psychischen und sozialen Stabilität von operierten zu nichtoperierten Transsexuellen kein Unterschied besteht. Dieses Ergebnis löste heftige Diskussionen aus. Die Gültigkeit dieser Aussage kann jedoch wegen methodischer Mängel nur sehr eingeschränkt aufrechterhalten werden.

Eine neue Vergleichsstudie von 32 operierten zu 26 nichtoperierten Transsexuellen liegt von Fahrner u. Kockott (1987) vor, die zum Schluß kommt, daß die operierten Transsexuellen deutlich weniger psychische und soziale Probleme haben als die nichtoperierten. Bemerkenswert ist dabei, daß die Verbesserung in einigen Lebensbereichen bereits vor der geschlechtsanpassenden Operation stattgefunden hat.

In den übrigen Katamnesen neueren Datums werden nur operierte Transsexuelle untersucht (Hunt u. Hampson 1980; Sörensen 1981; Spengler 1980), die übereinstimmend über eine relativ gute soziale und psychische Integration der operierten Transsexuellen berichten.

In der Kieler Studie über 24 operierte Transsexuelle von Kröhn et al. (1981) wird trotz der zahlreichen Komplikationen, die eine geschlechtsanpassende Operation nach sich zieht, von einem insgesamt guten Ergebnis gesprochen. Durch die "überwältigend hohe postoperative Zufriedenheit" wird die geschlechtsanpassende

Operation einschließlich therapeutischer Betreuung eindrücklich bestätigt. Die postoperative psychische Stabilisierung und Harmonisierung wirkt sich auch im sexuellen und partnerschaftlichen Bereich günstig aus. Auch Junge (1986) sieht in der Hormon- und Operationsbehandlung in einer Katamnesenuntersuchung von 43 operierten Transsexuellen eine Therapiemethode, die wesentlich zur Linderung des Leidens beiträgt.

Zusammenfassend ist aus der Mehrzahl der vorliegenden Arbeiten zu folgern, daß nach dem derzeitigen Stand der Kenntnisse die Befürwortung der Operation eine annähernd befriedigende Lösung für Transsexuelle darstellt. Für viele Personen, einschließlich mancher Fachleute, ist der zwanghafte Wunsch nach einer geschlechtsanpassungen Operation sehr schwer nachvollziehbar; die Operation wird von kritischen Fachleuten eher als "Verstümmelung" angesehen. Diese zwiespältige Betrachtung macht deutlich, daß Bewertungen zu dieser Problematik mit besonderer Vorsicht vorzunehmen sind. Es werden noch viele therapeutische Wege und wissenschaftliche Untersuchungen darüber nötig werden, bevor Einschätzungen zur Behandlung der Transsexualität als fundiert gelten können. Jenseits aller methodischen Fragen bleibt allen Therapeuten im Umgang mit Transsexuellen die besondere Verpflichtung, diesen Patientinnen und Patienten ein erträgliches, menschenwürdiges Leben mit möglichst geringen Eingriffen in den Körper zu ermöglichen.

Literatur

Baker HJ, Stoller RJ (1968) Sexual psychopathology in the hypogonadal male. Arch Gen Psychiatry 18:631–634

Bancroft J (1985) Grundlagen und Probleme menschlicher Sexualität. Enke, Stuttgart, S 183–197

Barlow DH, Reynolds EJ, Agras WS (1973) Gender identity change in a transsexual. Arch Gen Psychiatry 28:569–576

Benjamin H (1966) The transsexual phenomenon. Julian, New York

Biemer E (1982) Transsexualismus: geschlechtsumwandelnde Operationen. Med Klin 77, Nr 16/17:468–474

Bleibtreu-Ehrenberg G (1986) Transsexualität: Ethnosoziologische und ethnomethodologische Perspektiven eines Problems der Selbstidentifikation. In: Gindorf R, Haeberle EJ (Hrsg) Sexualität als sozialer Tatbestand. De Gruyter, Berlin (Schriftenreihe Sozialwissenschaftliche Sexualforschung, Bd 1))

Bürger-Prinz H, Albrecht H, Giese H (1966) Zur Phänomenologie des Transvestitismus bei Männern, 2. erw. Aufl. Enke, Stuttgart (Beiträge zur Sexualforschung 3)

Desirat K (1985) Die transsexuelle Frau. Enke, Stuttgart (Beiträge zur Sexualforschung, Bd 60)

Dörner G (1969) Zur Frage einer neuroendokrinen Pathogenese, Prophylaxe und Therapie angeborener Sexualdeviationen. Dtsch Med Wochenschr 94:390–396

Eicher W (1984) Transsexualismus. Möglichkeiten und Grenzen der Geschlechtsumwandlung. Fischer, Stuttgart

Eicher W, Spoljar M, Murken JH, Richter K, Stengel-Ratkowski S, Clewe H, Martin F (1980) Transsexualität und Intersexualität. Das H-Y-Antigen. Sexualmedizin 9:12–15

Engel W, Pfäfflin F, Wiedeking C, Epplen JT (1980) H-Y-Antigen, Gonadendetermi-
nation, Geschlechtsdifferenzierung. Sexualmedizin 9:448−452, 494−498

Fahrner EM, Kockott G (1987) Die psychosoziale Integration operierter Transsexueller. Nervenarzt 58/6:340−348

Fahrner EM, Kockott G (1984) Krankheitsbild und Therapie der Transsexualität.
In: Brengelmann JC, Bühringer G (Hrsg) Therapieforschung für die Praxis, Bd
4. Röttger, München

Frische M (1981) Behandlung und Begutachtung der Transsexualität. Lebensver-
sicherungsmedizin 7:165−168

Green R (1974) Sexual identity conflict in children and adults. Duckworth, London

Green R, Money J (1969) Transsexualism and sex reassignment, Hopkins, Baltimore

Hastings D (1974) Postsurgical adjustment of male transsexual patients in sex
assignment and sex reassignment: Intersex and gender idendity disorder. Clin
Plast Surg 1:335−344

Hirschfeld M (1910) Die Transvestiten. Eine Untersuchung über den erotischen Ver-
kleidungstrieb. Pulvermacher-Verlag, Berlin

Hoenig J, Kenna JC, Yoad A (1971) A follow-up study of transsexualists: Social
and economic aspects. Psychiatr Clin 3:85−100

Hunt MD, Hampson JL (1980) Follow-up of 17 biologic male transsexuals after
sex-reassignment surgery. Am J Psychiatry 13:432−438

Jörgensen G (1982) Transsexualität − eine Krankheit im Sinne der RVO. Ärzteblatt
Baden-Württemberg 8:351−352

Junge A (1986) Behandlungsverlauf und Katamnese von operierten weiblichen
Transsexuellen. Dissertation, Universität Hamburg

Kernberg OF (1975) Borderline conditions and pathological narcissism. Aronson,
New York

Kockott G, Nusselt L (1976) Zur Frage der cerebralen Dysfunktion bei der Transsexualität. Nervenarzt 47:310

Kröhn W, Bertermann H, Wand H, Wille R (1981) Nachuntersuchung bei operierten
Transsexuellen. Nervenarzt 52:26−31

Lichtenstein H (1961) Identity and Sexuality. J Am Psychoanal 9:179−260

Mahler MS (1972) Symbiose und Individuation, Bd 1. Klett, Stuttgart (engl. Ausg:
1968)

Marks J, Gelder M, Bancroft J (1970) Sexual deviants two years after electric
aversion. Br J Psychiatry 117:173−185

Meyer JK, Reter DJ (1979) Sex reassignment: Follow-up. Arch Gen Psychiatry 36:
1010−1015

Money J (1978) Determinants of human gender identity role, chap 5. Transpositions
of gender identity, chap 72. Paraphilias. In: Money J, Musaph H (eds) Handbook
of sexology. Elsevier, New York Oxford

Money J, Ehrhardt AA (1970) Transsexuelle nach Geschlechtswechsel. Enke, Stuttgart (Tendenzen der Sexualforschung, Bd 49)

Money J, Ehrhardt AA (1975) Männlich-weiblich: Die Entstehung der Geschlechtsunterschiede. Rowohlt, Reinbek (engl Ausg: 1972)

Money J, Walker PA (1977) Counseling the transsexuals. In: Money J, Musaph H
(eds) Handbook of sexology. Biomedical Press Elsevier North Holland, New
York Oxford

Pauly JB (1968) The current status of the change of sex operation. J Nerv Ment
Dis 147:460−471

Pauly JB (1974) Female transsexualism. Arch Sex Behav 3:487−526

Person E, Oversey L (1974) The transsexual syndrome in males. A primary transsexualism. Am J Psychother 28:4−20

Ploeger A, Flamm R (1976) Synopsis des Transvestitismus and Transsexualismus. Fortschr Neurol Psychiatr 44:493–554

Schwöbel G (1960) Ein transvestitischer Mensch, die Bedeutung seiner Störung und sein Wandel in der Psychoanalyse. Schweiz Arch Neurol Psychiatr 86:358–382

Sigusch V, Meyenburg B, Reiche R (1978) Transsexualität. Sexualmedizin 7

Sigusch V, Meyenburg B, Reiche R (1979) Transsexualität. In: Sigusch V (Hrsg) Sexualität und Medizin. Kiepenheuer & Witsch, Köln

Socarides CW (1970) A psychoanalytic study of the desire for sexual transformation ("transsexualism"): The plaster of — Paris man. Int J Psychoanal 51:341–349

Sörensen T (1981) A follow-up study of operated transsexual females. Acta Psychiatr Scand 61/1:50–64

Spengler A (1980) Kompromisse statt Stigma und Unsicherheit: Transsexuelle nach der Operation. Sexualmedizin 9:98–103

Springer A (1981) Pathologie der geschlechtlichen Identität. Springer, Wien New York

Stoller RJ (1964) A contribution of the study of gender identity. Int J Psychoanal 45:220–227

Stoller RJ (1975) Perversion. The erotic form of hatred. Pantheon, New York (dtsch Ausg: 1979. Rowohlt, Reinbek)

Yalom JD, Green R, Fish N (1973) Prenatal exposure to female hormones. Effect on psychosexual development in boys. Arch Gen Psychiatry 28:554–561

Yardley K (1976) Training in feminine skills in a male transsexual: A pre-operative procedure. Br J Med Psychol 49:329–339

Sachverzeichnis